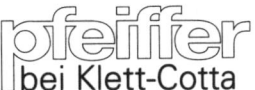

pfeiffer
bei Klett-Cotta

Zu diesem Buch

Die rational-emotive Therapie – von dem bekannten amerikanischen Psychotherapeuten Albert Ellis entwickelt – findet heute auch im deutschsprachigen Raum breite Zustimmung. Sie hat sich bei der Behandlung einer Vielzahl von Verhaltens- und emotionalen Problemen bewährt. Mit diesem Buch liegt eine fundierte Einführung in die Praxis der RET/ REVT vor. Grundprinzipien werden erläutert, Mißverständnisse geklärt sowie die wichtigsten therapeutischen Strategien dargestellt. Zahlreiche Therapiedialoge demonstrieren die praktische Anwendung. Ein eigenes Kapitel ist der Beratung bei Ehe- und Scheidungsproblemen gewidmet, ein weiteres der Frage von Hausaufgaben für Klienten.
Das Buch ist so aufgebaut, daß gerade der Therapeut in Ausbildung rasch Aufschluß über jene Probleme findet, denen er in seiner Arbeit am häufigsten begegnet. Eine kommentierte Bibliographie informiert über weitere Bücher und Tonkassetten für Therapeut und Klient.

Susan R. Walen, Ph. D., ist Associate Professor für Psychologie an der Towson State University/USA und Mitarbeiterin an der Johns Hopkins Univ. School of Medicine; Direktorin des Center for Cognitive and Rational-Emotive Therapy, Baltimore

Raymond DiGiuseppe, Ph. D., ist Associate Professor für Psychologie an der St. John's University, New York; Direktor für den Bereich Erziehung am Albert Ellis Institute, New York

Richard L. Wessler, Ph. D., ist Klinischer Psychologe; Professor emeritus für Psychologie an der Pace University, Pleasantville, New York

Susan R. Walen
Raymond DiGiuseppe
Richard L. Wessler

RET-Training

Einführung in die Praxis
der rational-emotiven Therapie

Aus dem Amerikanischen übersetzt
von Armand Arnold

Pfeiffer bei Klett-Cotta

Leben lernen 53

Pfeiffer bei Klett-Cotta
Die Originalausgabe erschien unter dem Titel
»A Practitioner's Guide to Rational-emotive Therapy«
bei der Oxford University Press, New York, Oxford.
© 1980 by Oxford University Press, Inc. All rights reserved.
Für die deutsche Ausgabe
© J. G. Cotta'sche Buchhandlung Nachfolger GmbH, gegr. 1659,
Stuttgart 1982
Alle Rechte vorbehalten
Fotomechanische Wiedergabe
nur mit Genehmigung des Verlages
Printed in Germany
Umschlag: Michael Berwanger, München
Titelbild: René Magritte, »La reconaissance infinie«
© VG Bild-Kunst, Bonn 2005
Auf holz- und säurefreiem Werkdruckpapier gedruckt
und gebunden von Ludwig Auer GmbH, Donauwörth
ISBN 3-608-89004-1

Zweite, um ein Nachwort erweiterte Ausgabe, 2005

Bibliographische Information Der Deutschen Bibliothek
Die Deutsche Bibliothek verzeichnet diese Publikation in der
Deutschen Nationalbibliographie; detaillierte bibliographische
Daten sind im Internet über <http://dnb.ddb.de> abrufbar.

Inhalt

Vorwort

Obwohl die rational-emotive Therapie (RET) inzwischen zu den modernsten Psychotherapien zählt und ganz auf der Linie jener Bewegung liegt, die kognitiven Verhaltenstherapien den Vorzug gibt, gibt es doch nur wenige Veröffentlichungen für Therapeuten, welche diese Methode lernen möchten. Die meisten stammen von mir. Und manche lassen viel zu wünschen übrig. Das grundlegende Werk, *Reason and Emotion in Psychotherapy*, das ich 1962 schrieb (dt. *Die rational-emotive Therapie. Das innere Selbstgespräch bei seelischen Problemen und seine Veränderung*. München: Verlag J. Pfeiffer, 1977), betonte bewußt die kognitive Aspekte der RET und bot wenige Details über deren emotive und auf das Verhalten bezogene Aspekte. Dasselbe gilt von *Growth Through Reason* (1971), das Therapieaufzeichnungen von *Ben N. Ard, H. Jon Geis, Paul A. Hauck, John M. Gullo, Maxie C. Maultsby Jr.* und mir enthielt. Die meisten dieser Fälle stammten noch aus den Jahren zwischen 1960 und 1970. Auch hier lag der Schwerpunkt wiederum auf der kognitiven Umstrukturierung, und manche wichtige Aspekte der RET waren nicht berücksichtigt.

In verschiedenen Artikeln aus den sechziger Jahren (*Ellis*, 1968, 1969a, 1969b) ging ich auf einige Details der emotionalen und Verhaltensaspekte der RET ein. Der Großteil dieses Materials erschien aber erst Mitte der siebziger Jahre in Buchform, als die folgenden Bücher herauskamen: *Youth: Toward Personal Growth, A Rational-Emotive Approach (Tosi,* 1974); *Rational-Emotive Therapy (Morris* und *Kanitz,* 1975); *The Counseling Process: A Cognitive-Behavioral Approach (Lembo,* 1976); *Handbook of Rational-Emotive Therapy (Ellis* und *Grieger,* 1977, dt. 1979); *Brief Psychotherapy in Medical and Health Practice (Ellis* und *Abrahms,* 1978) und *Theoretical and Empirical Foundations of Rational-Emotive Therapy (Ellis,* 1979b).

Aber auch diese Bücher lassen sich weder von ihrer Anzahl noch von ihrer Popularität mit der Masse populärer Veröffentlichungen über die RET vergleichen, die mittlerweile erschienen sind, etwa: *Your Erroneous Zones (Dyer,* 1976, dt. 1980), *Fully Human, Fully Alive (Powell,* 1976) und

7

A New Guide to Rational Living (Ellis und *Harper,* 1975). Diese Titel haben eine enorme Beliebtheit unter den Lesern erfahren. Man fragt mich manchmal, warum ich und andere Autoren so viele populäre Bücher über RET geschrieben habe, statt uns auf Fachpublikationen zu konzentrieren. Darauf antworte ich, daß die RET im Gegensatz zu vielen anderen Therapieformen, die meistens zu schwer verständlich und kompliziert sind, als daß sie sich für den Durchschnittsleser übersetzen ließen, sehr leicht fast jedem vermittelt werden kann, der lesen kann. Und da es sehr viel mehr potentielle Leser von Selbsthilfe-Büchern als potentielle Klienten für eine Psychotherapie gibt, ist es sehr wichtig, daß man diesen eine einfache, verständliche und (wie ich natürlich glaube) dennoch fundierte Selbsthilfe-Methode für ihre emotionalen Probleme in die Hand gibt. Zudem verwendet die RET, wie die Autoren dieses Buches sehr deutlich zeigen, neben anderen kognitiven Methoden immer auch Bibliotherapie. Ich bin glücklich, daß es hierfür viele brauchbare Texte gibt, manche davon aus meiner eigenen Feder.

Bei dem großen Interesse an der RET sowohl von seiten von Therapeuten wie von Laien muß das endgültige Buch, das Neulingen und erfahreneren Therapeuten die Anwendung der zahlreichen kognitiven, emotiven und verhaltenstherapeutischen Methoden zeigt, noch geschrieben werden. Das vorliegende Buch kommt diesem Ziel schon sehr nahe. Es ist ziemlich umfassend und behandelt alle wichtigeren Aspekte der RET und deren Anwendung in der Einzel- und in der Ehe- und Familientherapie sowie verschiedene andere Aspekte therapeutischer Behandlung. Es ist klar, außerordentlich präzise und nennt alle Anwendungsformen der RET, die normalerweise für eine Therapie in Frage kommen.

Was zählt zu den Haupteigenschaften eines guten oder kompetenten rational-emotiven Therapeuten? Wenn ich die RET-Literatur einschließlich dessen, was in diesem Buch dazu in ausgezeichneter Weise gesagt wird, überblicke und meine Arbeit als rational-emotiver Therapeut überdenke, die sich jetzt über ein ganzes Vierteljahrhundert erstreckt, dann kann ich nur wiederholen, was ich seinerzeit in einer Erwiderung auf *Carl Rogers'* (1957) Aufsatz »The Necessary and Sufficient Conditions of Therapeutic Personality Change« geschrieben habe: »Es gibt vermutlich *keine* einzige Bedingung, die zur Herbeiführung einer Veränderung von Einstellungen oder Verhaltensmustern absolut notwendig ist« (*Ellis,* 1959, S. 538). Ich habe ebenfalls behauptet, daß es keine notwendigen und genügenden Eigenschaften gebe, die ein Therapeut besitzen müßte, um wirksam mit Klienten arbeiten zu können (*Ellis,* 1974a). Dennoch gibt es einige Eigenschaften, die meiner Meinung nach für jeden und speziell für einen rational-emotiven Therapeuten sehr wünschenswert sind (*Wessler* und *Ellis*, 1979). Ich will einige davon hier kurz aufzählen.

Intelligenz: Obwohl viele hochintelligente Menschen, auch hochintelligente Therapeuten, emotional gestört sind, haben gescheite Leute doch eine entschiedene Neigung, vernünftige Schlüsse aus ihrer eigenen Erfahrung zu ziehen und praktische und rationale Lösungen auf ihre Probleme aufzugreifen und anzuwenden, die ihnen von anderen, auch von ihren Therapeuten, angeboten werden. Wenn dem so ist, dann ist es für einen Therapeuten, auch für einen RET-Therapeuten, sehr wünschenswert, ziemlich intelligent zu sein, vorzugsweise noch intelligenter als die meisten Klienten, mit denen er oder sie zu tun haben wird.

Therapeutisches Wissen: Die RET zählt zu den wenigen modernen Psychotherapien, die bewußt sowohl in Theorie wie in Praxis aus einem Dutzend oder mehr kognitiven, emotiven und verhaltenstherapeutischen Techniken besteht, von denen jede wieder viele Untergruppierungen hat. Es ist deshalb nur gut, wenn RET-Therapeuten, wie *Arnold Lazarus* (1978b) betonte, sich in den verschiedenen Psychotherapien gut auskennen und die Fähigkeit besitzen, verschiedene therapeutische Methoden effektiv einzusetzen, wenn nur diese Methoden nicht dazu führen, daß sich der Klient in erster Linie nur besser fühlt, statt daß es ihm besser geht (*Ellis*, 1972).

Empathie: RET-Praktiker legen keine so überaus starke Betonung auf die Art von Empathie, die von *Rogers* (1978) und seinen Schülern (*Carkhuff*, 1969) so oft herausgestrichen wurde. Sie besteht ja im großen und ganzen nur darin, daß man die negativen Gefühle widerspiegelt, die der Klient sich selbst und der Welt gegenüber hat. Dabei wird oft impliziert, daß es dem Klienten wirklich elend geht, daß er kaum eine andere Wahl hat, als ängstlich und depressiv zu sein. Dennoch sind die RET-Therapeuten vielleicht noch empathischer als andere Therapeuten, weil sie erspüren, welche grundlegenden Anschauungen (und speziell gegen sich selbst gerichtete Anschauungen) sich hinter den Mitteilungen eines Klienten verbergen und entscheidend zur Entstehung oder Verstärkung seiner gestörten Gefühle beitragen. Die Empathie, um die es in der RET geht, ist deshalb in mancher Hinsicht tiefer als manch andere Form der Empathie. Sie vermittelt den Klienten das Gefühl, daß der Therapeut ihnen nicht nur zuhört und sie versteht, sondern daß er manche ihrer Gefühle *besser* und *hilfreicher* versteht als sie selber. Deshalb können sie nach einigen RET-Sitzungen besser *auf sich selbst hören* und stärker mit ihren eigenen Gefühlen in Kontakt sein als zuvor. Es ist gut, wenn RET-Therapeuten sich in die RET-Theorie vertiefen und sie ständig anwenden, damit sie sich diese einzigartige Form der Empathie aneignen, die so wichtig ist, wenn sie vielen Klienten helfen wollen.

Ausdauer: Therapie-Klienten sind nicht nur so, wie sie sind, weil sie leicht und schnell aus dem Gleichgewicht geraten (was vielleicht auf alle Menschen zutrifft), sondern weil sie ihren dysfunktionalen Gefühlen, Gedanken und Verhaltensweisen einfach *nachgeben* und nicht zu der anstrengenden Arbeit bereit sind, die deren Veränderung normalerweise erfordert. Wenn der Therapeut nun ebenso nachgiebig ist und Klienten und sich selbst halbherzige Versuche, sich zu ändern, durchgehen läßt, wird wenig bei der Therapie herausschauen. Ein RET-Therapeut entscheidet sich deshalb besser dazu, *hart* und *ausdauernd* daran zu arbeiten, daß seine Klienten einsehen, wie sie sich selbst aus dem seelischen Gleichgewicht bringen, und hinter ihnen her zu sein mit verschiedenen verhaltenstherapeutischen wie kognitiv-emotiven Methoden, damit sie sich immer und immer wieder korrigieren.

Interesse, anderen zu helfen: Auch wenn Psychotherapie zu so etwas wie einer Wissenschaft oder Kunst wird, erfordert es normalerweise ein echtes Interesse daran, anderen zu helfen – und, möchte ich hinzufügen, ein *erfreuliches* Interesse. Für einen guten RET-Therapeuten wäre es deshalb gut, wenn er Menschen *mag* und *wünscht,* daß sie im Leben besser zurechtkommen, und wenn er ein wirkliches *Interesse* daran hat, ihnen ihren Unsinn auszureden und ihr Bemühen um ein angemessenes Denken und Fühlen zu begleiten. Unglücklicherweise genießen offensichtlich viele Therapeuten die Dramatik oder die Aufregung verschiedener unergiebiger Therapieformen (wie Psychoanalyse, Psychodrama oder Encounter). Sie widmen sich deshalb lieber diesen Therapieformen hauptsächlich um ihrer selbst willen statt zur Befriedigung ihrer Klienten. Das Problem für den Therapeuten besteht darin, sowohl eine effektive Methode zu wählen *und* die Arbeit mit dieser Methode auch zu genießen. Wer dieses Problem nicht befriedigend lösen kann, würde sich besser einem nichttherapeutischen Beruf zuwenden.

Wissenschaftliche Einstellung: Wie *Eysenck* (1964), *Yates* (1973) und andere Therapeuten gezeigt haben, besteht ein signifikanter Zusammenhang zwischen einer wirksamen Therapie und wissenschftlicher Forschung und wissenschaftlichem Experiment. Jeder Therapeut geht an seine Klienten mit einer Theorie darüber heran, wie sie ihre Störung verursacht haben und wie man ihnen bei einer Änderung helfen kann. Der Therapeut versucht dann, diese Theorie bei einem bestimmten Klienten in einer bestimmten Sitzung anzuwenden. Das trifft vor allem auf die RET zu, die sich bemüht, eine wissenschaftlich begründete Theorie und Praxis zu sein, die relativ frei von Dogmen und Verallgemeinerungen ist und die ständig geprüft und verändert wird, wenn alte Methoden zu wünschen übriglassen und neue bessere Ergebnisse erzielen. Ein erfolgreicher RET-Therapeut glaubt deshalb nicht, daß irgendeine Position der RET für alle Zeiten absolut richtig und gültig ist. Er testet seine Hypothesen über seine Klienten und die allgemeinen Hypothesen über die RET und verändert ständig sein Vorgehen und seine wissenschaftlichen Ansichten. Die RET hat sich im Lauf der Jahre merklich verändert, besonders durch den Einbezug verschiedener kognitiver, emotiver und verhaltenstherapeutischer Methoden, die es noch kaum gab, als ich 1955 mit meiner Arbeit begann. Andere RET-Therapeuten werden weitere neue Theorien und Praktiken in das gegenwärtige Repertoire übernehmen und damit zum steten Wachsen und zur Entwicklung der RET beitragen.

Persönliche Therapieerfahrung des Therapeuten: Ich stimme *Carl Rogers* (1978) zu, der sagt, daß es für einen Therapeuten, der mit der klienten-zentrierten Methode arbeiten will, sehr wünschenswert sei, selber eine diesbezügliche Therapieerfahrung gemacht zu haben. Auch für RET-Therapeuten ist es sehr wünschenswert, eine Zeitlang an einer RET-Einzel- oder -Gruppentherapie teilgenommen zu haben, damit er RET besser lernt, ihre Vor- und ihre Nachteile sieht und den Widerstand seiner Klienten gegen Therapie im allgemeinen und die RET im besonderen besser verstehen kann. Ich konnte im Laufe der Jahre feststellen, daß die besten RET-Therapeuten in der Regel die waren, welche die RET entweder als Klienten in einer Therapie oder über Literatur auf sich selbst angewandt und daraus einen beachtlichen Nutzen gezogen hatten. Ich glaube, daß die seit kurzem zu beobachtende Neigung vieler Verhaltenstherapeuten, zur kognitiven Therapie oder zur RET überzuwechseln, weitgehend darauf zurückzuführen ist, daß sich die orthodoxe Verhaltenstherapie in ihrem eigenen Leben als relativ nutzlos erwiesen hat, sie aber entdeckt haben, daß die RET ihnen bei der Überwindung alter emotionaler Probleme eine ungeheure Hilfe war. Wie dem auch sei, bei der Ausbildung von RET-Kandidaten sowohl in unserem Institut in New York wie in verschiedenen Teilen der USA und in Europa zeigt sich, daß die Anwendung der RET zur Lösung der eigenen Probleme der Kandidaten einen der wichtigsten Aspekte des Trainings darstellt. Deshalb achten wir darauf, daß dieser Teil der Ausbildung nie zu kurz kommt.

Dies sind einige der wichtigsten Kennzeichen eines erfolgreichen RET-Therapeuten, aber natürlich nicht die einzigen. Es ist auch nicht so, daß jemand sie in Bestform verwirklichen müßte. Es gehört zu den Vorzügen dieses Buches, daß es hervorragend darüber informiert, wie jemand, der mit RET arbeiten möchte, diese Eigenschaften erreichen oder verbessern und damit seinen Therapieerfolg steigern kann. Denn eines der Hauptprinzipien der rational-emotiven Therapie, das die Autoren dieses Buches nicht müde werden zu betonen, ist dieses, daß Menschen weitgehend – wenn auch nicht vollständig – die Macht haben, ihre Reaktionen selber zu wählen und den Erfolg in ihrem beruflichen und privaten Leben weitgehend selbst in der Hand haben. Ein wichtiger Weg, auf dem RET-Therapeuten ihre Kenntnisse und Fähigkeiten verbessern können, besteht im Studium dieses Buches und in der Umsetzung seines wichtigen und nützlichen Materials in die Praxis. Beinahe jeder Berater oder Therapeut, der dieses Buch ernst und sich selbst nicht *zu* ernst nimmt, wird beachtlichen Nutzen daraus ziehen.

Institut für
Rational-Emotive Therapie   *Albert Ellis, Ph.D.*

Einleitung

Es gibt gegenwärtig zahlreiche Bücher und Artikel über die rational-emotive Therapie (RET). *Albert Ellis,* der Begründer und Wortführer der RET, ist Autor oder Mitautor von mehr als vierzig Büchern. In der Mehrzahl handelt es sich um Bücher für den Klienten, die als Hilfe zur Selbsthilfe dienen können. Sowohl klinische Berichte wie auch einige psychologische Untersuchungen haben gezeigt, daß Bibliotherapie bei manchen Klienten oft recht erfolgreich ist (*Ellis,* 1977a, 1978b). Oft ist es allerdings notwendig, daß der Therapeut mit dem Klienten das Gelesene noch einmal durcharbeitet. Das vorliegende Buch ist als Ergänzung zur schon vorhandenen Literatur über die RET gedacht und richtet sich nicht an den Klienten, sondern an den *RET-Therapeuten in Ausbildung.*

Die Grundprinzipien der RET zu erklären ist nicht schwer. Das Konzept ist verhältnismäßig einfach und griffig (z. B.: »*Muß*turbation führt zu Selbstmißbrauch!«). Nach der Lektüre von *A New Guide to Rational Living* kann einer leicht eine begeisternde Vorlesung halten. Auch viele Klienten können es! Doch wenn sie auch die Prinzipien nachplappern können, sind sie vielleicht doch nicht imstande, sie konsequent auf ihre eigenen Probleme anzuwenden. Einen Klienten erfolgreich durch das Labyrinth der RET zu führen hört sich gelegentlich sehr viel einfacher an, als es ist.

Wir erinnern uns noch an unsere anfängliche Verwirrung, als wir rationale von irrationalen Überzeugungen unterscheiden sollten, als wir die speziellen Gefühle in den Klagen von Klienten ausfindig machen wollten, an die Leichtigkeit, mit der wir uns als Anfänger in aalglatten Disputationen verloren. Mit anderen Worten: Die Kommunikation zwischen Therapeut und Klient in einer konkreten Sitzung ist nicht immer so einfach, wie manche Veröffentlichungen sie erscheinen lassen. Die verworrenen Probleme, mit denen Klienten in eine Sitzung kommen, folgen nicht immer den Drehbüchern.

Im Laufe der Jahre haben viele Therapeuten im Institut für Rational-Emotive Therapie eine Ausbildung in RET durchlaufen. Selbst in den kurzen fünftägigen Kursen, die vom Institut angeboten werden, lassen sich signifikante Fortschritte im Therapeuten-Verhalten zwischen dem ersten und dem fünften Tag feststellen, wenn man die Aufnahmen vergleicht. Zusätzlich zu den wiederholten Übungen und dem Feedback spielt der Einfluß einer starken mündlichen Überlieferung in der RET eine wichtige Rolle bei diesen Veränderungen im Therapeutenverhalten. Die Supervisoren geben ihren Studenten, die ihrerseits vielleicht wiederum als Supervisoren arbeiten werden, eine Fülle wertvoller Hinweise zur Praxis der RET. Wie es bei mündlichen Überlieferungen üblich ist, ist vielleicht die Ursprungsquelle einer Anregung nicht mehr auszumachen, aber die hilfreiche Information macht weiterhin die Runde. Manche klinische Erfahrungen im vorliegenden Buch gehen zum Beispiel zurück auf Supervisoren, wie *Bill Knaus, Ed Garcia, Jon Geis, Janet Wolfe, Ginger Waters, Larry Moodie, Howard Kassinove, Bill Golden, Rose Oliver* und *Albert Ellis* selbst sowie auf viele andere, deren Verdienste hier aus Platzgründen nicht namentlich gewürdigt werden können.

Der Zweck dieses Buches besteht deshalb in der Sammlung einiger dieser mündlichen Überlieferungen. Aus unserer persönlichen und beruflichen Erfahrung haben wir viele der häufigsten Stolpersteine und Verwirrungen eines Therapeuten-Anfängers rekonstruiert. Diese Verwirrungen lassen sich leicht in das ABC-Modell der RET einordnen. Dasselbe gilt auch für die zahlreichen Anregungen, Aphorismen, Beispiele und erläuternden Kunstgriffe usw., welche den Großteil der mündlichen Überlieferung ausmachen.

Wir haben die Kapiteleinteilung in diesem Buch nach den spezifischen Problemen des Therapeuten ausgerichtet. Bei einem Klienten entsteht zum Beispiel die Schwierigkeit, sich auf ein A (aktivierendes Ereignis) zu konzentrieren; er klagt darüber, daß »ihn alles schmerzt« oder daß ihm nichts fehlt und es ihm bloß um seine Selbstverwirklichung zu tun sei. Was tut da der Therapeut? Im dritten Kapitel finden Sie einige hilfreiche Hinweise. Vielleicht hat der Therapeut ein »Sollte« ausgemacht, aber weiß nicht, wie er es disputieren soll. Das sechste, siebte und das achte Kapitel können hier weiterhelfen. Dieses Buch stellt also im wesentlichen einen *praktischen* Leitfaden dar, nachdem Sie greifen können, wenn Sie »festsitzen«.

Als wir dieses Buch schrieben, hatten wir Probleme mit der Sprache. Vor allem die sexistische Sprache war ein lästiges Problem. Wir versuchten, uns an verschiedene Richtlinien für nichtsexistische Sprache zu halten; der Einfachheit halber entschieden wir uns aber dann in vielen Fällen doch wieder für den Gebrauch männlicher Substantive und Pronomen*. Wir hoffen, daß der Leser das nicht für ein sexistisches Vorurteil unsererseits hält.

---

* Das trifft für die Übersetzung stärker zu als für das amerikanische Original.

Ein ähnliches Problem ergab sich bei der Bezeichnung derjenigen, welche die Dienste eines Therapeuten in Anspruch nehmen. Manche sind aus politischen Gründen gegen den Begriff »Patient«, weil sie glauben, daß er eine negative Konnotation hat und den Betreffenden als krank abqualifiziert. Umgekehrt hat sich das Wort noch nicht endgültig durchgesetzt. Deshalb verwenden wir bald die eine, bald die andere Bezeichnung. Dieses Buch konzentriert sich hauptsächlich auf die Anwendung der rational-emotiven Therapie bei Erwachsenen. RET wird auch bei Kindern und Heranwachsenden erfolgreich angewandt, wir glauben aber, daß diese Klientel vom Therapeuten besondere Fertigkeiten und Kenntnisse verlangt, die zwar wünschenswert sind, die aber den Rahmen dieses Buches sprengen würden. Wenn Sie sich bei der Behandlung dieser Population schon auskennen, wird Ihnen dieses Buch eine Hilfe sein. Wenn nicht, empfehlen wir Ihnen nachdrücklich, sich für diese spezielle Arbeit eigens ausbilden zu lassen oder diese Klienten an entsprechend ausgebildete Kollegen oder Kolleginnen zu überweisen. Daneben gibt es auch andere Spezialprobleme, auf die ein allgemeiner RET-Therapeut schlecht vorbereitet ist, wenn er oder sie über keine spezielle Ausbildung verfügt. Ein Gebiet ist sicher die Sexualtherapie. Sie verlangt ausgedehnte Kenntnisse über die menschliche Sexualität, ihre Funktionsweise, ihre Dysfunktionen und die Behandlung. Ohne diese Kenntnisse erweist ein Therapeut seinen Klienten einen schlechten Dienst, wenn er glaubt, er käme mit ihren Problemen zurecht. Wenn ein solcher Klient zu Ihnen kommt, dann bemühen Sie sich um eine entsprechende Ausbildung oder verweisen ihn an den entsprechenden Fachmann.

Es gibt weiter eine ganze Anzahl spezieller Probleme, die zwar auf psychiatrische Behandlung ansprechen, mit rational-emotiver Therapie aber nur schlecht behandelt werden können. Dazu zählt sicher der psychotische Patient, bei dem eine RET-Behandlung nur begrenzt wirksam ist. Rational-emotive Therapie oder irgendeine andere Psychotherapie kann hier zwar zu einer Linderung führen, sie sind aber niemals in der Lage, psychotische Prozesse zu beeinflussen, deren Basis unter Umständen biochemische oder physiologische Faktoren bilden. Allerdings kann ein psychotischer Patient auch neurotische Probleme haben, oder seine Psychose kann ihm emotional zu schaffen machen. Für diese Probleme kann sich nun allerdings eine rationale Therapie als hilfreich erweisen. Ähnlich ist es bei Patienten mit neurologischen Schäden. Die RET wird zwar den Hirnschaden nicht beseitigen können, aber sie kann dem Klienten helfen, damit zurechtzukommen und seine neurotischen Probleme in Verbindung damit zu bewältigen, wie er es mit anderen Beeinträchtigungen tun würde.

Dieses Buch richtet sich an Therapeuten, für die die RET neu ist. Da die RET aber im weitesten Sinn eine kognitive Lerntherapie ist, gehen wir davon aus, daß der Leser oder die Leserin einige Kenntnisse der psychologischen Prinzipien und der Methoden der Verhaltenstherapie sowie allgemeine therapeutische Fertigkeiten besitzt. Ohne diese wird auch die RET wie jede andere Therapie zu einer Methode, die einfach mechanisch angewandt wird. Das ist zwar nicht schrecklich, aber vielleicht doch für den Patienten nicht besonders hilfreich.

In jedem Fall empfehlen wir Ihnen, wenn Sie es nicht schon getan haben, die Lektüre der ersten sechs Kapitel von *The New Guide to Rational Living (Ellis* und *Harper,* 1975) und *Ellis'* Klassiker *Die rational-emotive Therapie. Das innere Selbstgespräch bei seelischen Problemen und seine Veränderung* (1977).

Therapeuten, die ihre Ausbildung am Institut für Rational-Emotive Therapie in New York machen, nehmen jede Therapiesitzung auf Band auf, natürlich mit Erlaubnis des Klienten. Wir bieten Ihnen in diesem Buch viele Übungen an, damit Sie sich neben der Supervision durch Kollegen auch selbst beobachten können. Wenn Sie es also noch nicht tun, *fangen Sie jetzt damit an,* Ihre Sitzungen aufzuzeichnen.

Wir möchten uns bei den folgenden Personen bedanken, die frühere Fassungen dieses Manuskriptes gelesen und kommentiert haben: *Dr. Albert Ellis, Dr. George Spivack, Dr. Aaron Beck, Dr. Barry Bass, Dr. Morris Roseman, Dr. Lawrence Donner,* sowie bei den graduierten und nichtgraduierten Studenten der Towson State University und der Hofstra University.

Juni 1979   S. R. W.
                                                                   R. D. G.
                                                                   R. L. W.

Erstes Kapitel
Die Grundprinzipien der RET
und wie Sie diese vermitteln können

Die Veröffentlichungen von *Albert Ellis* (z. B. 1962, 1976, 1978a) beziehen sich im wesentlichen auf drei Bereiche: die rational-emotive Theorie, die rational-emotive Philosophie und die rational-emotive Therapie. Die Theorie befaßt sich mit *Ellis'* Konzepten der Ursachen menschlicher Emotionen; die Philosophie, die man als humanistischen Hedonismus bezeichnen könnte, hat Sinn und Zweck menschlichen Lebens zum Gegenstand; die Therapie ist ein pragmatisches klinisches System. Wir haben dieses Kapitel nach dieser Dreiteilung aufgebaut und beschäftigen uns zunächst mit der rational-emotiven Theorie.

Die rational-emotive Theorie

Eine psychologische Betrachtung des Menschen hat drei Aspekte zu berücksichtigen: Gedanken, Gefühle und Verhalten. Alle drei Aspekte sind miteinander verflochten und aufeinander bezogen. Veränderungen im einen Bereich haben oft Veränderungen in den anderen zur Folge. Wenn also jemand die Art und Weise, wie er über ein Ereignis denkt, ändert, wird sich sehr wahrscheinlich auch sein Gefühl diesem Ereignis gegenüber ändern, und er wird auch mit einem anderen Verhalten darauf reagieren. Psychologische Systeme, die sich am Verhalten orientieren, konzentrieren sich darauf, die Umweltbedingungen zu ändern, wenn sie Verhalten ändern wollen. Kognitiv ausgerichtete Systeme konzentrieren sich auf die Veränderung der Gedankeninhalte. Wenige psychologische Konzepte aber befassen sich direkt mit Emotionen, weil deren direkte Beeinflussung schwierig ist. Die RET ist in dieser Hinsicht vermutlich einzigartig, weil ihr Interesse der kognitiv-emotionalen Wechselwirkung gilt. Das *grundlegendste Prinzip* der rational-emotiven Theorie besagt: Die Kognition stellt den wichtigsten Bestimmungsfaktor der menschlichen Emotion dar. Einfach ausgedrückt: Wir fühlen, was wir denken!

Nicht Ereignisse oder Menschen sind die Ursache dafür, daß wir uns gut oder schlecht fühlen; wir selber sind es, vielmehr unsere Art zu denken.

Deshalb haben vergangene oder gegenwärtige Ereignisse zwar einen Einfluß auf die Emotionen in uns, aber sie induzieren oder verursachen sie nicht direkt. Vielmehr sind innere Ereignisse, das heißt unsere Wahrnehmungen und unsere Bewertungen äußerer Bedingungen, die unmittelbaren und mächtigsten Quellen unserer emotionalen Reaktionen.

Ein zweites wichtiges Prinzip der rational-emotiven Theorie besagt, daß *dysfunktionale* Gemütszustände und viele Aspekte der Psychopathologie das Ergebnis *dysfunktionaler* Gedanken-Prozesse sind. Charakteristische Eigenschaften dysfunktionalen Denkens sind: Übertreibung, unzulässige Vereinfachung, vorschnelle Verallgemeinerung, unlogische und unbegründete Annahmen, falsche Schlußfolgerungen und verabsolutierende Meinungen. *Ellis* nennt diese kognitiven Irrtümer *irrationale Überzeugungen*. *Ellis* sammelte einige dieser irrationalen Überzeugungen, die in unserer Gesellschaft weit verbreitet sind und von denen man annehmen kann, daß sie für viele psychische Störungen verantwortlich sind. Eine weitverbreitete Überzeugung ist etwa, daß ein Mensch von buchstäblich jeder wichtigen Person seiner Umgebung geliebt und anerkannt werden muß (*Ellis* 1962, S. 61). Diese Überzeugung ist irrational, weil es offensichtlich unmöglich ist, daß jede wichtige Bezugsperson uns Anerkennung zollt. Vermutlich wird es immer jemanden geben, der das nicht tut. Selbst wenn es uns gelingen würde, daß jedermann uns anerkennt, müßten wir stets darauf bedacht sein, diese Anerkennung auch zu bewahren. Deshalb ist die Überzeugung, daß die Anerkennung anderer notwendig ist, eine direkte Ursache von Angst.

Die meisten irrationalen Überzeugungen lassen sich in vier Kategorien einteilen (1) *Schwarzmalerei* (awfulizing), wobei die negativen Folgen einer Situation übertrieben werden; (2) *Sollte- und Müßte-Feststellungen,* die ein Zeichen unrealistischer Erwartungen an Ereignisse und Menschen sind; (3) *Bewertungen,* die Urteile über den Wert eines anderen oder über sich selbst enthalten, d. h., die besagen, daß manche Menschen wertlos oder weniger wert als andere seien; und (4) *Forderungen,* die willkürliche Bedingungen an das Glück oder ans Überleben enthalten. Emotionale Störungen können ihren Anfang also mit einem Wunsch nehmen, der blockiert oder in irgendeiner Weise durchkreuzt wird. Der Wunsch an sich richtet noch keinen Schaden an, aber die Störung entsteht, weil der Wunsch zu einer krankhaften Forderung eskaliert, welche die Wurzel der Störung darstellt. Diese Forderungen oder Gebote stellen den Kern der irrationalen Überzeugungen dar und sind bei bestimmten Schlüsselworten, wie »sollte«, »müßte«, »muß«, »unbedingt«, »notwendig« und so weiter, zu vermuten.

Ellis spielt mit Klienten oft das folgende Beispiel durch, das dieses Modell emotionaler Störungen gut illustriert:

T: Nehmen Sie einmal das Folgende an:
Als Sie heute morgen das Haus verließen, da sagten Sie zu sich: »Ich möchte heute gerne zehn Mark bei mir haben. Es brauchen nicht mehr als zehn Mark zu sein, und ich brauche sie auch nicht unbedingt, aber ich hätte ganz gern soviel Geld in der Tasche.« Später schauen Sie in ihrem Geldbeutel nach und stellen fest, daß Sie nur acht Mark bei sich haben. Was glauben Sie, wie Sie sich dabei fühlen werden?

K: Nun, vermutlich enttäuscht.

T: Gut! Sie werden Enttäuschung oder Bedauern verspüren, aber Sie werden sich deswegen nicht umbringen müssen. Nun nehmen Sie an, Sie hätten, als Sie aus dem Haus gingen, gesagt: »Ich *muß* heute zehn Mark bei mir haben. Es brauchen nicht mehr als zehn Mark zu sein, aber ich *muß unbedingt* immer zehn Mark in der Tasche haben.« Wenn Sie dann später nachschauen und feststellen, daß Sie nur acht Mark haben, was glauben Sie, was Sie dann für ein Gefühl haben?

K: Ich nehme an, daß ich dann ganz schön aufgeregt wäre.

T: Gewiß, wenn Sie nicht hätten, was Sie nach Ihrer Meinung haben müßten. Nun nehmen Sie an, Sie wären immer noch der Meinung, Sie müßten jederzeit zehn Mark bei sich haben, und Sie finden zwölf Mark in der Tasche! Was glauben Sie, wie Sie sich dann fühlten?

K: Glücklich. Vielleicht wäre ich außer mir vor Glück?

T: Ja, vermutlich wären Sie glücklich, aber kurz danach wären sie wieder besorgt. Wissen Sie warum?

K: Nein.

T: Nun, nehmen Sie an, Sie hätten vier Mark verloren oder ausgegeben oder jemand hätte Sie bestohlen. Sehen Sie, Sie sind so oder so arm dran, wenn Sie glauben, Sie müßten etwas haben. Sie sind in Sorge, wenn Sie es haben und wenn Sie es nicht haben.

Da die rational-emotive Theorie von der Grundannahme ausgeht, daß *wir fühlen, was wir denken*, beginnt jede Arbeit an einem emotionalen Problem mit einer Analyse der Gedanken. Wenn Kummer ein Ergebnis verzerrten Denkens ist, ist der beste Weg, den Kummer zu besiegen, das Denken zu verändern.

Die rational-emotive Theorie geht weiter von der Grundannahme aus, daß zur Ätiologie des irrationalen Denkens und der krankhaften Gemütszustände eine *Vielzahl von Faktoren* gehört – sowohl genetische als auch Umwelteinflüsse. Man kann zwar vermuten, daß jeder Mensch die Neigung hat, leicht irrationale Überzeugungen zu übernehmen – dafür spricht ihre große Verbreitung –, die spezifischen Inhalte aber, die wir übernehmen, liefert uns die Kultur, in der wir leben.

Wie viele zeitgenössische psychologische Theorien betont auch die rational-emotive Theorie stärker die aktuellen als die vergangenen

Einflüsse auf das Verhalten. Ein anderer Grundsatz der rational-emotiven Theorie ist deshalb, daß vererbte und Umweltfaktoren zwar wichtig für das Entstehen einer psychischen Störung sind, daß ihnen aber nicht das Hauptaugenmerk gelten kann, wenn es darum geht, die *Aufrechterhaltung* einer Störung zu verstehen. Man behält eine Störung, indem man sich selbst indoktriniert. Das Festhalten an einer irrationalen Überzeugung in der Gegenwart ist die Ursache der emotionalen Störung, nicht die Art und Weise, wie diese erworben wurde. Wenn deshalb jemand seine bisherige Denkweise neu bewerten und davon ablassen würde, würde er auch in der Gegenwart ganz anders leben können.

Ein weiteres Prinzip rational-emotiver Theorie schließlich ist, daß aktuelle *Überzeugungen geändert werden können*, auch wenn eine solche Änderung sich nicht immer leicht einstellt. Elemente irrationaler Überzeugungen ändert man, indem man sich aktiv und ausdauernd bemüht, sie zu erkennen, in Frage zu stellen und das eigene Denken zu überprüfen, um so das emotionale Leid zu verringern.

Mythen und falsche Vorstellungen

An dieser Stelle möchten wir mit einigen der meistverbreiteten Mißverständnisse über die RET aufräumen. »Rational« bedeutet nicht »gefühllos«; rational-emotive Theorie meint *nicht*, daß alle Emotionen ausgeschaltet werden sollen; im Gegenteil, sie besagt, daß es durchaus wahrscheinlich ist, daß jemand sich schrecklich aufregt oder emotional gestört fühlt. Auch wenn jemand rational denkt, kann er negative Gefühle haben, wenn auch in einem geringeren Ausmaß. Der Unterschied zwischen den Konsequenzen rationalen und irrationalen Denkens zeigt sich viel eher in der *Häufigkeit, Intensität* und *Dauer* negativer Affekte als in deren Auftreten oder Fehlen.

Emotionen sind wichtige Motivationsfaktoren für das Verhalten ganz allgemein und für die *Veränderung* von Verhalten. Das klassische *Yerkes-Dodson*-Gesetz, das man in den meisten Lehrbüchern der Psychologie finden kann, sagt über die Beziehung zwischen bestimmten Gefühlsebenen und dem Verhalten aus: Wenn jemand entweder überhaupt keine Gefühle oder übertriebene Gefühle hat, wird Verhalten ineffizient. Der Student, der mit großer Angst an eine Prüfung herangeht, wird schlechte Resultate erzielen; der Student, der sich überhaupt nicht um seine Prüfung schert, wird vielleicht überhaupt nicht dazu motiviert sein zu lernen und so ebenfalls schlecht abschneiden.

Ein anderes Mißverständnis ist die Ansicht, daß jemand, der nicht glaubt, daß gewisse Ereignisse »schrecklich« sind, keinen Antrieb verspürt, diese zu ändern. »Rational« bedeutet nicht, daß man Ereignisse einfach passiv hinnimmt. Es gibt im allgemeinen zwei Arten von Ereignissen: solche, die wir möglicherweise verändern können, und solche, die wir nicht verändern können. Einen unglücklichen Sachverhalt zu akzeptieren, ohne sich übermäßig darüber aufzuregen, schließt folgendes mit ein: anzuerkennen, daß dieser Sachverhalt existiert, daß er unangenehm ist und daß es unvernünftig wäre, zu verlangen oder darauf zu bestehen, daß er nicht hätte eintreten sollen. Man kann ganz sicher entschieden dafür eintreten, daß ähnliche Ereignisse nicht wieder passieren. Wer aber aufgeregt ist, ist unter Umständen nicht besonders gut dazu in der Lage, ein Problem zu lösen, und er wird vermutlich nicht sehr effektiv an der Veränderung seiner Umwelt arbeiten.

So kann man denn die Grundprinzipien der rational-emotiven Theorie so zusammenfassen:

1. *Das Denken ist der wichtigste, wiewohl nicht der einzige Bestimmungsfaktor von Emotionen.*
2. *Irrationales Denken führt häufig zu dysfunktionalen Gemütszuständen.*
3. *Wir haben eine natürliche Neigung, irrational zu denken und uns aufzuregen, was durch unsere Umwelt noch verstärkt wird.*
4. *Wir verewigen das eigene emotionale Leid, wenn wir uns ständig mit unseren irrationalen Überzeugungen indoktrinieren.*
5. *Der wirksamste Weg, emotionale Belastungen zu vermindern, besteht in der Veränderung von Denken und Verhalten, eine Aufgabe, die Ausdauer und Übung erfordert.*
6. *Rationales Denken führt zu einer Reduktion von Häufigkeit, Intensität und Dauer emotionaler Störungen, nicht zu einer Abflachung oder dem Fehlen von Gefühlen.*

Die rational-emotive Philosophie

Die Anwendung der rational-emotiven Theorie ruht auf einem starken philosophischen Unterbau. *Ellis* hat ein Zitat von *Epiktet*, einem Stoiker aus dem 1. Jahrhundert nach Christus, zum Ausgangspunkt der RET gewählt: »Was die Menschen bewegt, sind nicht die Dinge selbst, sondern die Ansichten, die sie von ihnen haben.«

Unsere Sicht der Dinge ist eine Funktion unserer Wahrnehmung und unserer Bewertung, die wiederum unser individuelles Wertsystem widerspiegelt. Deshalb sind wie für andere philosophische Systeme auch für die RET die folgenden Punkte von Bedeutung: (1) die *Epistemologie* oder die Theorie vom Wissen, (2) die *Dialektik* oder die Methode des Urteilens, (3) ein *Wertsystem* und (4) *ethische* Grundsätze.

Die Epistemologie

Wie wissen wir, daß etwas wahr ist? Wie können wir am verläßlichsten und sichersten Wissen erwerben? Die rational-emotive Philosophie ist der Meinung, daß wissenschaftliche Methoden den besten Weg darstellen, Kenntnisse über sich selbst, die anderen und die Welt zu gewinnen. Während die Religion in der Offenbarung und/oder in göttlichen Erleuchtungen die einzigen oder wichtigsten Wege zum Wissenserwerb sieht, befürwortet die RET das wissenschaftliche Denken, um zu Schlußfolgerungen zu gelangen. Zu jeder Überzeugung eines Klienten lautet die passende RET-Frage: »Wo ist die Evidenz, daß das, was Sie glauben, wahr ist?« Das Bemühen der RET ist darauf gerichtet, aus den Klienten gute Wissenschaftler zu machen, damit sie zu korrekten Informationen gelangen, mit Beweisen logisch umgehen können und haltbare Überzeugungen bilden können, die ihnen von Nutzen sind.

Die Wissenschaft beginnt mit Fragen über das, was ist und schreitet dann fort zu Fragen über die Beziehungen zwischen Ereignissen. Es werden Hypothesen gebildet, um die Fragen zu beantworten. Beobachtungen und Messungen werden durchgeführt, um die Hypothesen zu testen. Wenn die Beobachtungen die Hypothesen stützen, werden die Hypothesen akzeptiert, und wir sagen, daß wir wissen, daß etwas wahr ist. Die Betonung auf dem Beobachtbaren soll Mystifizierung und Magie ausschließen. Zusätzlich müssen Beobachtungen, um akzeptiert zu werden, von mehr als einem Beobachter verifiziert werden, um auszuschließen, daß spezielle intuitive »Kräfte« oder Inspiration am Werk waren.

Wie also wissen wir, daß etwas wahr ist? Wir bestimmen die *Wahrscheinlichkeit*, daß etwas wahr ist, durch wiederholte Verifizierung mit Hilfe beobachtbarer Daten. Natürlich hoffen wir, mehr zu erreichen als nur die Bestätigung isolierter Fakten. Wir hoffen diese in ein zusammenhängendes Bild einzufügen oder in eine Theorie der Wirklichkeit. Von der Theorie ausgehend, können wir Voraussagen machen, ob dasselbe Ereignis wieder auftreten wird, indem wir neue Hypothesen ableiten, die anderen Bedingungen angepaßt sind.

Wir haben diesen kurzen Ausflug in die Epistemologie unternommen, um einige wichtige Eigenschaften der RET zu zeigen. Wir wollen, daß unsere Klienten die Wahrheit eines Sachverhalts erkennen, nicht weil sie an uns als eine Art Ersatz-Priester glauben oder weil wir Experten für menschliche Beziehungen sind, sondern weil sie wissen, wie sie zu genauer Evidenz kommen und weil sie logisch denken können. Aufgrund dieser Evidenz können sie dann hoffentlich ein realistischeres Bild (oder eine Theorie) von sich selbst und von der Welt, in der sie leben, entwerfen.

Die Dialektik

Die Kunst des logischen Denkens ist nicht leicht zu erlernen; die meisten Menschen scheinen geradezu Experten in unlogischem Denken zu sein. Ein typisches Beispiel selbst-herabsetzenden, unlogischen Denkens ist das folgende:

Ich sollte vollkommen sein.
Ich habe einen schrecklichen Fehler gemacht.
Das beweist, daß ich unvollkommen und darum wertlos bin.

Würde diese Art der Schlußfolgerung wissenschaftlicher Prüfung standhalten? Keineswegs! Wo ist die Evidenz für die Prämisse »Ich sollte vollkommen sein«? Es gibt keine, viel eher gibt es reichlich Evidenz dafür, daß ich und jedermann *un*vollkommen ist und deshalb, wenn man so will, unvollkommen und nicht vollkommen sein »sollte«.

Was ist mit dem Satz: »Ich habe einen schrecklichen Fehler gemacht«? Es läßt sich beweisen, daß ich einen Fehler gemacht habe (obwohl man vorsichtig sein und nicht zu schnell ein Urteil fällen sollte, denn es könnte zu früh sein für die Entscheidung, ob es wirklich ein Fehler war), aber wie kann ich beweisen, daß irgendein Fehler »schrecklich« ist? Wie schlecht muß ein Verhalten sein, bis es die Grenze von extrem schlecht zu schrecklich überschreitet?

Daß ich unvollkommen bin, ist gewiß durch meinen Fehler bewiesen, aber folgt daraus logisch, daß ich wertlos bin? Offensichtlich nicht, obwohl Menschen, die in Dichotomien denken, sagen werden, daß es so sei. Da gibt es immer nur zwei Kategorien, wie »vollkommen« und »wertlos«.

Klienten sind sich der Prämissen ihres Denkens oder ihrer syllogistischen »Kurzschlüsse« selten bewußt. Meist richtet sich ihre Aufmerksamkeit nur auf die Konklusion, die dann, wenn sie unlogisch ist, mit größter Wahrscheinlichkeit emotionale Probleme verursacht. Rationales Denken schließt demgegenüber logisches Schlußfolgern, ausgehend von empirisch verifizierten oder verifizierbaren Behauptungen, ein. Wer rational denkt, wird nicht so schnell zu Schlüssen kommen, die zu extrem unangenehmen Gefühlen führen.

Die Werte

Zwei explizite Werte in der RET-Philosophie genießen breite Anerkennung, werden aber nicht oft verbalisiert. Es sind dies *Überleben* und *Sich-Freuen*. Die Rationalität der eigenen Überzeugungen kann an diesen beiden Werten gemessen werden. Alles, war Ihr Überleben und Ihr Glück fördert, kann als rational bezeichnet werden. Alles, was gegen Ihr Überleben und Ihr Glück gerichtet ist, ist irrational. Unsere gemeinsam geteilten Ziele sind deshalb: Wir wollen aus unserem Leben – dem einzigen, von dem wir sicher wissen, daß es uns beschieden ist – so viel Freude und Genuß als möglich ziehen unter Berücksichtigung der Begrenzungen, die durch den menschlichen Körper und die physische und soziale Welt uns auferlegt sind; wir wollen friedlich in der von uns gewählten Gruppe leben und mit einigen Menschen unserer Wahl in intime Beziehung treten. Dies sind die expliziten Werte, für die die RET eintritt.

Die Ethik

Die rational-emotive Philosophie geht davon aus, daß ein fairer Umgang mit anderen Menschen auf der menschlichen Vernunft beruht, die die Konsequenzen der eigenen Handlungen vorwegnimmt. Was ethisch ist, wird deshalb von der jeweiligen Situation bestimmt. Es gibt keine absoluten Normen für das, was richtig oder falsch ist. In der Tat führt gerade die Aufstellung von absoluten Grundsätzen über Gut und Böse zu Schuldgefühlen, Scham, Angst und Depression sowie zu Feindseligkeit und Intoleranz anderen gegenüber.

Die Erfahrung lehrt uns: wenn wir andere unfair behandeln, zahlen sie es uns eines Tages heim. Man braucht nur das Gesetz des ›Fair Play‹ (genauer das Gesetz der Reziprozität) zu untersuchen, um zu verstehen, was geschieht. Die Norm oder die ungeschriebene Regel besagt, daß Menschen anständig miteinander umgehen sollen. Nun ist es zwar zuweilen schwierig zu bestimmen, was »Anständigkeit« ausmacht, im allgemeinen aber besteht ein unausgesprochenes Einverständnis darüber, was anständig ist und was nicht. Wenn jemand diese Norm verletzt, werden mit großer Wahrscheinlichkeit dieselben sozialen Prozesse ablaufen, wie wenn andere Normen verletzt werden. Zuerst werden die anderen subtil oder direkt versuchen, denjenigen, der die Norm verletzt hat, zu konformem Verhalten anzuhalten. Dieser Versuch kann von Belehrung über Drohung bis zur Bestrafung gehen. Bleiben diese Versuche wirkungslos, wird der- oder diejenige, welcher/welche die Norm verletzt hat, aus der Gruppe ausgeschlossen. Da es für das Glück der meisten von uns dazugehört, mit einer größeren Anzahl von Menschen gut auszukommen und mit einigen weiteren intime Beziehungen zu unterhalten, genügt die Drohung von Ablehnung und Zurückweisung, um uns von der Mißachtung von Normen abzuhalten. Deshalb läuft es unseren ureigensten Interessen zuwider, unfair, rücksichtslos oder selbstsüchtig zu handeln.

Deshalb ist es nach den ethischen Grundsätzen der rational-emotiven Philosophie falsch, andere auszunützen oder ihnen Schaden zuzufügen. Es ist nicht absolut falsch, denn das schmeckt nach dem Dogmatismus, der von der RET abgelehnt wird. Es ist falsch, weil es für das Individuum falsch ist, da es die Verwirklichung seiner oder ihrer Ziele vereiteln kann. Die ethischen Grundsätze der RET gründen nicht auf einem starren Dogmatismus. Im Gegenteil, die RET vertritt die Ansicht, daß Rigidität, Autoritarismus, Dogmatismus und Absolutismus zu den schlimmsten Kennzeichen jedes philosophischen Systems gehören. Das sind die Denkstile, die zu Neurosen und psychischen Störungen führen.

Die RET versucht, dem Individuum zu helfen, seine *Vernunft* bei der Lösung eines ethischen Dilemmas zu gebrauchen und eine undogmatische, nicht absolutistische Lebensphilosophie zu entwickeln, die sozial verantwortlich ist. Die ethischen Prinzipien leiten sich her aus der Beantwortung der Frage: »Fügen meine Handlungen anderen Menschen Schaden zu?«, und nicht: »Verletzt diese Handlung irgendeine gottgegebene Regel?«. Ethisch verantwortliche Handlungen sind sowohl *prosozial* wie *pro-selbst*, d. h., daß sie weder anderen noch einem selbst schaden. Im Grunde sind die ethischen Grundsätze der RET der Goldenen Regel sehr ähnlich: Handle so, daß deine Handlungen ein gutes Beispiel für andere sind, oder: handle so, wie du möchtest, daß auch die anderen handeln.

Verantwortlicher Hedonismus

Die RET nimmt einen offen hedonistischen Standpunkt ein. Allerdings ist der Hedonismus der RET im Gegensatz zum blinden triebhaften Hedonismus des *Freud*schen ES gelenkt und individuumzentriert. Während das Konzept vom ES davon ausgeht, daß jedermann von denselben Trieben beherrscht wird, die ihre Wurzeln in organischen Prozessen haben, vertritt die RET die Ansicht, daß der Mensch auf Genuß und Lustgewinn angelegt ist und deshalb eine Vielzahl lustbringender Ziele verfolgt. Deshalb schreibt die RET nicht vor, *wie* jemand sich freuen oder *woran* er sich freuen soll, aber sie hält daran fest, daß Sich-Freuen neben dem Überleben eines der Hauptziele im Leben darstellt.

Man kann den Hedonismus einfach verstehen als den Versuch, Vergnügen zu suchen und Schmerz zu vermeiden, aber solch ein Grundsatz würde nicht unbedingt zu *ununterbrochener* Freude führen. Wenn jemand aus einer Sache Vergnügen zieht, die schädliche Nebenwirkungen hat, wird er sein Vergnügen nicht sehr lange genießen können. Wenn jemand also im Übermaß trinkt oder Drogen nimmt, kann er kurzfristig einen beträchtlichen Lustgewinn daraus ziehen, aber mehr Schmerz als Freude auf lange Sicht. Denn das kurzfristige Vergnügen kann in Wirklichkeit dem anderen wichtigen Ziel entgegenstehen, dem Überleben. Deshalb predigt die RET oft Mäßigung.

Der Begriff für Mäßigung heißt *hedonistischer Kalkül*, ein Konzept, das von den pragmatischen Philosophen des 19. Jahrhunderts stammt. Natürlich ist es kein richtiger Kalkül, weil den verschiedenen lustvollen Strebungen keine numerischen Werte zugeordnet werden können. Der Begriff bezieht sich vielmehr auf die rationale Gewohnheit, sich selbst zu fragen, ob das Vergnügen, das ich heute genieße, morgen, nächste Woche oder später zu einem Nachteil umschlägt. Wenn wir umgekehrt nur für die Zukunft leben, bringen wir uns um einen guten Teil gegenwärtigen Vergnügens, und das wäre ebenso irrational. Man sieht, daß auch die Verfolgung der simplen hedonistischen Ziele von Überleben und Glück ganz schön kompliziert sein können! Sowohl die unmittelbare Befriedigung wie ihr Aufschub haben Vor- und Nachteile. In der RET befürworten wir die unverkrampfte Suche nach einer optimalen Lösung, die weder die Gegenwart noch die Zukunft opfert.

Es gibt eine besondere Form des Hedonismus, die man sorgfältig betrachten sollte. Es geht dabei darum, daß jemand Schmerz, Unannehmlichkeiten und Nachteile in der Gegenwart vermeidet und sich dadurch um ein erstrebenswertes Ziel bringt. Jemand mag irgend etwas wollen, aber er ist nicht willens, sich für ein langfristiges Ziel anzustrengen. In der RET nennt man dies *niedrige Frustrationstoleranz* oder NFT. Ein Zeichen niedriger Frustrationstoleranz ist, wenn Klienten sich weigern, etwas zu tun, von dem sie zugeben, daß es gut für sie wäre. Sie geben dann etwa folgende Gründe für ihre Weigerung an: »Es ist zu anstrengend«, »Ich würde mich zu sehr fürchten«, oder »Ich kann das nicht aushalten«. NFT ist vielleicht der Hauptgrund, weshalb Klienten keine Fortschritte machen, nachdem sie ein Verständnis ihrer Störung, und wie sie dazu beigetragen haben, gewonnen haben.

NFT ist eine Philosophie. Es ist eine persönliche Norm, die im Grunde besagt: »Ich sollte nichts tun müssen, was unangenehm oder unbequem ist, und lieber soll alles so bleiben, wie es ist, als daß ich Unannehmlichkeiten riskiere.« Natürlich hat jeder das Recht, nach einer solchen Philosophie zu leben. Nur kann es dann sein, daß er nicht glücklich wird, weil sie ihm Ziele versperrt, die er erreichen möchte.

Führt der offene Hedonismus der RET zu Verantwortungslosigkeit und Anarchie in menschlichen Beziehungen? Nicht, wenn jemand die Konsequenzen seines oder ihres Verhaltens bedacht hat, also auch, daß er oder sie sich durch diese oder jene Handlung um zukünftige Möglichkeiten des Glücks bringen kann. Und die Ausnützung anderer ist selten in unserem langfristigen Interesse.

Ethischer Humanismus

Im Humanismus ist das vernünftige Individuum die Quelle der Weisheit, nicht der allmächtige Gott. Die Existenz Gottes wird in Frage gestellt oder überhaupt verneint, denn Gott ist nicht nötig, um die Entstehung der Dinge zu erklären (das ist Aufgabe der Wissenschaft), noch um einen ethischen Kodex zu schaffen (das kann ebenso klare Überlegung zustande bringen). *Ellis* selbst ist ein erklärter Atheist. In mehreren Artikeln hat er die Ansicht vertreten, daß Religion (als Lebensphilosophie) zwar rational sein kann, daß aber Religiosität (d. h. ein dogmatischer, absolutistischer Glaube, der nicht auf Tatsachen gründet) nicht nur Opium für die Massen, sondern ein Hauptgrund für psychische Störungen sei. Er behauptet, daß die Annahme absoluter Grundsätze von Gut und Böse und die Verurteilung desjenigen, der böse handelt, es sind, die zu Schuldgefühlen, Scham, Angst und Depression sowie zu Feindseligkeit und Intoleranz anderen gegenüber führen.

Obwohl *Ellis* ein unerschrockener Hedonist, Humanist und Atheist ist, kann jemand doch eine Religion haben und eine gute RET praktizieren. Viele christliche und jüdische Geistliche tun es, obwohl sie *Ellis'* Atheismus nicht teilen. Ebensowenig ist es nötig, daß Klienten jede Form religiösen Glaubens aufgeben, obwohl es gelegentlich nützlich ist, wenn ein Klient allzu extreme Formen religiöser Rechtgläubigkeit aufgibt, um dadurch zu größerer Lebensfreude, Selbst-Annahme und Toleranz anderen gegenüber zu gelangen.

Rationalität als persönliche Philosophie

Wenn der RET-Therapeut beginnt, das Überzeugungssystem eines Klienten zu ergründen, wird er auf eine Reihe von Normen stoßen, die der Klient zu befolgen sucht. Diese persönlichen Normen oder Lebensanschauungen können vom Elternhaus geprägt sein, sie können auf religiösen Überzeugungen beruhen oder auf allgemein anerkannten Ansichten über das Leben oder auf unverrückbaren Ansichten, wie jemand sein Leben zu gestalten habe. Diese Normen sind die Basis für die Probleme des Klienten. Sie haben den Charakter von unverrückbaren Dogmen, der Klient zwingt sich stur dazu, sie zu befolgen, sie bringen ihn in Konflikte oder verhindern sonstwie seine Anpassung an konkrete Situationen. Wenn die persönlichen Lebensnormen einen Klienten an der Erreichung von Glück und Überleben hindern, dann ist es nur billig, sie zu prüfen und zu ändern.

Der RET-Therapeut hofft, dem Klienten bei der Erarbeitung einer neuen Lebensphilosophie zu helfen. Diese soll ihm helfen, den emotionalen Druck zu vermindern, und sie soll ihm mehr Glück bringen. Der Therapeut geht davon aus, daß Menschen denkende Wesen sind, die entweder ihr Unglück durch unlogisches oder unwissenschaftliches Denken vermehren oder ihren Lebensgenuß steigern, indem sie, ausgehend von evidenten Tatsachen, die richtigen Schlußfolgerungen ziehen. Die Ziele der rationalen Philosophie bestehen darin, Überzeugungen und Einstellungen aufzubauen, die übereinstimmen mit:

dem Überleben
dem Erreichen von Zufriedenheit, mit seiner Art zu leben
der Möglichkeit, mit anderen Menschen auf positive Weise umzugehen
der Möglichkeit, mit einigen anderen Menschen intime Beziehungen einzugehen
der Möglichkeit, sich für etwas einzusetzen, das einem eine persönliche Erfüllung bietet.

Ein RET-Therapeut weiß und hilft dem Klienten dazu, sich stets daran zu erinnern, daß jeder Mensch fehlbar ist und für immer dazu bestimmt, Fehler zu machen und zu irren. Er hilft gestörten Menschen dabei, ihr Verlangen nach Vollkommenheit aufzugeben, und er setzt seine ganze Kraft darein, ihnen beim Aufbau einer konstruktiven Selbst- und Fremdannahme zu helfen. Im optimalen Fall geschieht diese Veränderung mit Hilfe wissenschaftlich-logischen Denkens, das zu einem tiefgreifenden Wandel von Lebensanschauung und Einstellung führt.

Die rational-emotive Therapie

Das therapeutische System, das *Ellis* im Laufe der Jahre entwickelte, ist eine effiziente klinische Methode, die hilfreich ist bei schwach neurotischen und ernsthaft gestörten Erwachsenen, bei Psychotikern und bei Kindern ab dem vierten oder fünften Lebensjahr. Der Therapeut übernimmt eine überredende, aktiv-direktive Rolle, doch Patient und Therapeut arbeiten gemeinsam an der Erreichung gemeinsam akzeptierter Ziele. Zusätzlich verfolgt die RET auch pädagogische Ziele und ermutigt den Patienten – ähnlich wie in der Schule –, einschlägige Literatur zu lesen und Hausaufgaben zu machen, um so die Therapie auch außerhalb der Therapiesitzungen in sein Leben einzubeziehen.

Die RET erhebt nicht den Anspruch, mentale oder emotionale Folgen physiologisch bedingter Dysfunktionen rückgängig zu machen, die etwa auf hormonalen Störungen, Epilepsie oder Psychosen aufgrund eines biochemischen Ungleichgewichts beruhen. Es ist aber richtig, daß diese Probleme bei Patienten oft von neurotischen Störungen überlagert sind, die der rational-emotiven Therapie durchaus zugänglich sind. So machen sich manisch-depressive Patienten, auch wenn sie unter Medikamenten stehen und nicht in der depressiven Phase sind, oft Sorgen über den Augenblick, wo die Depression wieder zuschlagen wird. Wenn auch die RET die Psychose nicht heilen kann, kann sie doch außerordentlich hilfreich sein beim Umgang mit solchen neurotischen Problemen, die eine Psychose mit sich bringt. In Verbindung mit Psychopharmaka kann RET besonders geeignet sein zur Verbesserung psychotischer Zustände (*Ellis* und *Abrahms*, 1978).

Das ABC-Modell

Ellis entwickelte ein einfaches Schema, das die Rolle gedanklicher Prozesse bei emotionalen Störungen verdeutlicht. Er nennt es das ABC der RET. In diesem System steht das A für *aktivierendes Ereignis* (oder aktivierende Erfahrung), was meist irgendein irritierendes oder unglückseliges Vorkommnis in der Außenwelt ist. C steht für die emotionalen oder verhaltensmäßigen *Konsequenzen;* es ist diese unangenehme affektive Reaktion, die den Patienten ins Sprechzimmer des Therapeuten bringt. Das B ist das *Bewertungs-System* des Patienten. Das Bewertungssystem besteht aus zwei Teilen: aus rationalen und irrationalen Überzeugungen. Letztere werden den Angriffspunkt für den Therapeuten bilden.

Bewertungssysteme und insbesondere irrationale Bewertungen werden eingehend im sechsten Kapitel behandelt werden, aber wir können sie hier schon in drei große Muß zusammenfassen:

1. *Ich muß erfolgreich sein oder Zustimmung ernten (und ich bin eine Niete, wenn mir das nicht gelingt).*
2. *Du mußt mich anständig und gut behandeln (und du bist eine Laus, wenn du es nicht tust).*

3. Wenn ich etwas haben will, dann muß ich es schnell, leicht und mit großer Sicherheit bekommen (und es ist schrecklich, wenn es nicht so ist).

Diese drei Muß führen fast unweigerlich zu den oben in Klammer gesetzten Beurteilungen und zusätzlich noch zu den folgenden abgeleiteten Ansichten:

Die Dinge sind entsetzlich.
Ich kann's nicht aushalten.
Ich bin (oder du bist) ein schrecklicher Mensch.

Kein Wunder, daß jeder, der diese Vorstellungen unkritisch glaubt, sich aufregt. Da die rational-emotive Lebensauffassung davon ausgeht, daß eines der Hauptziele im Leben darin besteht, zu leben und mehr oder weniger glücklich zu sein, geht sie ebenso davon aus, daß derlei beunruhigende Einsichten und Gefühle sich mit diesem Ziel nicht vertragen.

Patienten, die glauben, daß das Ereignis A direkt für C, den Aufruhr ihrer Gefühle, verantwortlich sei, übersehen oder, besser, sind sich nicht bewußt, daß sie Einsichten, Einstellungen, Anschauungen und Überzeugungen haben und welchen Einfluß diese ausüben. In der Psychotherapie erleben die Patienten lähmende und verwirrende Gefühle. Da sie selber es sind, die sich in Aufregung versetzen, kann man annehmen, daß sie sich auch weigern können, das zu tun. Mit anderen Worten: Der Patient kann seine Gefühle *wählen*. Er hat, vielleicht ohne richtig zu wissen wieso und wie, sich dafür entschieden zu leiden. Es gehört zu den wichtigsten Aufgaben des Therapeuten, dem Patienten oder der Patientin beizubringen, daß seine oder ihre psychischen Probleme das Resultat von Denkprozessen sind, die zu Fehlwahrnehmungen und irrtümlichem Denken führten.

So einfach sich dieses Grundprinzip aufstellen läßt, so schwer ist es oft für den Patienten, es zu erfassen. Unsere Alltagssprache ist voll von Beispielen, die diesem Konzept entgegenstehen. Wie oft sagen oder hören wir Sätze wie die folgenden: »*Er* hat mich irre wütend gemacht!« oder »*Das* hat mich derart aufgeregt!«. Korrekter würden wir sagen: »*Ich* habe mich wütend gemacht« und »*Ich* habe mich aufgeregt«. Zumindest die erste der beiden Formulierungen tönt sehr seltsam in unseren Ohren. Doch das gemeinsame Element in den korrigierten Feststellungen besagt etwas Entscheidendes: daß wir für unsere Gefühle verantwortlich sind. Gefühle werden uns nicht aufgeschwatzt oder magisch injiziert, sie sind das Ergebnis von etwas, das wir aktiv tun. Genauer: Emotionen sind weitgehend das Resultat dessen, was wir selber zu uns sagen.

Die Klienten kommen in dem festen Glauben in die Therapie, daß A die Ursache von C ist, und diese Überzeugung wird von buchstäblich jedem maßgeblichen Menschen, mit dem sie in Kontakt kommen, bestärkt. Als Therapeut vertreten Sie deshalb eine ziemlich revolutionäre Vorstellung: daß B die Ursache von C ist; es ist Ihre erste Verantwortung, wenn Sie einen Klienten aufklären, daß Sie ihm helfen, dies zu verstehen und zu glauben.

Wie man dem Klienten beibringt, daß Ereignisse nicht die Ursache von Gefühlen sind

Wie kann ein Therapeut Klienten beibringen, daß innere und nicht äußere Faktoren in erster Linie ihre Gefühle und Handlungen beeinflussen? Ein Weg, die Verbindung zwischen B und C zu erklären, besteht darin, daß man den Klienten fragt, wie wohl hundert Menschen, die ihm ähnlich seien, auf sein Problem reagieren würden. Ein Klient hat zum Beispiel gerade herausgefunden, daß seine Frau die Scheidung wünscht, und ist sehr deprimiert. Der Therapeut kann ihn fragen, wie wohl hundert Männer auf dasselbe Ereignis reagieren würden. In der Regel geben die Klienten zur Antwort: »Nun, die meisten wären deprimiert.« (Antwortet der Klient, »100 Prozent von ihnen«, kann der Therapeut darauf hinweisen, wie unrealistisch eine solche Schätzung ist.) Der Therapeut läßt nicht locker und fragt: »Aber wieviel Prozent würden deprimiert sein – 40, 50, 60 Prozent?« Nachdem der Klient geantwortet hat, läßt ihn der Therapeut andere mögliche Reaktionen untersuchen, die auf den Rest der Männer zutreffen könnten. So wird der Klient mit der Tatsache konfrontiert – und er gibt sie selber zu –, daß vielleicht 50 Prozent der Männer deprimiert sein würden, vom Rest aber wären einige lediglich traurig, andere wären etwas ungehalten, einige wären neutral, einige wenige erleichtert und ein kleiner Prozentsatz wäre regelrecht begeistert. An diesem Punkt, wo dem Klienten mehrere Möglichkeiten emotionaler Reaktionen vorgestellt werden, konfrontiert man ihn mit der entscheidenden Frage: »Wenn aktivierende Ereignisse (A) wirklich emotionale Konsequenzen (C) verursachen, wie erklären Sie sich dann, daß in unserem Beispiel dasselbe Ereignis so viele unterschiedliche emotionale Reaktionen hervorrufen konnte?« Die meisten Klienten antworten an dieser Stelle etwa so: »Nun, ich glaube, A ist nicht wirklich die Ursache von C« oder »Die Männer sind alle verschieden, also reagieren sie auch verschieden.« Damit hat der Therapeut Boden gewonnen, denn der Klient hat, wenn auch noch so schwach und zurückhaltend, angedeutet, daß A nicht die Ursache für C ist. Der Therapeut kann den Klienten für diese Einsicht verstärken und dafür, daß er von selbst darauf gekommen ist, und dann fortfahren: »Das ist richtig; die Männer *sind* alle verschieden; sie reagierten alle verschieden, weil sie das Ereignis verschieden *bewerteten.*« Jetzt hat der Therapeut einen Fuß in der Tür und kann seine Argumente weiter ausbauen.

Eine Geschichte wie die folgende kann die ABC-Verbindungen klären helfen:

Nehmen Sie einmal an, Sie sitzen in Ihrem Wagen und kommen zu einem Rotlicht. Bringt es Ihren Wagen zum Stehen? Wenn rote Lichter Ihren Wagen zum Stehen brächten, würden Sie bei jedem roten Licht auf die Bremse gehen, nicht nur bei denen in Verkehrsampeln. Und wenn alle Rotlichter bei Verkehrsampeln Sie anhalten ließen, würde nie jemand ein Rotlicht überfahren und deswegen einen Bußzettel bekommen. Bleiben Sie *jedesmal* stehen, wenn Sie zu einem Rotlicht kommen? Nein, nicht immer. Vielleicht ist es noch früh am Morgen und die Straßen sind leer. Vielleicht sind Sie in großer Eile. Vielleicht sind Sie mit Ihrer Frau auf dem Weg in die Klinik, und die Wehen folgen einander im Abstand von zwei Minuten. Mit anderen Worten: Rotlichter führen nicht dazu, daß Sie sich jedesmal in einer voraussagbaren Weise verhalten. Andere Faktoren können dazwischenkommen, und das sind unsere Einstellungen und Gedanken über ein Ereignis – die Art, wie wir es interpretieren.

Wie man dem Klienten beibringt, daß andere Menschen nicht die Ursache von Gefühlen sind

Normalerweise behaupten die Patienten, daß andere Menschen in ihrer Umgebung sie aufregen würden. Ein bekanntes Liedchen bringt dies recht gut zum Ausdruck: »Du bist schuld, daß ich dich liebe. Ich wollt' es nicht. Ich wollt' es nicht.« Wie um alles in der Welt kann solch eine Vorstellung stimmen? Wenn Sie ihn oder sie wirklich nicht lieben wollten, dann hätten Sie es auch nicht getan, denn Ihre Gedanken, Überzeugungen und Einstellungen lassen Ihre Gefühle entstehen. Es gibt keine Möglichkeit, daß jemand anderer Sie zwingt, ihn oder sie zu lieben. Sie oder er kann Sie zwingen, *so zu tun, als ob* Sie ihn/sie liebten, aber Ihre Bewertungen sind Ihre eigenen ganz privaten Gedanken, die niemand anderer magisch kontrollieren kann. Und von Ihren Bewertungen hängt es ab, ob Sie ein Gefühl der Liebe empfinden oder nicht empfinden.

»Experimente« und Analogien können helfen, das Gemeinte zu verdeutlichen. Als Experiment kann der Therapeut folgendes vorschlagen:

Gut, Marsha, wenn andere Ihnen Gefühle vermitteln können, dann wollen wir sehen, ob mir das jetzt auch gelingt. (Pause) Marsha, ich mag Sie echt, und ich will, daß Sie sich für immer gut fühlen. Nun – wie fühlen Sie sich?

Auch Analogien wie die folgende können hilfreich sein:

K: Sie macht mir solche Schuldgefühle!

T: Nein, Marsha, das sind *Ihre* Schuld-Schalter. Mag sein, daß sie sie betätigt, aber Sie tragen die Verantwortung für die elektrischen Leitungen. Wenn Sie lernen, wie Sie den Kontakt unterbrechen können, dann kann sie an den Schaltern drehen, wie sie will, und Sie brauchen nicht zu reagieren.

Eine andere Möglichkeit, die Annahme, andere seien für unsere Gefühle verantwortlich, in Frage zu stellen, besteht darin, daß man auf den Widerspruch hinweist, der zwischen dieser irrationalen Überzeugung und dem Konzept von einem freien Willen besteht, das viele Menschen, insbesondere religiös gesinnte, vertreten. Die meisten jüdisch-christlichen Bekenntnisse erziehen ihre Anhänger in dem Glauben, der Mensch unterscheide sich aufgrund von Intellekt und freiem Willen von anderen Lebewesen, und sie treten entschieden für »Freiheit« und »Selbstbestimmung« ein. Der Therapeut könnte also fragen: »Wenn jemand Sie wütend gemacht hat, hatten Sie also nichts zu sagen. Glauben Sie nun an einen freien Willen und an Selbstbestimmung oder glauben Sie an einen strengen Determinismus?« Wenn der Therapeut seine Frage so formuliert oder in einer Art, daß der Patient sie verstehen kann, verweist er damit auf die Tatsache, daß der andere gleichzeitig an zwei sich widersprechenden Überzeugungen festhält. Bald glauben die Klienten, daß sie ihr eigenes Schicksal und Verhalten kontrollieren und daß sie freie Menschen sind, bald wieder glauben sie, daß sie willenlose Schachfiguren und Marionetten sind. Was ist nun wahr? Viele Menschen in unserer Gesellschaft sind aus religiösen oder philosophischen Gründen dem Glauben an einen freien Willen derart verpflichtet, daß sie schnell jedem Konzept abschwören, das andeutet, sie würden durch andere kontrolliert. Indem der Therapeut immer wieder auf diesen Widerspruch hinweist, wenn Klienten in eine deterministische Sprache verfallen, kann er ihnen helfen, die Meinung aufzugeben, daß A direkt für C verantwortlich sei.

Es gibt auch eine Menge anderer Möglichkeiten zu zeigen, daß die Hypothese einer direkten A-C-Verbindung falsch ist. Hier sind einige alternative Strategien für den Therapeuten:

T: Nun, John, wenn wirklich dein Vater der Grund für deinen Ärger ist, hören wir besser mit der Therapie auf. Denn, weißt du, wenn die Ursache deines Ärgers *außerhalb* von dir liegt, wie kann ich dir da helfen? Es ist besser, du schickst deinen Vater her, damit ich ihn ändere!

Im folgenden Beispiel geht es darum, diesen Punkt kleinen Kindern beizubringen:

T: Johnny, für mich hörst du dich an, als ob du glaubtest, alle Welt kontrolliere dich. Egal was dir passiert, jemand anderer ist schuld daran. Man macht dich wütend, man macht dich traurig, man macht dich unglücklich. Nun, ich habe eine tolle Idee! Machen wir doch eine Johnny-Puppe! Dann lassen wir sie durch ein großes Warenhaus verkaufen. Weißt du, so eine kleine Puppe mit Fernsteuerung. Immer wenn wir auf einen Knopf drücken, können wir die Puppe glücklich machen oder traurig oder deprimiert, oder wir können sie tanzen lassen oder singen. Aber wir dirigieren die Puppe wie mit einer Fernsteuerung. Oder wir machen eine Marionette und nennen sie Johnny-Marionette. Irgend jemand zieht an den Fäden und Johnny führt die entsprechenden Bewegungen aus. Was hältst du davon?
K: (lacht) Das ist lustig. Aber so ist es gar nicht. So habe ich's ja gar nicht gesagt!
T: Oh doch. Du tönst, als ob du eine Marionette wärst und die anderen dich dirigieren würden.

Ed Garcia, der frühere Ko-Direktor für Ausbildung am Institut für rational-emotive Therapie, liebt ein dramatisches Vorgehen, um Klienten ihre selbstauferlegte Hilflosigkeit zu demonstrieren.

K: (Beklagt sich darüber, daß die anderen sie kontrollieren, ihr ein schlechtes Gefühl geben, usw.)
T: (Öffnet eine Schublade, nimmt eine große Schachtel heraus und übergibt sie der Klientin.)
K: Was ist das?
T: Das ist Ihre Macht. Ich geb' sie Ihnen wieder. Offensichtlich sind Sie lange ohne sie herumgelaufen. Ständig erzählen Sie mir, wie dieser Sie aufregte und jener Sie wütend machte und ein anderer schuld daran war, daß Sie sich in ihn verliebten, usw. Ununterbrochen reden Sie mir davon, daß andere Menschen Ihr Leben kontrollieren. Sie haben Ihre Macht wahrscheinlich eines Tages hier bei mir vergessen, als Sie es eilig hatten wegzukommen. Ich glaube wirklich, Sie sollten sie jetzt wieder zurücknehmen. Vielleicht bekommen Sie dann etwas mehr Kontrolle über Ihr Leben.

Wenn die Klienten einmal begriffen haben, daß das Denken ihre Gefühle beeinflußt, besteht die nächste Aufgabe für den Therapeuten darin, ihnen zu zeigen, daß eine Veränderung ihres Denkens zu einer Änderung ihrer Gefühle führen kann. *Rene Diekstra,* ein niederländischer RET-Therapeut, hat gezeigt, daß wir oft vorausplanen, wie wir uns in einer bestimmten Situation verhalten wollen. Normalerweise entwerfen wir ein Drehbuch unseres verbalen Verhaltens im täglichen Leben, um die Reaktionen *anderer* zu beeinflussen. Wir tun es, um mit größerer Wahrscheinlichkeit eine gewünschte Reaktion zu erhalten. Diese Planung ist üblich und sozial akzeptiert. Wir verwenden aber kaum Zeit darauf zu prüfen und zu planen, wie wir zu *uns selbst* sprechen.

Man kann den Klienten darauf hinweisen, daß die Art, wie wir zu uns selber sprechen, unsere Reaktionen genauso beeinflußt wie die Art, in der wir zu anderen sprechen, deren Reaktionen. Ähnlich stellen wir uns oft die Frage: »Wie kann ich *ihm* dies sagen, damit er versteht, was ich meine, und ich mich korrekt mitgeteilt habe?« Wie oft stellen wir uns dieselbe Frage über unsere inneren Selbstgespräche?

Gründe für die Einwände von Klienten

Nicht selten können Patienten nur schwer verstehen, wie die Korrektur gegenwärtiger Denkmuster ein Hauptangriffspunkt in der Therapie sein soll. Die Schwierigkeit entsteht, weil viele Patienten glauben, daß ihre Vergangenheit oft Ursache für ihr gegenwärtiges Verhalten ist und sie deshalb entweder außerstande seien, sich zu ändern, oder aber zuerst die ›Wurzeln‹ ihrer Störung ausfindig machen müßten. Wenn Klienten Monate und Jahre in einer Therapie verbracht haben, die diese Überzeugung betonte, kann es eine harte Arbeit sein, sie von dieser Vorstellung abzubringen. Unglücklicherweise sind es nicht nur ehemalige Patienten, die unter der Überzeugung leiden, daß die Vergangenheit die Gegenwart unverrückbar bestimmt. Dieses Mißverständnis *Freud*scher Theorie scheint tief in die Kultur eingedrungen zu sein. Es wird durch Fernsehen und Film verbreitet, und man hört es auch von wenig gebildeten Patienten.

Zu diesem Stolperstein für die Therapie gehört auch, daß Klienten glauben, eine Veränderung sei wegen der Vergangenheit unmöglich. Der Klient kann etwa feststellen: »Aber ich kann mich ja gar nicht ändern; ich bin immer so gewesen!« Vom Therapeuten ist dann verlangt, daß er die Ausdrucksweise des Klienten korrigiert und damit sein Konzept. Zum Beispiel: Sie wollen sagen, Sie haben sich *bis jetzt* nicht geändert. Selbst wenn das soweit stimmt, heißt das, daß Sie sich nicht morgen ändern können? Das ist meine Aufgabe, wissen Sie – Ihnen zu zeigen, wie Sie sich ändern können.

Je nach dem Bildungsgrad des Klienten kann der Therapeut mit ihm auch Literatur über frühe Einflüsse auf die Entwicklung diskutieren und einige wissenschaftliche Erkenntnisse vorlegen. Es gibt nur wenige Untersuchungen, die belegen, daß bestimmte Persönlichkeitseigenschaften unveränderbar sind; wenn aber ein Klient fest daran glaubt, daß er oder sie sich nicht ändern kann, kann dies durchaus wie eine selbsterfüllende Prophezeiung wirken, womit der Patient sich ironischerweise selbst schlägt. Analogien können hier weiterhelfen:

T: Wenn Sie an einem Ballspiel teilnehmen und sich sagen: »Ich kann nicht gewinnen, ich kann nicht gewinnen«, werden Sie verlieren. Wenn Sie in eine

Therapie gehen und überzeugt sind: »Ich kann mich nicht ändern – die Erfahrungen in meiner Kindheit haben mich für immer festgelegt«, dann vereiteln Sie damit selbst einen Erfolg und Sie werden sich vielleicht tatsächlich nicht ändern.

Wenn ein Klient darauf besteht, daß er die Wurzeln seiner Pathologie kennenlernen will, indem er die Faktoren in Erinnerung ruft, die sein Leben geformt haben, dann kann der Therapeut darauf verweisen, daß die Erinnerung nie genau ist; daß sie mehr ein Prozeß der Rekonstruktion als der Reproduktion ist. Kognitive Psychologen, wie *Neisser* (1974), haben darauf hingewiesen, daß unsere Erinnerungsprozesse nicht wie ein Kopiergerät arbeiten, das die Bilder von Ereignissen aufnimmt und sie für eine spätere Betrachtung ablegt. Wenn ein Ereignis vor zehn Jahren geschah, dann haben wir davon ein Jahr, fünf Jahre später und zum heutigen Zeitpunkt je ganz verschiedene Erinnerungen. Sie sind bestimmt durch die kognitiven, emotionalen und Umwelterfahrungen zum Zeitpunkt der Erinnerung. Darum ist die Hypothese, jemand könne vergangene Ereignisse ausfindig machen, sich diese genau wieder vergegenwärtigen und diese Vergegenwärtigung benutzen, um seine Persönlichkeit neu zu ordnen, falsch.

Ein nützliches Argument gegen die Annahme, daß die Vergangenheit die gegenwärtige Belastung bestimmt, ist der Hinweis, daß zwar vergangene Ereignisse eine wichtige Rolle bei der Entstehung und Aufrechterhaltung vergangener Belastungen gespielt haben können, daß sie aber bloß deshalb *weiterhin* ein Problem seien, weil der Patient immer noch gleich darüber denkt. Die gegenwärtigen Erkenntnisse und Kognitionen sind es, nicht vergangene Ereignisse, die uns beeinflussen. Selbst wenn Ihre Mutter sich alle Mühe gegeben hat, Sie von Ihrer Wertlosigkeit zu überzeugen, liegt es nur daran, daß Sie sie *heute* noch ernst nehmen, wenn Sie von dieser Ansicht beunruhigt werden. Von zu Hause wegzugehen allein wird das Problem nie lösen, weil Sie Ihre Mutter in einem übertragenen Sinn mitnehmen, solange Sie nicht Ihr irrationales Denken in Frage stellen. Wenn Klienten glauben, sie seien nichts wert, und diese Ansicht darauf zurückführen, daß man sie ihnen früher einmal beigebracht hat, kann der Therapeut wie folgt reagieren:

Und Sie haben das geglaubt?
Warum haben Sie es geglaubt?
Wenn man Ihnen dasselbe heute sagen würde, würden Sie das glauben?

Bewertungen aus der Vergangenheit stellen deshalb weiterhin ein Problem dar, weil die Patienten sich weiterhin damit indoktrinieren. Eine Analogie wie die folgende kann diesen Punkt verdeutlichen:

Nehmen wir einmal an, am Gymnasium hätten Sie sehr gut Fußball spielen gelernt, aber Sie hätten seit zwanzig Jahren nicht mehr gespielt. Wenn Sie jetzt wieder ein Fußballfeld betreten würden, würden Sie überhaupt nicht mehr gut spielen können. Sie hätten Ihre Technik fast ganz verloren, weil Sie keine Übung mehr gehabt haben, nicht wahr? Gleich verhält es sich mit einer Neurose. Wenn Sie in Ihrer Jugend gelernt hätten, irrational zu denken, und dies zwanzig Jahre lang nicht mehr geübt hätten, dann wären Sie heute überhaupt nicht neurotisch. Aber Sie üben brav weiter und indoktrinieren sich, und das ist der Grund, weshalb Sie ein solch *guter* Neurotiker sind.

Symptom Streß

Ein Charakteristikum der RET ist, daß sie sich nicht nur auf die ABC-Struktur emotionaler Störungen konzentriert, sondern auch auf die Fähigkeit des Patienten, sich darüber zu beunruhigen, daß er sich beunruhigt. So werden Emotionen und Verhaltensweisen, die dem C zuzuordnen sind, häufig zu neuen A's. Die Klienten sehen, wie sie sich unpassend verhalten, und dann ›machen sie sich herunter‹ wegen ihres Verhaltens. Der folgende Teufelskreis mag als Beispiel dienen:

Aktivierendes Ereignis (A) = Die Mutter des Klienten hatte sich immer wieder bitter über dessen Verhalten beklagt.
Rationale Bewertung (RB) = Ich wollte, sie würde das nicht tun.
Irrationale Bewertung (IB) = Da ich das nicht mag, sollte (dürfte) sie das nicht tun. Sie ist ein Drecksweib, weil sie sich so benimmt.
Konsequenzen (C – emotional/verhaltensmäßig) = Wut auf die Mutter/Anschreien.
Nächstes aktivierendes Ereignis (A₂) = Wut und Geschrei des Klienten.
Nächste rationale Bewertung (RB₂) = Ich wollte, ich könnte mich besser beherrschen.
Nächste irrationale Bewertung (IB₂) = Ich sollte (muß) mich besser beherrschen. Ich bin ein Dreckskerl, weil ich derart explodiere und meine Mutter anschreie.
Nächste Konsequenz (C₂) = Wut über sich selbst und Gefühl der Beschämung.

Die Klienten haben oft Angst wegen ihrer Angstanfälle, sind deprimiert wegen ihrer Depression, wütend über ihre Wutanfälle und schaffen sich ganz allgemein Probleme wegen ihrer Probleme. Wir nennen dies *Symptom Streß*. Es ist wichtig, daß der Therapeut sich zuerst mit diesen Symptomen auf der zweiten Ebene befaßt, weil diese zusätzliche Belastung den Klienten daran hindert, effektiv am Grund-ABC zu arbeiten. (Symptome auf der zweiten Ebene werden ausführlicher in den folgenden Kapiteln besprochen.)

Ausweitung des ABC-Modells

Das ABC-Modell der RET dient dem Klienten zur Erklärung der Ursachen seiner psychischen Störung; in seiner erweiterten Form, als ABCDE-Modell, zeigt es ihm, wie er seine psychische Belastung reduzieren kann. D steht für *Disputation*, in der der Klient lernt, sein irrationales Denken auf der kognitiven und der Verhaltensebene in Frage zu stellen und zu diskutieren. Wenn er darin erfolgreich ist, erlebt er bei E einen neuen Effekt – eine rationale Lebensanschauung und einen affektiven Zustand, die sich mit einem erfolgreichen Problemlösungsverhalten vertragen. So arbeitet der RET-Therapeut nicht nur an der Veränderung von Überzeugungen; er hilft dem Klienten auch, Veränderungen in seinen Aktivitäten herbeizuführen. Dazu greift er oft zu Hausaufgaben, die am Verhalten orientiert sind und beiden Zielen dienen sollen.

Haben die Klienten erst einmal eine Disputation bewältigt und eine rationalere Lebensanschauung entwickelt, bleibt unter Umständen noch viel zu tun; vielleicht ist noch die Auseinandersetzung mit unangenehmen aktivierenden Ereignissen nötig. Selbst wenn die Klienten sich nicht beunruhigen, werden sie vermutlich weniger glücklich sein, wenn unangenehme aktivierende Ereignisse auf ihren Lebensraum treffen. Da der Therapeut die Klienten aber nicht davor bewahren kann, je wieder einer streßerzeugenden Umgebung ausgesetzt zu sein, bringt er ihnen als erstes mit Vorteil bei, wie sie mit einer unerfreulichen Umwelt zurechtkommen können. Solange sie sich beunruhigen, werden ihre Problemlösungsfähigkeiten negativ beeinflußt sein und ihre Fähigkeit, zu bekommen, was sie wollen, beeinträchtigt. Ist die Störung einmal vermindert, können sich die Interventionen darauf konzentrieren, den Klienten beizubringen, wie sie sich ihre Umwelt wählen oder sie verändern können, um aversive Bedingungen auf ein Minimum zu reduzieren.

Letztlich besteht das Therapieziel natürlich darin, daß die Patienten lernen, ihre eigenen Therapeuten zu werden. Dies ermöglicht es ihnen, sich dafür zu entscheiden, sich selbst nicht mehr zu beunruhigen und diese Entscheidung auch durchzuhalten. Wir gehen nun zur Frage über, wie der Therapeut dem Klienten das ABC der RET vermitteln kann.

Neulinge in der RET fragen oft, ob es notwendig sei, den Patienten das ABC direkt beizubringen, oder ob man es indirekt in der therapeutischen

Arbeit tun könne, indem man das RET-Vokabular benutzt. Es ist nicht notwendig, kann aber sehr wünschenswert sein. Der Patient kann dieses klare Schema dann benutzen, um strukturierte kognitive Hausaufgaben zu machen, und es ist ihm eine Hilfe für die Generalisierung über die Therapie hinaus. Einige erfahrene RET-Therapeuten, unter ihnen auch Ellis, verzichten gelegentlich oder oft darauf. Dem Anfänger in der RET empfehlen wir jedoch nachdrücklich, daß er sich strikt an das Modell hält und es anwendet, wenn er dem Patienten zuhört, mit ihm spricht oder ihm etwas beibringt.

Anhang

Als Überblick über die grundlegenden Prinzipien der RET schließen wir hier stark kondensiert eine Demonstration an, die *Ellis* bei einem fünftägigen Praktiker-Kurs gab. Die Klientin war eine junge Therapeutin, die am Kurs teilnahm und die Schwierigkeiten im Zusammenhang mit neuen Aktivitäten besprechen wollte. Das Problem, kurz skizziert, war: A = die junge Therapeutin will neue Aktivitäten starten, z. B. Workshops, und C = Trägheit. Der Therapeut fragt die Klientin, was sie sich selber sagt, um sich zu blockieren; die Antwort:

K: Ich könnt's vermasseln.
T: Und was wäre dann?
K: Die Leute würden denken, ich sei eine lausige Lehrerin.
T: Und was würde das ausmachen?
K: Ich würd's nicht mögen.
T: Allein *diese* Bewertung würde Sie nicht aufregen.
K: Ich kann es nicht ertragen.
T: Warum können Sie es nicht ertragen, wenn die anderen denken, Sie seien eine lausige Lehrerin?
K: (Langes Schweigen) . . . Ich denke, in ihren Augen muß ich eine gute Lehrerin sein.
T: Und warum müssen Sie eine gute Lehrerin sein in ihren Augen? Ich bin ein Wissenschaftler – beweisen Sie es mir (grinst).
K: (Langes Schweigen)
T: Wie werden Sie sich fühlen, solange Sie an dieses *Muß* glauben?
K: Ängstlich.
T: *Müssen* die Sie alle mögen?
K: Nein.
T: Wieso müssen die dann . . .
K: Weil ich es will!
T: Was immer ich will, *muß* ich bekommen? Wohin wird *diese* Forderung Sie bringen?

K: Sie wird mich herumhetzen . . .

T: Genau! Ängstlich, deprimiert. Nun nehmen Sie an, Sie bekommen, was Sie wollen. Alle beten Sie an. Wissen Sie, daß Sie dann immer noch Probleme haben? (Pause) Wie wollen Sie wissen, daß Sie auch das nächste Mal bekommen, was Sie wollen? Verlangen, *fordern* Sie nicht garantierte Anbetung?

K: Hm. Ja.

T: Sie werden sich ängstlich fühlen, solange Sie davon überzeugt sind. Wie könnten Sie es schaffen, *nicht* davon überzeugt zu sein? Wie könnten Sie dahin kommen, die Zustimmung der anderen zu wünschen, aber sie nicht zu *brauchen*?

K: Indem ich einige Workshops durchführe?

T: Das eine oder andere Risiko eingehen, genau. Was sonst? (Pause) »Wenn sie nicht mit mir einverstanden sind, kann ich es aushalten. Was betrifft mich das als Mensch, wenn sie mit mir als Lehrerin nicht einverstanden sind?« Nehmen wir an, Sie sind wirklich lausig in Ihren Workshops? Zu dumm! Können Sie ein glücklicher Mensch sein, auch wenn Sie gewisse Dinge, die Sie haben wollen, nicht bekommen?

K: J-j-j-a (zögernd).

T: Merken Sie, wie schwach Sie das gesagt haben? Wie könnten Sie das bestimmter zum Ausdruck bringen? (zeigt es ihr): »Zum Teufel auch! Ich bin fest entschlossen, mich selbst nicht herunterzumachen, selbst wenn ich manche Dinge nie gut mache.« Zu sagen, Sie seien in Ordnung, ist ebenso falsch. Weshalb sind Sie nicht in Ordnung? Der Beweis dafür ist empirisch genauso unmöglich wie der Beweis für das Gegenteil, daß Sie ein schlechter Mensch sind. »Ich bin ich. Nancy. Wie soll ich es jetzt anstellen, *mich zu freuen*, ohne *mir etwas beweisen zu müssen*?« Sehen Sie, Sie können sich dazu entscheiden, überhaupt auf jede Etikettierung zu verzichten. Sie brauchen sich selbst nicht zu benoten. Sie können Ihr Verhalten im Workshop bewerten, denn es wird angenehm sein, seine Sache gut zu machen.

Zweites Kapitel
Therapeutische Strategien
Worauf es in der RET ankommt, und was
ein Therapeut vermeiden sollte

Wie man die Arbeit mit einem Klienten beginnt

Es empfiehlt sich, neue Klienten gleich vor Beginn der Therapie zu fragen, ob sie schon bei anderen Therapeuten waren. Ein Vorteil dieser Frage liegt darin, daß der Therapeut die Erwartungen des Klienten in bezug auf die Therapie feststellen kann. Eine positive Erwartung erhöht die Chancen für ein positives Therapieergebnis, wenn aber die Erwartungen des Klienten und die Therapieauffassung des Therapeuten auseinandergehen, mindert dies die therapeutische Effizienz und erhöht die Wahrscheinlichkeit, daß eine Therapie abgebrochen wird (*O'Leary* und *Borkowitz*, 1978). Es lohnt sich deshalb, wenn der Therapeut sich die Zeit nimmt, klar herauszustellen, was er vom Klienten erwartet (z. B. pünktliches Erscheinen zu den Sitzungen, Hausaufgaben), als auch, was der Klient vom Therapeuten erwarten kann (z. B. eine Einführung in das kognitiv-verhaltenstherapeutische Therapiemodell des Therapeuten). Diese Erklärung findet am besten während der ersten Sitzung statt, in der Regel nachdem der Klient einige wichtigere Probleme vorgetragen hat.

Patienten erwarten von einer Therapie oft, daß sie dem Therapeuten ihr Herz ausschütten können und daß er ihnen Sympathie entgegenbringt. Ein solches Vorgehen mag zwar eine gewisse Erleichterung verschaffen, weil der Patient sich etwas von der Seele reden kann; es ist aber im Grunde eine Lösung, die die eigentlichen Probleme verschleiert. Die Patienten vermeiden den entscheidenden Schritt zum Verständnis, daß sie selber für ihre Emotionen verantwortlich sind. Deshalb ist es oft sehr wichtig, gerade bei einem neuen Klienten, daß der Therapeut beschreibt, wie die Therapie aussieht und welches Vorgehen er wählen wird.

T: Ich will Ihnen zeigen, wie Sie manche Ihrer schlechten Gefühle und Emotionen kontrollieren können. Ich werde Sie auf einige Ihrer Fehlwahrnehmungen aufmerksam machen und Sie bitten, einiges an Ihrer Wahrnehmung der Welt neu zu bewerten und einige Ihrer Bewertungen zu korrigieren. Ich werde Ihnen Hausaufgaben geben, die Ihnen helfen sollen, Ihr Denken oder Ihr Problemverhalten zu verändern, und ich werde Sie bitten, einige Bücher zu lesen

41

und sich einige Tonkassetten anzuhören. Entscheidend für den Nutzen, den Sie aus der Therapie ziehen sollen, ist Ihre eigene aktive Rolle in der Therapie. Ich bin ein Therapeut und kein Magier. Ich kann Ihnen helfen, ich kann Ihnen Ratschläge erteilen, aber Sie müssen die Arbeit tun.

Ein weiterer Vorteil, über eine vorangegangene Therapie informiert zu sein, liegt darin, daß es dem Therapeuten hilft, unnötige Fehler zu vermeiden. Als Faustregel können Sie sich merken: Tun Sie nie etwas, das ein vorangegangener Therapeut schon ohne Erfolg versucht hat, oder präsentieren Sie es zumindest anders. Wenn der Therapeut, der eine bestimmte Technik angewandt hatte, sich darin nicht auskannte, können Sie dieselbe Technik möglicherweise wieder verwenden. Um aber beim Klienten die Erwartung eines Fehlschlags zu vermeiden, ändern Sie ihr Etikett. Deshalb sollten Sie unbedingt fragen: »Was haben Sie mit Ihrem früheren Therapeuten getan? Was glauben Sie, hat Ihnen geholfen?« Und: »Was, glauben Sie, war nicht hilfreich?« Manchmal wird der Klient zur Antwort geben: »Der andere Therapeut hat nie mit mir über das gesprochen, was mich wirklich beschäftigte.« Das kann dem Therapeuten eine gute Gelegenheit bieten zu fragen: »Was war das?« Wenn eine Klientin z. B. zur Antwort gibt: »Ich wurde vergewaltigt, als ich 14 war«, kann der Therapeut antworten: »Dann wollen wir darüber sprechen. Das scheint mir ein guter Einstieg zu sein.«

RET ist, wie die Verhaltenstherapien, problemorientiert, und diese Ausrichtung sollte dem Patienten schon zu Beginn seiner Begegnung mit dem Therapeuten mitgeteilt werden. Der Therapeut kann z. B. sagen: »Sie sagen, daß Sie sich in letzter Zeit deprimiert fühlten. Lassen Sie uns herausfinden, was da vorging.« Wenn der Patient einige Problembereiche genannt hat, kann der Therapeut einfach fragen: »Über welches Problem möchten Sie zuerst sprechen?« In späteren Sitzungen kann der Therapeut mit der Frage beginnen: »An welchem Problem möchten Sie heute arbeiten?« Oder: »Letzte Woche haben wir über dieses oder jenes Problem gesprochen; wie haben Sie seither daran gearbeitet?« Einstiegsfragen wie diese sind allgemeiner formulierten Fragen (z. B. »Wie ging es Ihnen diese Woche?«) vorzuziehen, weil sie problemorientiert sind und helfen, die Sitzungen auf einen bestimmten Punkt zu konzentrieren. Manche RET-Therapeuten versuchen gleich von der ersten Sitzung an, dem Patienten beizubringen, seine Probleme in Begriffen der RET darzustellen: so stoßen sie gleich zu Beginn auf einige der irrationalen Bewertungen, welche die Ursache für problematische Verhaltensweisen und Emotionen sind, und sie helfen dem Klienten herauszufinden, was er zu seinen Schwierigkeiten beiträgt. Ellis selber ist ganz besonders aktiv und direktiv in seinen Anfangssitzungen mit Patienten. Vielleicht wegen seines

Temperaments, seiner langjährigen klinischen Erfahrung, seiner herausragenden Stellung auf dem Gebiet der RET und seinem diagnostischen Scharfsinn schlägt Ellis ein Tempo an, dem viele neue RET-Therapeuten zu folgen glauben müssen. Solch eine Annahme wäre aber falsch, da der Neuling nicht unbedingt in der Lage ist, das therapeutische Vorgehen von Ellis nachzuahmen und dies auch nicht immer wünschenswert ist. Andere RET-Therapeuten haben einen anderen Stil, der ebenfalls erfolgreich ist.

Die beste Regel ist vielleicht die, daß sich der Therapeut seine eigene erste Sitzung mit einem Therapeuten in Erinnerung ruft, oder, wenn er diese Erfahrung nicht gemacht hat, sich in die Lage des Patienten zu versetzen versucht. Stellen Sie sich vor, Sie kommen in eine neue Umgebung, sitzen einem vollständig fremden Menschen gegenüber und sollen nun über Ihre schwierigsten oder unangenehmsten Probleme sprechen. Was würden Sie in einer solchen Lage empfinden, und wie würde dieses Gefühl sich mit einem offenen Gespräch vereinbaren lassen? In der Psychotherapie ist es erforderlich, in einem Ausmaß Dinge von sich selbst preiszugeben, das in den meisten sozialen Situationen als unangemessen betrachtet wird. Deshalb kann es sein, daß Klienten daran nicht gewöhnt sind oder nicht wissen, wie sie dies tun sollen. In vielen Familien wird wenig über Emotionen und Gedanken gesprochen, so daß ein entsprechendes Verhalten nicht zur Verfügung stehen mag. Auch kann die Selbsteröffnung, welche in der Therapie erforderlich ist, durch Furcht verhindert werden. Gerade für Kinder und Heranwachsende kann Selbsteröffnung besonders schwierig sein. Oft beginnen Kinder erst in der späteren Adoleszenz, persönliche Geheimnisse mitzuteilen, wenn engere Freundschaften oder Liebesbeziehungen sich zu entwickeln beginnen.

Psychotherapeuten übersehen oft diese Diskrepanz in der Erwartung bezüglich der Selbsteröffnung. Manche Therapeuten erwarten von ihren Patienten, daß sie ihre persönlichen Probleme offen diskutieren, während der Patient ganz was anderes vorhat. Manche Therapeuten mögen das Unvermögen, sich selbst zu eröffnen, als Widerstand oder tiefgehende psychische Störung interpretieren, aber wir raten Ihnen, solche vorgefaßten Meinungen zu vermeiden. Versuchen Sie stets, mehrere Hypothesen in Betracht zu ziehen, insbesondere daß Schwierigkeiten bei der Selbsteröffnung ebenso die Folge eines mangelhaften Verhaltensrepertoires wie von Furcht sein können.

Wenn der Klient zu Beginn nicht in der Lage ist, Dinge von sich selbst preiszugeben, dann ermutigen Sie ihn und geben Sie ihm Beispiele. Ermutigen Sie den Klienten jedesmal, wenn er oder sie etwas von sich selbst preisgibt, und zeigen Sie durch Ihre eigene Selbsteröffnung, daß ein solches Verhalten ungefährlich und wünschenswert ist. Zusätzlich tut der

Therapeut gut daran, für ein angstfreies Klima zu sorgen. Das wird allerdings schwierig sein, wenn der Therapeut zu aktiv ist und Anzeichen von Ungeduld zu erkennen gibt. Entspannen Sie sich. Es besteht keine Notwendigkeit, die Probleme des Patienten gleich zu lösen. Um das Problem einzukreisen, nehmen Sie sich genügend Zeit, den Patienten kennenzulernen und Beispiele für sein oder ihr Denken zu gewinnen. Der Patient wird eher bereit sein, persönliche Probleme zu besprechen, wenn er oder sie glaubt, daß der Therapeut wirklich daran interessiert ist zuzuhören. Wir möchten den neuen RET-Therapeuten, der sich nur am Modell von *Dr. Ellis* orientiert hat, warnen: manchmal ist es besser, eine langsamere Gangart einzuschlagen und den Patienten sprechen zu lassen.

Als aktiv direktiver Therapeut werden Sie sich möglicherweise manchmal unbehaglich in dieser Rolle zu Anfang einer Therapie fühlen. Sie kommen sich hilflos vor, wenn der Klient zunächst keine oder nur geringe Hinweise für seine irrationalen Bewertungen bietet. In diesem Fall wenden Sie sich mit Vorteil Ihrer eigenen kognitiven Struktur zu. Regen Sie sich auf, weil Sie verlangen, daß der Klient sich öffnet? Sind Sie der irrationalen Überzeugung, daß es dem Klient besser gehen muß, und zwar schnell?

Unbehagen bei der Selbsteröffnung kann gerade dann offensichtlich sein, wenn Patienten glauben, daß ihr Problemverhalten sozial nicht akzeptabel ist. Themen wie Homosexualität, Promiskuität und sogar Selbstmord können in diese Kategorie fallen. Der Therapeut muß vielleicht eine ganze Reihe von Sitzungen darauf verwenden, ein vertrauensvolles Klima aufzubauen, bevor derlei Probleme zur Sprache gebracht werden können. Umgekehrt können Klienten immer wieder während des größten Teils der Sitzung an leichten Problemen arbeiten und dann, wenn die Zeit zu Ende ist, ganz beiläufig ein emotional belastendes Thema aufwerfen. Mit Geduld, Ermutigung und vorsichtiger Konfrontation kann man den Klienten dazu bringen, diese Unschlüssigkeit allmählich aufzugeben. So ist die Entwicklung einer guten Beziehung zwischen Patient und Therapeut in der RET ein wichtiger Bestandteil bei der Maximierung des therapeutischen Gewinns.

Was kann ein Therapeut einsetzen, um diese Beziehung aufzubauen. Wir zählen hier einige Charakteristiken des Therapeuten auf, wie sie *Rogers* (1978) und *Carkhuff* (1969) definiert haben. Jeder Eigenschaft folgt eine Beschreibung, wie diese Einstellungen durch den RET-Therapeuten vermittelt werden.

1. Empathie

Empathie ist die Fähigkeit, genau wahrzunehmen, was eine andere Person erfährt und erlebt, und diese Wahrnehmung dem anderen mitzuteilen. Der empathische Therapeut stimmt sich nicht nur auf die Worte des Klienten ein, sondern auch auf die nonverbalen Aspekte seines Verhaltens, um genau den Gefühlszustand des Klienten wahrzunehmen. Durch Spiegelungen läßt der empathische Therapeut den Klienten wissen, daß er oder sie die positiven und negativen Gefühle des Klienten wahrnimmt.

Der empathische *RET-Therapeut* läßt den Klienten wissen, daß er nicht nur versteht, was der Klient fühlt, sondern auch was er *denkt*. Zum Beispiel:

T: Das hört sich an, als ob Sie wirklich unglücklich wären, und als ob Sie dächten, ein Mißerfolg wäre etwas Schreckliches.

Wenn beides, der Gedanke und die Emotion, widergespiegelt werden, kann der Klient selbst entscheiden, womit er sich zuerst befassen will; wird nur das Gefuhl allein gespiegelt, dann ist diese Möglichkeit ausgeschlossen. Oft sind Klienten bei solch doppelten Spiegelungen ganz sprachlos und scheinen erstaunt zu sein, daß der Therapeut ihre Gedanken lesen kann.

2. Respekt

Respekt wird dann offenbar, wenn der Therapeut zu erkennen gibt, daß er den Wert eines Klienten tief und ehrlich akzeptiert, unabhängig von dessen Verhalten. Allein die Tatsache, daß der Klient existiert, rechtfertigt diesen Respekt. Der Therapeut respektiert das Recht des Klienten, seine eigenen Entscheidungen zu treffen, selbst wenn diese irrig sind, denn man kann viel aus seinen Mißerfolgen lernen. Als respektvoller Therapeut verhalten Sie sich weder zurückweisend noch überfürsorglich. Statt dessen fördern Sie des Klienten Unabhängigkeit, sein Selbstvertrauen und seine Selbstsicherheit.

Der *RET-Therapeut* zeigt dem Klienten, daß er respektiert wird, obwohl sie beide in Fragen der Weltanschauung nicht übereinstimmen müssen. So unterscheidet der RET-Therapeut klar zwischen dem Klienten selbst und seinen dysfunktionalen Gedanken und Verhaltensweisen.

3. Wärme

Wärme wird dem Klienten durch Berührungen, Lächeln und andere nonverbale Gesten der Zustimmung übermittelt sowie durch positive Bemerkungen, die zeigen, daß dem Therapeuten am Klienten gelegen ist und daß er ihn mag.

Der *RET-Therapeut* zeigt dem Klienten, daß ihm an ihm gelegen ist, auch auf folgende Weise: indem er sich sorgfältig mit dem Verhalten des Klienten befaßt, indem er oft Fragen stellt, die der Klärung oder der therapeutischen Intervention dienen, daß er persönliche Details über den Klienten oder über sein Problem sich in Erinnerung ruft, daß er seinen Humor einsetzt, um durch schnelle aktive Versuche dem Klienten bei der Lösung schwieriger Probleme zu helfen.

4. Echtheit

Um echt zu sein, verstellen Sie sich nicht oder versuchen Sie nicht Rollen zu spielen. Sorgen Sie dafür, daß Ihr verbales und nonverbales Verhalten miteinander übereinstimmen. Ihr Verhalten in einer Beratungssituation braucht nicht auffällig anders zu sein als Ihr Verhalten in einer anderen Beziehung.

Als *RET-Therapeut* verstehen Sie Ihre Rolle weitgehend gleich, aber Sie gehen unter Umständen noch einen Schritt weiter. Aktive Konfrontation verlangt Echtheit, und Echtheit verlangt umgekehrt Ehrlichkeit. Deswegen wird der RET-Therapeut häufig offen eine andere Meinung als der Klient vertreten, er wird um Aufklärung bitten, wenn er verwirrt ist, und er wird auf die Fragen des Klienten ohne Zögern antworten.

5. Konkretheit

Konkretheit bezieht sich auf die spezifischen Aspekte in der Arbeit des Therapeuten an den Problemen seines Patienten. Aufmerksamkeit für das Detail ist selbstverständlich; der Therapeut fragt nach konkreten Details (was, warum, wann, wo, wie) in der Erfahrung des Patienten. Therapeuten, welche konkret arbeiten, fragen häufig nach spezifischen Beispielen und führen mit dem Klienten eine gründliche Prüfung dieser Situation durch.

Der *RET-Therapeut* legt besonderes Gewicht auf konkrete Details, die sich auf die *Wahrnehmungen, Kognitionen* und *Emotionen* des Patienten beziehen. Achten Sie darauf, daß der Klient nicht nur Details über äußere Umstände (A) liefert, sondern konzentrieren Sie sich in erster Linie auf sein Bewertungssystem.

6. Konfrontation

Konfrontationen werden angewandt, wenn der Therapeut Unstimmigkeiten entdeckt a) zwischen dem, was Klienten sagen, und dem, was sie zuvor gesagt haben; b) zwischen dem, was Klienten verbal mitteilen und ihren nonverbalen Mitteilungen; und c) zwischen der Art, wie die Klienten ihre Probleme sehen, und jener, wie der Therapeut sie sieht. Konfrontationen verlangen Mut, aber sie gehören mit zu den wirksamsten und wertvollsten therapeutischen Werkzeugen. So kann der Therapeut z. B. sagen: »Sie behaupten, Sie seien nicht wütend, Mary, aber Sie sitzen mit geballten Fäusten da!« Oder:»Sie sagen, Sie hätten keine Probleme, Fred, aber was haben Sie denn im Gefängnis gemacht?«

Carkhuff (1969) hat verschiedene Stufen bei Konfrontationstechniken herausgearbeitet, die von sehr sanften bis zu frontal konfrontierenden reichen. Der *RET-Therapeut* arbeitet an der Spitze dieser Hierarchie und verwendet die sehr direkten Konfrontationstechniken. Diese Entscheidung beruht auf einer Anzahl theoretischer Annahmen:
a) es gibt in der RET kein Konzept darüber, wann ein Klient für Konfrontationen oder Einsichten »bereit« ist, wie in anderen Therapien;
b) indem man den Klienten mit Aspekten seines Verhaltens konfrontiert, die nicht im Bereich seiner Wahrnehmung liegen, kann man Probleme schnell fokussieren; und
c) es ist unwahrscheinlich, daß Klienten durch Konfrontationen am Boden zerstört werden, und man braucht sie nicht mit Samthandschuhen anzufassen.

So verstanden, sind Konfrontationen in der RET ein weiterer Ausdruck des Respekts vor dem Klienten. Trotzdem raten wir Ihnen, zuerst eine gute Arbeitsbeziehung aufzubauen, bevor Sie mit Konfrontationen am oberen Ende der Hierarchie zu arbeiten beginnen.

Drei zusätzliche Qualitäten, die beim Aufbau einer Beziehung wichtig sind, sind Offenheit, der Einsatz von Humor und ein aktiv-direktiver Stil. Offenheit heißt, der Therapeut bringt sich selbst als Mensch in die Kommunikation ein. Therapeuten können ihre eigenen Gedanken, Vorstellungen, Gefühle und Einstellungen zu bestimmten Zeiten zum Nutzen des Klienten offenlegen. So kann der Therapeut z. B. sagen:»Ich weiß, was Sie durchmachen. Vor einigen Jahren war ich in derselben Situation, und ich habe damals das und das getan.« Der Therapeut wirkt hier als Modell und vermittelt Hoffnung, weil er zu verstehen gibt, daß er ein ähnliches Problem gehabt hat und erfolgreich damit zu Rande gekommen ist. Der Therapeut bietet ein Modell für Rationalität an, indem er angemessenes Denken und Verhalten im Umgang mit einem spezifischen Problem zeigt. Zusätzlich bietet der Therapeut ein Modell für Offenheit und zeigt dadurch dem Klienten, daß er ihm vertraut. Dieses Verhalten kehrt die typische Einbahnstraße der Therapie um. Offenheit ist allerdings nur nützlich, wenn sie sich auf relevante Aspekte bezieht. Der Therapeut kann dies prüfen, indem er sich selbst fragt:»Was bringt dem Klienten diese Selbstdarstellung?« Behalten Sie auch im Auge, daß das Ziel von Offenheit in erster Linie darin besteht, die Beziehung aufzubauen und ein Modell für kognitive und auf das Verhalten zielende Strategien zu entwerfen. Weiter möchten wir die RET-Therapeuten ermutigen, daß sie einen gesunden *Sinn für Humor* entwickeln und diesen in der Therapie auch gebrauchen. Es ist klar, daß der Patient dabei niemals die Zielscheibe eines Witzes sein soll, aber indem der Therapeut sich, ohne den Klienten zu verletzen, über dessen irrationale Bewertungen oder über Ereignisse, welche der Patient als Katastrophe ansieht, lustig macht, kann er Probleme in einer realistischeren Perspektive darstellen. Einige kleine Beispiele für den Gebrauch von Humor in der RET können hilfreich sein:

T: Sie haben einen ausgeprägten Sinn für das Perfekte! Das ist zwar schädlich für Sie, aber es ist hilfreich zu wissen, daß zumindest der Sinn dafür gut entwickelt ist!

Um das anspruchsvolle Verhalten eines Klienten herauszustreichen, kann der Therapeut z. B. sagen:

»Sie scheinen die Umkehrung der goldenen Regel zu befolgen. Sie kennen die goldene Regel? Verhalte dich dem andern gegenüber so, wie du möchtest, daß er sich dir gegenüber verhält. Die Umkehrung der goldenen Regel besagt, daß andere sich mir gegenüber so verhalten sollen, wie ich möchte, daß sie sich mir gegenüber verhalten sollen.«

Ellis (1977d, Seite 269) hat auf den Nutzen des Humors in der Therapie hingewiesen:»Der Sinn für Humor allein wird nicht alle emotionalen Probleme heilen. Aber die Weigerung, all die düsteren Seiten des Lebens allzu ernst zu nehmen, wird schon viel erreichen.«

Manche Therapeuten glauben, daß eine *aktive und direktive Rolle* des Therapeuten sich nicht verträgt mit der Entwicklung einer guten Beziehung. Wir sind da anderer Meinung. Bedenken Sie, daß die Basis für eine therapeutische Beziehung nicht Freundschaft ist, sondern lediglich Kompetenz, Glaubwürdigkeit, Respekt und der feste Wille, dem Klienten bei den notwendigen Veränderungen zu helfen. Deshalb sind rationale Therapeuten nicht die Freunde ihrer Klienten, obwohl sie das sein könnten, sondern viel eher Fachleute, denen am Wohl des Klienten gelegen ist. Deshalb kann eine therapeutische Beziehung entwickelt werden, wenn der Therapeut sich direktiv verhält. Dies wurde uns ganz besonders während unserer Arbeit als Kotherapeuten bei *Dr. Ellis* klar. So direktiv er sich auch verhielt, die Gruppenmitglieder zeigten häufig Gefühle der Wärme und des Respekts gegenüber *Ellis*. Auf unsere Frage gaben Gruppenmitglieder an, daß *Ellis* seine Aufmerksamkeit durch seine zahlreichen Fragen, seine ungeschmälerte Aufmerksamkeit ihren Problemen gegenüber, durch sein

Eintreten für eine akzeptierende und tolerante Lebensauffassung sowie dadurch zeige, daß er ihnen unmittelbar etwas in die Hand gebe, womit sie ihren Leidensdruck vermindern könnten.

Ein besonderes Problem bei der Herstellung einer Beziehung ergibt sich in der Arbeit mit Kindern und Jugendlichen. Diese Klienten kommen normalerweise nicht aus eigenem Antrieb in die Therapie, sondern sind oft von ihren Eltern dazu gedrängt worden. Kinder sind sich der Rolle eines Psychologen nicht bewußt und verstehen oft nicht einmal, wieso sie zu einem solchen gehen. Wenn auch das Tempo der Therapie bei Kindern langsamer sein mag, empfehlen wir doch, denselben direktiven und offenen Ansatz zu wählen.

Der erste Schritt bei der Herstellung einer therapeutischen Beziehung mit Klienten dieser Altersgruppe besteht darin, dem Jugendlichen Information über die Rolle des Therapeuten zu geben. Weil Sie ein Doktor sind, glauben manche Kinder, daß Sie sie mit Nadeln stechen, in ihren Zähnen herumbohren, oder all jene schmerzhaften Dinge mit ihnen anstellen werden, welche sie von anderen Ärzten zu erdulden hatten. Andere Kinder glauben, daß nur »Verrückte« zu einem »Seelenklempner« gehen, und sie verweigern die Kooperation. Andernfalls würden sie ja eine solche Diagnose akzeptieren. Wieder andere Kinder glauben, daß Sie so etwas wie ein Supererzieher seien, den ihre Eltern um Rat angehen, um die angemessene Art der Bestrafung für ihre Untaten zu bestimmen.

Einige dieser Mißverständnisse kann man mit den folgenden Bemerkungen aus der Welt schaffen:

T: Hans, ich bin ein Psychologe, weißt du, was das ist?
K: Nein – nun, so eine Art Doktor für verrückte Menschen?
T: Nun, das ist nicht ganz richtig. Psychologen sind Menschen, die wissen, wie man lernt und die anderen zeigen, wie man Dinge lernen kann, die sie bisher nicht gelernt haben. So haben z. B. manche Schwierigkeiten beim Lesen lernen, und manche Psychologen helfen ihnen, besser lesen zu lernen. Andere Kinder sind ängstlich oder deprimiert, und sie haben nicht gelernt, wie man nicht ängstlich und nicht deprimiert ist. Psychologen helfen ihnen zu lernen, nicht deprimiert zu sein. Wir helfen Kindern auch bei anderen Problemen, bei Ängsten, Wut, Bettnässen und wie man Freunde gewinnt. Verstehst du?
K: Ja.
T: Gut, bei welchem Problem kann ich dir helfen?

Sie werden bemerkt haben, daß zuerst der Akzent auf die Lösung von Problemen gelegt wurde und dann als zweites die Rollen der Teilnehmer klar definiert wurden. Das Kind wird nicht dazu verleitet zu glauben, daß der Therapeut ein Freund sei, der nun mit ihm spielen werde. Solche Täuschungen sind leider sehr verbreitet unter Kindertherapeuten, und auch wenn dies nicht aus Bosheit geschieht, kann es schließlich doch dazu führen, daß das Kind sein Vertrauen in den Therapeuten verliert.

Bestimmung der Problembereiche

Um mit der rational-emotiven Therapie zu beginnen, sind viele Informationen, um die es anderen Therapeuten zu tun ist, unnötig. Hintergrundinformationen sind nützlich, aber eine aufwendige Anamnese nach einem starren Muster vor Beginn der Therapie kann die Klient-Therapeuten-Beziehung stören. Manche Patienten werden sich bedroht fühlen durch so viel Offenheit; andere glauben, daß vieles von dem Material irrelevant ist und daß der Therapeut kostbare Zeit vergeudet, die er dazu verwenden könnte, ihnen zu helfen. Wenn Patienten Angst davor haben, ihre wirklichen Probleme darzulegen, dann werden sie diese während einer ausgedehnten Anamnese vermutlich genauso verbergen wie in einer kürzeren. Der Therapeut dient dem Patienten am besten, wenn er ein Thema effektiv bearbeitet, welches der Klient willens ist zu besprechen, und ihm dabei Wertungsfreiheit signalisiert in der Hoffnung, daß der Klient vom Therapeuten den Eindruck gewinnt, er sei ein kompetenter und vertrauenswürdiger Mensch, dem man seine Geheimnisse enthüllen kann. So brauchen Sie also nicht auf das »*wirkliche* Problem« zu warten oder *alle* Probleme aufzulisten, um dann mit der Therapie beginnen zu können. Greifen Sie irgendein aktivierendes Ereignis oder eine emotionale Konsequenz auf, die der Patient willens ist vorzulegen, und benützen Sie diese, um ihm das ABC-Modell beizubringen. So wird der Patient schon einige Hilfen bekommen, während er in der RET-Theorie unterrichtet wird. Da die RET eine kognitive Therapie ist, ist es zum Vorteil des Therapeuten, wenn er sich einen ungefähren Einblick in die Art des Denkens seines Klienten verschafft. Bei Kindern empfiehlt sich hierbei die Anwendung einer eigentlichen Testbatterie, bei Erwachsenen kann man darauf verzichten. Es kann allerdings Erwachsene geben, bei denen sich die Durchführung einiger Tests zur Feststellung der kognitiven Funktionen als hilfreich erweisen kann. Kognitive Defizite können eine neurologische Grundlage haben, die nicht nur für die psychischen Probleme, sondern auch für die Defizite im sozialen Verhalten verantwortlich sein kann. Diese neurologische Grundlage kann oft übersehen werden ohne sorgfältige detektivische Arbeit und die Anwendung psychologischer Tests. Es ist gut, als RET-Therapeut daran zu denken, daß *George Gershwin* wegen seiner Kopfschmerzen in Psychoanalyse war und schließlich an einer Gehirnblutung starb.

Eine gute Diagnose ist der erste Schritt zu einer guten Behandlung. In der RET konzentriert sich die Diagnose zur Hauptsache auf die Identifizierung dysfunktionaler Bewertungssysteme, welche unangenehme Emotionen hervorrufen, aber die Diagnose anderer Probleme ist für die Behandlung ebenso wichtig. Von der ersten Sitzung an versucht der Therapeut, ein Bild über den gegenwärtigen Zustand des Klienten zu gewinnen, indem er Informationen über dessen Leben sammelt. Einige dieser Informationen wird er sich mit Hilfe spezieller Formblätter holen, vieles aber wird mehr informell während der Gespräche auftauchen.

Zusätzlich zur Analyse des kognitiven Systems des Patienten nach dem ABC-Modell (wie es im vorangegangenen Kapitel beschrieben wurde) wird der Therapeut eine sorgfältige Verhaltensanalyse der hauptsächlichen Probleme vornehmen. Oft ist gute Detektivarbeit erforderlich, um die auslösenden Ereignisse und die Konsequenzen bestimmter Zielverhaltensweisen ausfindig zu machen. Wenn ein Patient z. B. Hilfe bei Eßsucht sucht, kann sich der Therapeut an das übliche Vorgehen bei Verhaltenstherapien halten und den Patienten die folgenden Daten aufschreiben lassen: wo und wann er ißt, was er ißt, seine Stimmung während des Essens, seine Gedanken während des Essens und die unmittelbaren Konsequenzen des Essens (sowohl die internen wie jene aus der Umgebung). Ebenso von Bedeutung kann die Rolle wichtiger Bezugspersonen im Leben des Patienten sein: Ermutigt die Ehefrau des Patienten ihn, sich ein zweites Mal zu bedienen? Welches sind die Motive für ihr Verhalten? Was würde es für sie bedeuten, wenn ihr Mann abnehmen würde?

Welche Art von Information bekommt man bei einer Verhaltensanalyse? Überlegen wir als Beispiel einmal den Fall einer Klientin mit einer Agoraphobie: Wie oft pro Woche verläßt sie ihr Haus? Wohin geht sie? Wohin will sie gehen? Wohin will sie nicht gehen? Wie weit kann sie gehen? Was passiert ihr, wenn sie ausgehen will? Wer kauft ihre Kleider? Wer kauft die Lebensmittel ein? Was geschieht, wenn ein Geschäft Ausverkauf hat; kann sie dann hingehen? Kann sie ins Kino oder ins Theater gehen? Was geschieht, wenn sie dies zu tun versucht? Wovor fürchtet sie sich? Was würde ihr geschehen, wenn sie den Versuch machen würde auszugehen? Dies sind nur einige der Fragen, die man in einem solchen Fall stellen könnte.

Therapieziele

Innerhalb der ersten paar Sitzungen wird der RET-Therapeut versuchen, mit dem Klienten die Therapieziele festzusetzen. Implizit oder noch besser explizit wird mit dem Patienten eine Übereinkunft getroffen, damit beide Teile in der Lage sind festzustellen, ob und wann ein therapeutischer Fortschritt gemacht wurde. Die häufige Bekräftigung dieser gemeinsam akzeptierten Ziele fördert nicht nur das Verantwortungsgefühl des Therapeuten, sondern auch das Engagement des Klienten im Therapieprozeß.

Eine verbale Verpflichtung auf die Therapieziele ermöglicht es dem Therapeuten, sich auf diese zurückzubeziehen, wenn der Klient zu mogeln versucht. Z. B.:

T: Wenn Sie dies nicht tun, hindern Sie sich dann nicht selbst daran, zu erreichen, was Sie sich vorgenommen haben?

T: Wie können Sie je heiraten, wenn Sie nicht aus dem Haus gehen und andere Menschen kennenlernen?

Für die meisten Therapeuten ergibt sich aus ihrem beruflichen Ethos, daß sie dem Klienten bei jenen Veränderungen helfen, die er selber vorzunehmen wünscht. Der Therapeut ist nicht dazu da, alle irrationalen Überzeugungen der Klienten auszulöschen, sondern als deren Berater an ihren Problemen zu arbeiten. Vielleicht sieht der Therapeut, daß ein Klient größere Probleme hat, die er nicht zur Sprache gebracht hat, und er möchte diese vielleicht mit dem Klienten besprechen. Zum Beispiel: »Hans, ich glaube, Sie haben einige andere Probleme, auf die Sie noch nicht zu sprechen gekommen sind, und dies ist der Grund, warum ich glaube, daß wir daran arbeiten sollten.« Die letzte Entscheidung allerdings bleibt beim Klienten. Die erste Geschäftsregel lautet deshalb stets: »Woran möchten Sie arbeiten? Wie kann ich Ihnen helfen?«

Zusätzlich zu den langfristigen Therapiezielen empfehlen wir Ihnen, daß Sie einen wöchentlichen Therapieplan aufstellen. Am Ende jeder Sitzung können Sie die Liste der Probleme Revue passieren lassen und Ihre Entscheidungen treffen über den nächsten Schritt. Sie können den Fortschritt bei älteren Problemen überprüfen und die Ziele der nächsten Sitzung ausarbeiten. Die Anwendung eines formellen Behandlungsplanes wird eingehend in Kapitel 12 besprochen.

Drittes Kapitel
Feststellung der aktivierenden Ereignisse

Die Identifizierung des A

Wenn Patienten störende Probleme in ihrem Leben beschreiben, kann der Therapeut darin drei Elemente unterscheiden:
1. was *geschah*,
2. wie der Patient *wahrnahm*, was geschah und
3. wie der Patient *bewertete*, was geschah.

Die ersten zwei Elemente sind Aspekte des A, des aktivierenden Ereignisses; das letzte Element bezieht sich auf das Bewertungssystem des Klienten. Wenn der Patient z. B. bei A berichtet »Sie hat etwas schrecklich Kritisches zu mir gesagt«, dann bringt der Patient alle drei Elemente durcheinander. Zur Schilderung dessen, was wirklich geschah, gehört eine objektive Beschreibung dessen, was gesagt wurde und des Tones und der Art, in der es gesagt wurde. Ob es sich dabei um eine Kritik gehandelt hat, ist eine Frage der Wahrnehmung, und ob diese Kritik notwendigerweise als schrecklich betrachtet werden muß, ist eine Frage der Bewertung.

Wir unterscheiden deshalb zwischen objektiver und wahrgenommener Realität. Die *wahrgenommene Realität* ist die Realität, wie der Klient sie beschreibt und vermutlich glaubt, daß sie ist. Die *bestätigte Realität* beruht auf dem sozialen Konsens darüber, was geschehen ist. Wenn mehrere Beobachter beim gleichen Ereignis zugegen gewesen wären, und alle hätten es auf dieselbe Weise beschrieben, hätten wir eine Bestätigung der Realität. Wenn in unserem Beispiel eine Gruppe von Menschen den genauen Wortlaut und den Ton der Worte gehört hätte und ein hoher Prozentsatz der Zuschauer hätte das Ereignis als Beleidigung wahrgenommen, könnten wir schließen, daß unser Klient in der bestätigten Realität tatsächlich beleidigt worden ist.

Eine weitere Unterscheidung betrifft zwei Typen von Erkenntnis. Die wahrgenommene Realität führt zu *beschreibenden* Erkenntnissen des Klienten darüber, was er in der Welt wahrnimmt. Rationale und irrationale Überzeugungen sind *wertende* Erkenntnisse der Beschreibungen von Realität. Um Verwirrung zu vermeiden, sei darauf hingewiesen, daß die

Begriffe »Überzeugung« oder »Glauben« sich in unserer Sprache normalerweise sowohl auf beschreibende wie auf wertende Erkenntnisse beziehen. In diesem Buch allerdings meinen wir damit nur wertende Erkenntnisse, d. h. rationale und irrationale Überzeugungen. In den folgenden Kapiteln wird deutlich werden, daß es wichtig ist, eine Unterscheidung zwischen diesen zwei Arten von Erkenntnis zu machen, wenn der Patient das Wort »Überzeugung« gebraucht.

An dieser Stelle können wir nun das ABC-Modell der RET weiter ausbauen:
A (bestätigt) – das aktivierende Ereignis, wie es von einer Gruppe von Beobachtern validiert wird.
A (wahrgenommen) – was laut der Wahrnehmung des Klienten geschehen ist; d. h., seine subjektive Beschreibung davon.
B – die Bewertung des Klienten von dem, was er wahrgenommen hat.
C – die emotionalen und Verhaltens-Konsequenzen.
So kann z. B. ein männlicher Klient mit einer Depression in die Therapie kommen, weil niemand in seinem Büro ihn mag. Nähere Fragen ergeben, daß die Mitarbeiter sich hauptsächlich über geschäftliche Dinge unterhalten, daß sie nur sehr unregelmäßig mit ihm plaudern oder ihn zum Essen mitnehmen und daß er, wenn sie es tun, ablehnt. Im Modell dargestellt:
A (bestätigt): »Kaum jemand lädt mich zum Essen ein oder gibt sich mit mir ab.«
A (wahrgenommen): »Ich glaube, keiner mag mich.«
B: »Es ist schrecklich und schlimm, daß keiner mich mag!«
C: Depression.
Als wichtige Unterscheidung muß der Neuling in der RET sich an dieser Stelle merken, daß die *Wahrnehmung* des aktivierenden Ereignisses durch den Klienten für sich allein noch nicht die Ursache für die emotionalen Reaktionen ist. Im obigen Beispiel könnte etwa der Klient zum Schluß kommen, daß keiner in seinem Büro ihn mag, aber er müßte sich wegen dieser Wahrnehmung noch nicht aufregen. Das wäre der Fall, wenn er das A nicht als etwas Schreckliches *bewerten* würde. Wenn der Klient deshalb beim Punkt B glaubt, daß nicht gemocht zu werden nur unangenehm oder (was weniger wahrscheinlich ist) daß die Tatsache, nicht dazuzugehören, sogar gewisse Vorteile hat, dann könnte er bei C die Situation ganz anders empfinden. Wenn auch die Wahrnehmung von A nicht die Ursache von C ist, wird doch der Klient, welcher das A falsch wahrnimmt und zusätzlich noch an irrationalen wertenden Überzeugungen festhält, mit größerer Wahrscheinlichkeit aus dem seelischen Gleichgewicht geraten als

jener, der sich nur bei B irrational verhält. Deshalb wird der Klient, der glaubt, daß beinahe jedermann ihn nicht mag, und der dies auch noch unvernünftigerweise als schrecklich bewertet, sich viel öfter aufregen als der Klient, welcher diese Interpretation der Wirklichkeit nicht macht, obwohl auch er soziale Mißachtung als schlimm bewertet. Beim ersten Klienten gibt es mehr Auslöser für sein irrationales Denken.

Der Klient, welcher bei B rational denkt, aber der weiterhin die Realität bei A verzerrt wahrnimmt, wird sich nicht so schrecklich aufregen, aber laut der rational-emotiven Theorie wird auch er negative Affekte haben. Wir wollen zum obigen Beispiel zurückkehren. Wenn der Klient nun glaubt, daß es nicht schrecklich, sondern bloß ein unglücklicher Umstand ist, daß die Leute in seinem Büro ihn nicht mögen, wird er immer noch eine negative emotionale Reaktion verspüren, etwa Mißbehagen oder Enttäuschung. So hat also auch das kognitive Element bei A einen Effekt auf das Ziel, wenn auch einen nicht so gewichtigen. Es empfiehlt sich deshalb, auch diese kognitiven Verzerrungen in der Therapie anzugehen.

Bevor Sie weiterlesen, sollten Sie Ihr Verständnis für die wichtige Unterscheidung zwischen A und B prüfen. Untersuchen Sie die folgenden Äußerungen von Klienten. Unterstreichen Sie jedesmal das aktivierende Ereignis und kreisen Sie die Bewertung ein (die Lösungen finden Sie auf Seite 300):

1. *»Ich hab' bei dieser Prüfung schlecht abgeschnitten. Ach, was bin ich doch für eine Niete!«*
2. *»Keiner spricht mit mir. Ich kann's nicht aushalten, so allein zu sein!«*
3. *»Meine Mutter hackt immer auf mir herum. Ich weiß, sie hat etwas gegen mich!«*
4. *»Herr Doktor, letzte Woche ist etwas Entsetzliches geschehen. Meine Frau hat mir gesagt, daß sie sich scheiden lassen will.«*
5. *»Ich habe gefressen wie ein Schwein! Jetzt weiß ich, daß ich ein hoffnungsloser Fall bin.«*
6. *»Ich verdiene bloß DM 60 000,–. Nennen Sie das erfolgreich? Wie kann ich mich damit zufriedengeben?«*
7. *»Ich hatte eine wundervolle Zeit mit Georg. Ich komme mir so wichtig vor, weil er mich liebt.«*

Welche Optionen stehen einem Therapeuten offen, wenn der Klient beide Arten von Erkenntnissen (verzerrte beschreibende Erkenntnis und irrationale bewertende Erkenntnis) präsentiert? Zwei Vorgehensweisen werden häufig empfohlen. Manche kognitive Therapeuten wie *Aron Beck* (1976, 1978) würden damit beginnen, die Richtigkeit in Frage zu stellen, mit der der Patient das A wahrnimmt. Wenn z. B. ein männlicher Klient behauptet, daß niemand ihn mag, würde *Beck* die Richtigkeit dieser Behauptung in Frage stellen. Er würde das Wort »niemand« und die Kriterien in Frage stellen, mit denen der Patient feststellt, wie andere ihm gegenüber empfinden. Genauso wie der Patient seine Bewertung in diesem ungeprüften A übertrieben hat, genauso übertrieben ist wahrscheinlich auch seine Bewertung, daß es sich dabei um etwas Schreckliches handle.

Wie Sie sehen, geht *Beck* davon aus, daß der kognitive Therapeut seine Aufgabe erfüllt hat, wenn er als erstes die Verzerrungen von A angeht. *Albert Ellis* (1977a, 1979a) wiederum nennt diese Versuche, die Wahrnehmung von A zu korrigieren, die empirische oder »unelegante Lösung«. Unelegant deshalb, weil diese Strategie den Patienten nicht befähigt, mit seiner Belastung umzugehen, wenn die Realität wirklich einmal mit seiner verzerrten Wahrnehmung übereinstimmen oder sich dieser annähern sollte. Wenn es auch unwahrscheinlich ist, so könnte es doch sein, daß unser Klient sich einmal in einer sozialen Umgebung vorfindet, in der keiner ihn mag. Er wäre darauf vorbereitet, ein solches Schicksal zu ertragen, wenn er tatsächlich glauben würde, daß dies bloß ein unglücklicher Umstand sei.

Für die rational-emotive Therapie besteht die elegantere Lösung in der Befähigung des Klienten, selbst dann nicht aus dem inneren Gleichgewicht zu geraten, wenn das Schlimmste, das er sich vorstellen kann, eintreten würde. Wenn der Klient darauf besteht, daß keiner ihn mag, wird *Ellis* vermutlich etwas in der folgenden Richtung sagen: »Gut, wir wissen nicht, ob das stimmt, aber nehmen wir mal an, daß es so ist. Was sagen Sie sich dazu?« Diese Technik geht von der Annahme aus, daß der Klient, wenn er mit seiner verzerrten Sicht von A umgehen kann, um so leichter auch die Realität bewältigen wird.

Welcher Weg ist der bessere? Es gibt keine empirischen Antworten, da die entscheidenden Experimente noch nicht gemacht wurden. Auch mag die Frage vielleicht in die Irre führen, denn sowohl *Ellis* wie *Beck* führen den Klienten schließlich zu einer adäquaten Einschätzung von A.

Wenn der Therapeut sich dazu entschließt, als erstes die Wahrnehmung von A in Frage zu stellen, dann soll er dies mit großer Behutsamkeit tun. Manche Klienten könnten eine solch frühe Herausforderung als Bedrohung empfinden und sich vom Therapeuten mißverstanden und im Stich gelassen fühlen. Wenn auch diese ungerechtfertigten Reaktionen in sich selbst schon irrationale Bewertungen widerspiegeln und so »Schrot für die RET-Mühle« sein mögen, können sie doch die Therapeut-Klienten-Beziehung schwächen.

Zusammenfassend kann man sagen, daß der RET-Therapeut davon ausgeht, daß es sich lohnt, das Schlimmste anzunehmen und eine elegante

Lösung anzustreben, weil im wirklichen Leben sich die A-Situation für den Patienten verschlechtern kann und neue Schwierigkeiten (neue A's) auftauchen können. Deshalb empfehlen wir dem Neuling in der RET, dem Modell von *Ellis* zu folgen und die Infragestellung der Wahrnehmung von A zurückzustellen, bis er eine Zeitlang an den Bewertungen des Klienten gearbeitet hat. Einige hilfreiche Hinweise dazu finden sich im Kapitel 10.

Die Klärung des A

Überflüssige Details des A

Wie wir im Kapitel 1 festgestellt haben, kommen Patienten in die Therapie, weil sie in irgendeiner Weise aus dem seelischen Gleichgewicht geraten sind (C) und glauben, daß irgendein Ereignis (A) dafür verantwortlich ist. Normalerweise haben Patienten wenig Schwierigkeiten, das A zu beschreiben, und wollen oft sehr viel Zeit darauf verwenden, den Therapeuten in alle Details einzuweihen. Eine übertrieben ausführliche Beschreibung des A ist unnötig, da der Fokus der Therapie auf dem B liegen wird, dem Bewertungssystem. Diesen Schwerpunkt der Therapie dem Klienten nahezubringen, ohne daß man uninteressiert oder gefühllos erscheint, mag gelegentlich schwierig sein. Besonders bei Patienten, welche die Erwartung haben, daß sie dem Therapeuten ausführlich über ihre Vergangenheit berichten müßten. Historische A's aber können natürlich nie verändert werden; nur die Bewertungen des Klienten darüber sind einer Diskussion zugänglich, und Bewertungen lassen sich kurz und bündig präsentieren.

Sich kurz zu fassen ist ein Problem für viele Patienten. Sie neigen dazu, sich in den Details von A zu verlieren wie im folgenden Beispiel:

T: Nun, Otto, worüber haben Sie sich diese Woche so aufgeregt?
K: Herr Doktor, da muß ich Ihnen ganz genau erzählen, was passiert ist. Es begann alles am Samstag morgen. Ich besuchte meine Frau und die Kinder. Ich stieg aus dem Wagen, und die Kinder kamen und begrüßten mich stürmisch. Ich tat überhaupt nichts von dem, was meine Frau normalerweise aufbringt. Ich ging ins Haus. Und ich sagte kein Wort über die Zeitungen, die am Boden verstreut lagen, oder darüber, daß die Wohnung nicht sauber war. Ich sagte überhaupt nichts von alldem, was ich normalerweise sage. Aber dann sagte ich zu meiner Frau . . . (15 Minuten lang erzählt nun der Klient in allen Details, was geschah und was nicht geschah! Schließlich kommt er zum Schluß:) und dann bat ich sie, mich wieder bei sich aufzunehmen, aber sie wollte nicht!

Der Therapeut hat den Klienten viel zu sehr ins Detail gehen lassen. Die Schlußbemerkung des Klienten ist in Wirklichkeit die entscheidende und das A, worüber er sich aufregt. Ein geschickteres Vorgehen des Therapeuten wäre gewesen, den Monolog des Patienten viel früher zu unterbrechen und ihn direktiv zum entscheidenden Punkt zu führen wie im folgenden Beispiel:

T: Nun, Otto, worüber haben Sie sich diese Woche so aufgeregt?

K: Ja, Herr Doktor, da muß ich Ihnen ganz genau erzählen, was geschehen ist: Alles begann am Samstag morgen: ich besuchte meine Frau und die Kinder. Ich stieg aus dem Wagen, und meine Kinder kamen und begrüßten mich stürmisch ...

T: Haben Sie sich darüber aufgeregt?

K: Nein! Lassen Sie mich noch weitererzählen.

T: Bevor Sie das tun, Otto, lassen Sie mich auf etwas hinweisen. Sie geben mir oft einen Haufen Details, die mich mehr verwirren, als daß sie mir helfen, Ihr Problem zu verstehen. Versuchen Sie, mir so knapp wie möglich zu erzählen, worüber Sie sich aufgeregt haben.

K: Aber wenn ich Ihnen nicht sage, was geschehen ist, wie wollen Sie dann verstehen?

T: Wir werden später auf die Details zurückkommen, aber jetzt versuchen Sie, sich einfach an die Frage zu halten: Was geschah genau, bevor Sie sich aufregten?

Eine weitere Technik im Umgang mit geschwätzigen Klienten besteht darin, sie dazu zu bringen, ihre eigenen Geschichten noch einmal durchzugehen und zusammenzufassen, indem man ihnen Feedback gibt, daß ihre gegenwärtige Weise der Kommunikation ineffizient ist. Beim obigen Patienten könnte der Therapeut die Geschichte zu Ende erzählen lassen und dann in der folgenden Weise intervenieren:

T: Otto, jetzt haben Sie mir eine große Menge an Informationen und Details gegeben. Ich bin mir nicht klar, was dabei am wichtigsten war. Könnten Sie noch einmal zurückgehen und mir erzählen, was genau die Ursache für Ihre Aufregung war?

Achten Sie darauf, wie der Therapeut dem Klienten die Möglichkeit gibt, seinen eigenen Bericht noch einmal durchzugehen und so zu lernen, die wichtige Information in knappen Worten wiederzugeben. Wenn der Klient den Wald vor lauter Bäumen nicht mehr sieht und das wichtige Ereignis nicht zusammenfassen kann, dann kann der Therapeut den kritischen Abschnitt für den Klienten noch einmal wiederholen und ihm so ein Modell für eine knappe Darstellung bieten. Z. B.:

T: Otto, es scheint mir, daß sie sich aufgeregt haben, weil Ihre Frau Sie nicht mehr bei sich haben will, obwohl Sie versucht haben, sich zu ändern. Stimmt das?

Verschwommene Darstellung des A

Gelegentlich wird der Therapeut auf Patienten treffen, die Schwierigkeiten haben, das A darzustellen, und entweder zu vage sind oder abstreiten, daß irgendein spezifisches Ereignis der Auslöser für ihre gestörten Gefühle und Verhaltensweisen ist. Welches können die möglichen Gründe für diese Verschwommenheit sein? Verschiedene Gründe sind denkbar:

1. Die Ungenauigkeit kann darauf zurückzuführen sein, daß der Patient negative Reaktionen von seiten des Therapeuten und von anderen Bezugspersonen in seinem Leben befürchtet und diese *vermeiden* will.
2. Vielleicht ist dies die *übliche Art* des Patienten, sich mitzuteilen, weil er nie anders gelernt hat zu kommunizieren.
3. Vielleicht *denkt* der Patient auch in diesen verschwommenen Begriffen und ist sich selber nicht klar, was er meint.
4. Vielleicht fehlt dem Patienten ein klares A, weil das Problem darin besteht, daß er weder bedeutungsvolle Beziehungen noch eine konstruktive Tätigkeit noch Begeisterung für seine Arbeit kennt. Diese Mängel lassen sich unter Umständen schwer in Worte fassen.

Schwierigkeiten bei der Feststellung des A sind bei Patienten mit physiologischen oder hysterischen Störungen nicht ungewöhnlich. So z. B. bei Migräne oder Spannungskopfschmerz. Der Patient kann sich über Kopfschmerzen beklagen, aber darauf bestehen, daß alles in seinem Leben in Ordnung ist. Nun hängt aber die RET als eine kognitive Therapie von zwei Voraussetzungen ab: 1. von der Überzeugung, daß man über seine Probleme sprechen darf und 2. von der Fähigkeit anzuerkennen, daß ein psychisches Problem besteht. Das erste kann erreicht werden, indem der Therapeut geduldig und empathisch bleibt; aktives Zuhören während mehrerer Sitzungen wird sich als hilfreich erweisen. Das zweite kann man auf zwei Wegen erreichen. Der erste besteht darin, daß man den Patienten nicht nach seinen Problemen fragt, sondern nach Informationen darüber, wie er sein Leben noch besser gestalten oder wie er sich noch besser selbst verwirklichen kann. Als zweites kann der Therapeut dem Patienten beibringen, wie er Probleme identifiziert, und ihm helfen, Konfliktbereiche bei seinen Interessen, Wünschen usw. ausfindig zu machen. Die konstruktivste Methode, Probleme zu identifizieren, besteht in einer Verhaltensanalyse. So kann man z. B. einen Kopfschmerzpatienten bitten, ein Tagebuch zu führen, in dem er alles festhält, was offen oder verdeckt (Ereignisse, Gedanken, Gefühle) einer Kopfschmerzepisode vorausgeht, wie auch alles, was auf sie folgt. Wenn sich diese Daten über einige Wochen hinweg ansammeln, zeigt sich normalerweise ein bestimmtes Muster.

Manche Patienten hören sich an, als ob sie eine »Identitätskrise« durchmachen würden. Wenn man einen solchen Patienten fragt, weshalb er in die Therapie komme, wird er vielleicht antworten, »um mich selbst zu finden – wer bin ich?« Der RET-Therapeut kann nun den Klienten bitten, seine Frage »wer bin ich?« zu ändern in »woran freue ich mich und welchen Dingen messe ich einen Wert zu?« Die Therapie wird wenig Fortschritte machen, wenn es dem Therapeuten nicht gelingt, die Eigenschaften zu bestimmen, welche der Klient gerne haben möchte. Der RET-Therapeut tut gut daran, wenn er dem Klienten mitteilt, daß er nicht Selbstentdeckung lehrt, sondern Selbstkonstruktion. Für einen RET-Therapeuten ist ein Klient nie etwas Abgeschlossenes und Fertiges, sondern ein Individuum, das sich in einem Entwicklungsprozeß befindet.

Hilfreich ist es, immer wieder nachzufragen. So kann z. B. eine depressive Patientin behaupten, daß sie »die ganze Zeit über« deprimiert sei. Die folgenden Fragen können ihr helfen, ihren Gemütszustand genauer in den Blick zu bekommen: »Wann hat die Depression begonnen?« »Wann sind Sie am ehesten deprimiert?« »Was verschlimmert Ihre Depression?« Wenn die Patientin zur Antwort gibt, daß sie es nicht weiß, kann sich der Therapeut zunächst weigern, diese Antwort zu akzeptieren, und vorsichtig darauf bestehen: »Doch, Sie wissen es.« Wenn diese Taktik mißlingt, kann auch hier wieder die Führung eines Tagebuchs von Nutzen sein.

Eine andere Schwierigkeit bei der Feststellung des A entsteht, wenn ein Patient sich einfach immer wieder beklagt: »Das Leben hat keinen Sinn.« Hier kann ein Klärungsversuch des Therapeuten zur Frage führen: »Was würde es brauchen, damit das Leben sinnvoll ist?« Solch ein Patient kann die irrationale Überzeugung pflegen, daß er edle Motive oder anspruchsvolle Ziele braucht, damit er glücklich sein kann. Die oft nicht verbalisierten Ziele der meisten Menschen aber sind einfach und wunschgeleitet (z. B. genügend Geld haben, Beziehungen mit anderen, eine interessante Arbeit). Solche Ziele können rational gerechtfertigt sein, weil sie Vergnügen bringen und Mißvergnügen vermeiden. Wenn der Therapeut dem Patienten, dem sein Leben sinnlos erscheint, die Botschaft vermitteln kann, daß es statthaft ist, sich selbst Freude zu bereiten, dann wird auch er schneller seine Ziele und seine unbefriedigenden aktivierenden Ereignisse ausfindig machen können.

Eine klare Identifizierung der A-Ereignisse ist vor allem wichtig bei Phobien; wenn der Therapeut nicht weiß, welches die spezifischen Ängste sind, kann die Therapie einer falschen Spur folgen. Marie z. B. behauptet, daß sie Angst vor U-Bahnen hat. Obwohl diese Feststellung auf den ersten Blick sehr spezifisch zu sein scheint, kann eine sorgfältige Nachforschung vielleicht ergeben, daß da noch ein wichtigeres aktivierendes Ereignis vorhanden ist. Was an der U-Bahn verursacht denn die Angst? Vielleicht das Gefühl, eingeschlossen zu sein. Was könnte dann passieren? Vielleicht fürchtet Marie, daß sie in Ohnmacht fällt. Was könnte dann passieren? Die Leute im Zug könnten sie schief anschauen und ihr Verhalten mißbilligen. So fürchtet sich in diesem Beispiel die Patientin in Wirklichkeit vor Mißbilligung und nicht vor Zügen.

Am schwersten läßt sich das A bei den Patienten ausfindig machen, die überhaupt nichts dazu zu sagen wissen. Robert z. B. berichtet, daß er seit Wochen deprimiert sei, aber *keine Ahnung* hätte, wieso. Patienten mit diesen Problemen versuchen oft, das Unbehagen darüber zu vermindern, indem sie sich irgendeine Erklärung für ihre Depression konstruieren. Verständlicherweise kommen sie dann oft zu der Feststellung, daß sie »einfach eine depressive Veranlagung« hätten, und sie geben sich damit ein neues A, welches ihnen einen neuen Grund für die Depression gibt. Wenn Robert überhaupt kein A nennen kann, kann ihm der Therapeut mit Fragen wie den folgenden weiterhelfen: »Hat sich in den letzten paar Monaten irgend etwas in Ihrem Leben geändert?«»Erwarten Sie irgendwelche Veränderungen in Ihrem Leben während der nächsten paar Monate?«

Wenn der Patient nur eine verwirrte, vage oder überhaupt keine Beschreibung seiner aktivierenden Ereignisse zu geben vermag, kann dem Therapeuten das Folgende weiterhelfen:
1. Benutzen Sie die Sprache des Patienten, wenn Sie seine Daten erfragen.
2. Legen Sie den Patienten mit detaillierten Fragen fest.
3. Fragen Sie nach neueren Beispielen.
4. Vermeiden Sie Abstraktionen.
5. Verlangen Sie die Führung eines Tagebuches.
6. Bleiben Sie bei der Sache, nicht nur, um eine Verzettelung zu vermeiden, sondern auch um als Modell für den Patienten zu dienen.
7. Fragen Sie nach jüngeren oder bevorstehenden Veränderungen im Leben.

Zu viele A's

Manche Patienten kommen mit einer Vielzahl von Problemen und mit einem breiten Spektrum aktivierender Ereignisse in die Therapie. Die erste Aufgabe des Therapeuten besteht dann darin, ein Zielproblem herauszugreifen, an dem man arbeiten kann. Therapeut und Klient können die Problemgebiete auflisten, und dann läßt man den Patienten das Problem wählen, mit dem die Arbeit beginnen soll. Umgekehrt will vielleicht lieber der Therapeut die Auswahl treffen. Vielleicht möchte er mit einem kleinen

Problem mit geringeren affektiven Konsequenzen zu arbeiten beginnen, weil er 1. glaubt, in einem weniger komplizierten Bereich am besten die RET-Prinzipien darlegen zu können, 2. weil er der Ansicht ist, daß sich so schon in wenigen Sitzungen ein Fortschritt einstellt und so seine Glaubwürdigkeit und der Enthusiasmus des Patienten weitere Erfolge fördert, oder weil er 3. annimmt, daß ein spezifisches Problem die Ursache der anderen Probleme ist.

Nehmen wir z. B. den Fall von Peter. Peter ist übergewichtig und hat eine geringe Frustrationstoleranz, was die Kontrolle seines Eßverhaltens betrifft. Er ist ängstlich, wenn er sich mit Frauen treffen soll; und er hat Schuldgefühle, weil er seine Mutter nicht so häufig besucht, wie er möchte. Es wäre sehr schwierig, mit Peter an seiner Angst vor Frauen zu arbeiten, da ein Erfolg auf diesem Gebiet unwahrscheinlich ist, solange er so stark übergewichtig ist. Geht man zunächst seine niedrige Frustrationstoleranz an, kann ihm das 1. helfen abzunehmen, 2. wird es ihm eine Hilfe sein, mit den Schwierigkeiten umzugehen, die ihm im Umgang mit Frauen begegnen werden, und es wird ihm 3. helfen, mit seiner Mutter zurechtzukommen. Die Bewältigung der niedrigen Frustrationstoleranz würde deshalb in der Tat zur Überwindung aller drei Probleme führen und wäre deshalb der Punkt, an dem die Arbeit anzusetzen hat.

Ist es klug, dem Klienten zu erlauben, neue Probleme aufzuwerfen, bevor eine gewisse Lösung der alten erreicht wurde? In der Regel ja, denn die Patienten verbringen normalerweise bloß eine Stunde pro Woche in der Therapie, während sie 167 Stunden in ihrer normalen Umgebung leben. Es müssen neue Probleme und Krisen auftauchen, und Therapeuten, die stur darauf bestehen, den eine Woche zuvor eingeschlagenen Arbeitsplan weiterzuverfolgen, können nicht nur dabei scheitern, dem Patienten zu helfen, sondern sie gefährden unter Umständen auch ihre Beziehung zum Klienten. Allerdings soll der Therapeut auf der Hut sein vor Ablenkungsmanövern des Patienten. Ist die Präsentation eines neuen Problems eine Möglichkeit, die Diskussion eines schwierigen oder belastenden Themas zu vermeiden? Ein zwanghafter Vielesser z. B. kann eine ganze Reihe anderer Problembereiche in die Diskussion bringen, nur um der Arbeit an seinem Eßverhalten auszuweichen. Das ablenkende Verhalten kann somit ein weiteres Beispiel niedriger Frustrationstoleranz sein. Wenn neue Themen immer wieder während mehrerer Sitzungen aufgebracht werden, tut der Therapeut gut daran, wenn er den Patienten direkt darauf hinweist und diesen Aspekt seines Verhaltens mit ihm bespricht.

In manchen Fällen wird der Therapeut ein gemeinsames Thema in den neuen Problemen entdecken oder eine Korrelation zwischen ihnen und dem ursprünglichen oder dem Hauptproblem. Dann kann er das neue Material verwenden, um zum Kernproblem vorzudringen. Nehmen wir z. B. den Fall einer jungen Frau, die Problem nach Problem aufbrachte, deren gemeinsames Thema stets ihr Scheitern war. Sie erzählte, daß sie in einem Vorstellungsgespräch schlecht abgeschnitten hatte, weil sie glaubte, sie würde die Arbeit nicht verdienen. Sie beschrieb, wie sie Liebesbeziehungen sabotiert hatte, weil sie glaubte, sie wäre nicht gut genug für ihren Partner. Sie erzählte, wie sie sich Freunde entfremdet hatte, weil »niemand einen Menschen wie mich mögen kann«. Sie schien zu glauben, daß es für sie gut war zu leiden. Der Therapeut hörte sich diese aktivierenden Ereignisse mehrere Sitzungen lang an, dann fragte er sie, ob sie in all diesen Beispielen ein gemeinsames Thema entdecke: daß sie leiden müsse, weil sie nicht gut genug sei, in den Genuß irgendeines Erfolges zu kommen. Die Patientin gab zur Antwort, daß sie dieses Thema tatsächlich erkenne, und sie erinnerte sich, wie die anderen Mitglieder ihrer engeren Familie großes Leid durchgemacht hatten. Ihre Schwester starb nach einem sehr schmerzvollen Autounfall, ihre Mutter starb, nachdem man Brustkrebs bei ihr festgestellt hatte, und ihr Vater hatte unvermittelt einen Herzanfall. Nur sie war am Leben geblieben und glaubte offenbar, daß es nur recht und billig für sie sei, ebenfalls zu leiden.

A's, welche die Kompetenz des Therapeuten übersteigen

Die Probleme der Klienten haben in der Regel zwei Komponenten. Eine Komponente ist das praktische Problem, und die andere ist das psychische Problem. Wenn das praktische Problem eindeutig außerhalb der Kompetenz des Therapeuten liegt (z. B. ein medizinisches Problem), dann tut er oder sie gut daran, sich nicht damit zu befassen und den Klienten zu einem Spezialisten zu überweisen. Wenn der Therapeut in der Lage ist, sich mit praktischen Problemen zu befassen, dann kann er oder sie dem Klienten einen diesbezüglichen Rat geben. Vergessen Sie allerdings nicht, daß der Patient sehr wahrscheinlich ein psychisches Problem im Zusammenhang mit dem praktischen hat. Wenn dem so ist, dann sollte der Therapeut sich besser zuerst damit befassen.

Da sich die Kompetenz des Therapeuten auf die Behandlung von Kognitionen, Emotionen und Verhaltensweisen bezieht, tut er gut daran, wenn er die Diskussion wieder zurück auf dieses Gebiet bringt. Dies kann etwa so geschehen:

»Sehen Sie, Mary, Sie wissen, daß die Information, die Sie mir gegeben haben, außerhalb meiner beruflichen Kompetenz liegt. Ich kann Ihnen keinen Rat über medizinische Angelegenheiten geben. Diese Sache beschäftigt Sie aber offensichtlich auch emotional sehr stark. Wollen wir deshalb nicht darüber sprechen, welche Gefühle Sie im Zusammenhang mit den medizinischen Problemen haben?«

Wenn aus einem C ein A wird

Eines der wichtigsten aktivierenden Ereignisse, auf das der RET-Therapeut sehr schnell stoßen wird, ist der *Symptomstreß*. Mit anderen Worten, das Symptom des Patienten (z. B. Depression) wird ein neues A und erfordert selbst eine RET-Analyse. Es gehört zu den Echtheitszeichen der rational-emotiven Therapie, daß sie sich als erstes auf diese Probleme zweiter Ordnung konzentriert. Der Kreis der Ereignisse kann wie folgt beschrieben werden:

A – ursprüngliches Symptom (z. B. Depression).
B – »Ist es nicht schrecklich, daß ich dieses Symptom habe!«
»Ich sollte dieses Gefühl nicht haben.«
»Ich muß fähig sein, dieses Problem rasch und leicht zu überwinden.«
C – weitere Angst, Schuldgefühle oder Depression.

Innerhalb eines solchen Teufelskreises kann sich der Patient über B's oder über C's aufregen. So können sich Patienten z. B. über ihre irrationalen Überzeugungen ärgern oder darüber deprimiert sein:

»Nun denke ich schon wieder irrational. Verdammt, ich werd' nie damit aufhören können. Was ist eigentlich los mit mir? Ich sollte es nun allmählich gelernt haben . . .«

In ähnlicher Weise können Patienten auch besorgt sein über die physiologischen Anzeichen von Angst, ein Problem, das besonders bei der Agoraphobie auftritt (*Goldstein* und *Chambless, 1978*). Diese Klienten scheinen sich auf die physiologischen Symptome der Angst zu konzentrieren und zu glauben, daß sie Anzeichen eines bevorstehenden Todes, eines Schicksalsschlags oder einer unerträglichen Belastung seien:

»Ich bin gelähmt vor Schreck. Wenn ich ins Auto steige und fühle, wie die Angst hochsteigt, dann weiß ich, ich kann das nicht aushalten!«

Ellis (1978a, 1979c) unterscheidet diese Form der Angst, die *Angst vor unangenehmen Ereignissen* von der *Ichangst*. Die Phrenophobie, die Angst davor, verrückt zu werden, ist das häufigste Beispiel eines solchen Problems, mit dem schätzungsweise bis zu 77% aller Patienten die Praxis eines Therapeuten aufsuchen (*Raimey*, 1975). Klienten mit diesem Problem stellen sich vor, wie sie die Kontrolle über ihren Verstand verlieren und durchdrehen. *Raimey* hat mehrere Symptome ausgemacht, von denen Phrenophobiker glauben, daß sie Anzeichen bevorstehenden Wahnsinns oder eines geistigen Zusammenbruchs seien:

Ständige Angstgefühle
Fehler beim Denken oder bei der Erinnerung
Unfähigkeit, sich zu konzentrieren
Reizbarkeit
Schlaflosigkeit.

In der Regel beunruhigen sich die Patienten auch über ihre Verhaltensschwierigkeiten. So kann der Drogensüchtige auch unter einer Schuldsucht leiden, der Freßsüchtige kann sich nicht genug tun in Selbstbeschimpfungen, und der impotente Mann kriegt seinen Penis nicht nur nicht hoch, sondern auch nicht aus seinem Kopf.

Besonders bei ernstlich gestörten und/oder psychotischen Patienten kann es wichtig sein, sich zunächst auf diese sekundären Probleme zu konzentrieren. Bei primären Symptomen, wie gedanklichen Verzerrungen oder endogenen Depressionen, die sehr wohl durch biochemische Störungen verursacht sein können, kann jegliche Psychotherapie schwierig oder sogar erfolglos bleiben (*Davison* und *Neale*, 1981). Oft aber sind diese Störungen von neurotischen Problemen oder sekundären Symptomen überlagert. So ist der Patient z. B. deprimiert über seine manisch-depressiven Phasen. Ein hilfreiches Therapieziel in einem solchen Fall kann sein, den Patienten zu helfen, sich selbst mit ihren Störungen anzunehmen, statt darüber deprimiert zu sein. Dasselbe Prinzip gilt natürlich auch bei weniger ernstlich gestörten Patienten. Nehmen wir wieder Peter, den zwanghaften Vielesser. Immer, wenn er seine Diät bricht und sich überißt, beginnt er sofort, sich gedanklich zu bestrafen, was unwiderruflich zu unangenehmen Gefühlen von Schuld oder Scham führt. Fühlt er sich dann erst schlecht genug, dann muß er sich unweigerlich »etwas Gutes tun«, damit er sich wieder besser fühlt. »Etwas Gutes« sind dann aber unweigerlich eine doppelte Portion Pommes frites und mehrere Hamburger. Die Unterbrechung dieses höherrangigen Teufelskreises von Scham und Schuld kann die Voraussetzung dafür sein, Peter zu helfen, daß er bei seiner Diät bleibt und sein langfristiges Ziel, abzunehmen, erreicht. Sobald ein derartiger höherrangiger Streß als ein A identifiziert worden ist, geht die RET-Therapie in der üblichen Weise vor: das C wird geklärt, die irrationalen Überzeugungen werden identifiziert, und der Therapeut hilft dem Klienten, diese in Frage zu stellen.

Die Veränderung des A

Man kann aktivierende Ereignisse in zwei grobe Hauptklassen unterteilen: solche, die geändert werden können, und solche, die nicht geändert werden können. In Abwandlung des Mottos der anonymen Alkoholiker kann man sagen, die Aufgabe der Therapie besteht darin, dem Patienten zu helfen, jene Ereignisse zu verändern, welche sich verändern lassen, jene gelassen hinzunehmen, die sich nicht verändern lassen, und die zwei Arten unterscheiden zu lernen. Ganz allgemein lohnt es sich nicht, wenn man versucht, das aktivierende Ereignis als erstes zu ändern. Wird einzig das A geändert, dann kann sich der Patient besser fühlen, aber vielleicht aus den falschen Gründen. Mit anderen Worten, es ist immer angenehm, wenn es einem gutgeht, aber es kann hilfreicher sein zu lernen, wie man sich auch dann, wenn es einem nicht gutgeht, nicht selbst erniedrigt oder selbst beurteilt. Ob wir es mögen oder nicht, immer wieder werden neue aktivierende Ereignisse an unserem Horizont erscheinen.

Auch vertritt die RET die Ansicht, daß die Veränderung jener Ereignisse, die sich verändern lassen, vom Klienten verlangt, seine Problemlösungs-Fähigkeiten einzusetzen. Der Klient ist aber dann am besten dazu in der Lage, wenn er sich von seinen beeinträchtigenden Gefühlen befreit hat, indem er seine zentralen irrationalen Anschauungen zur Kenntnis genommen und erfolgreich in Frage gestellt hat. Dieser Aufgabe wollen wir uns in den folgenden Kapiteln über Emotionen und Kognitionen zuwenden.

Viertes Kapitel
Feststellung des C

Warum kommen Patienten in eine Therapie? Normalerweise, weil sie sich schlecht fühlen; sie befinden sich in einer emotionalen Streßsituation. Der Therapeut sollte dies nicht aus den Augen verlieren. Die Klienten kommen normalerweise nicht einfach in die Therapie, um zu plaudern oder um sich selbst von irgendwelchen Irrationalitäten zu befreien. Es ist das C, die affektive Konsequenz, welche sie ins Sprechzimmer bringt.

Viele RET-Therapeuten haben festgestellt, daß Klienten durchaus in der Lage sind, ihre Emotionen über ein bestimmtes aktivierendes Ereignis klar darzulegen. In der Tat ist es nicht ungewöhnlich, daß Klienten die Sitzungen mit einer Diskussion ihrer Gefühle beginnen. So kann ein Klient auf die Frage:»Welches Problem mögen Sie gerne besprechen?« antworten:»Ich fühle mich in letzter Zeit sehr deprimiert.« Wenn der Klient nicht freiwillig auf seine Emotionen zu sprechen kommt, empfiehlt es sich, in Übereinstimmung mit dem aktiv-direktiven Therapiestil der RET einfach zu fragen. Nachdem der Klient das aktivierende Ereignis beschrieben hat, kann der Therapeut fragen,»Nun, was empfinden Sie?«

Erfahrenere Therapeuten haben vielleicht schon eine ungefähre Ahnung über den emotionalen Zustand des Klienten und sie können die Frage anders formulieren, etwa:»Haben Sie dabei Angst?« Diese Technik kann auch eine positive Auswirkung auf die therapeutische Beziehung haben, denn die Klienten können zum Schluß kommen, daß der Therapeut ihr Problem wirklich versteht. Allerdings raten wir Ihnen davon ab, Ihren Klienten zu sagen, welche Gefühle sie hätten. Formulieren Sie Ihre Bemerkungen als eine Frage, und seien Sie darauf vorbereitet, Ihre Meinung zu ändern, wenn genügend Hinweise zeigen, daß Ihre Vermutung falsch ist. Ein erfahrener Therapeut wird auch bald erkennen, daß bestimmte emotionale Zustände oft mit spezifischen klinischen Problemen verbunden sind. So ist Vermeidungsverhalten in bestimmten Situationen normalerweise ein Hinweis auf Angst, aggressives Verhalten oder verbale Ausfälle verweisen normalerweise auf Zorn, Lethargie oder Inaktivität können Hinweis auf eine Depression sein, selbstverletzendes oder selbstherabsetzendes Verhalten zeigt Schuldgefühle an, und auf einen kürzlichen Verlust reagiert ein Patient wahrscheinlich mit Trauer.

Mit anderen Worten: Es gibt drei Möglichkeiten, wie der erfahrene Therapeut auf das Vorhandensein bestimmter Gefühlszustände schließen kann: 1. indem er Hinweise vom Verhalten des Klienten empfängt, 2. indem er weiß, daß bestimmte emotionale Konsequenzen auf bestimmte Lebenssituationen folgen, und 3. aufgrund der rational-emotiven Theorie, mit deren Hilfe er vom Überzeugungssystem eines Klienten auf eine spezifische Emotion schließen kann.

Eine Warnung für Anfänger: Nicht alle Emotionen sind unangemessen oder Ziel von Veränderungen. Die RET-Theorie sagt nicht, daß Emotionen nicht wünschenswert wären; tatsächlich gehören sie zur Würze des Lebens. Der Therapeut unterscheidet aber zwischen hilfreichen und schädlichen Emotionen. Eine schädliche Emotion ist eine solche, die die Fähigkeit des Klienten, seine Ziele zu erreichen und sich selbst zu freuen, beeinträchtigt. Auch haben einige Emotionen negative physiologische Folgen: So etwa kann Angst zu psychosomatischen Störungen (z. B. Kolitis, Zwölffinger-darmgeschwür, Bluthochdruck) führen, oder Ärger kann sich auf den Magen schlagen. Während es also z. B. für einen Klienten durchaus angemessen ist, über einen Verlust traurig zu sein, wird man dann therapeutisch intervenieren, wenn sich die Trauer sehr lang hinzieht oder den Klienten stark behindert.

Ein häufiges Problem bei der Arbeit neuer Therapeuten ist das Unvermögen, das C exakt zu identifizieren. Manchmal entsteht dieses Problem, weil ein Therapeut sich ganz einfach nicht die Zeit nimmt, das C eindeutig zu etikettieren, oder weil er annimmt, daß er und/oder der Klient intuitiv wissen, was das C ist. Eine solche Annahme ist natürlich oft falsch. Noch häufiger vielleicht liegt es nicht an der Nachlässigkeit des Therapeuten, wenn Probleme bei der Identifizierung des C entstehen, sondern daran, daß Emotionen für den Klienten ein schwieriges und verwirrendes Problem darstellen. Die folgenden Abschnitte sollen dem Therapeuten helfen, einigen Ursachen für die Schwierigkeiten des Patienten mit dem C zu begegnen, und ihm hilfreiche Hinweise geben, wie er eine emotionale Blockade überwinden kann.

Ursachen für Probleme mit dem C

Schuldgefühle wegen des C

Schwierigkeiten bei der Identifizierung des C können von Schuldgefühlen herrühren. Patienten können Affekte nicht benennen wollen, wenn sie eine negative Emotion empfinden, für die sie sich selbst verachten (vergleiche

»Aus C wird ein A«, Seite 64). In einer Familientherapie können Kinder sich dagegen wehren, ihren Ärger vor ihren Eltern zuzugeben. Ein subtileres Beispiel ist der Fall der Frau eines rabbinischen Gelehrten. Sie war oft gezwungen, seine Studien zu unterbrechen, um ihn an seine Seelsorgspflichten, wie Hausbesuche bei Kranken oder Hinterbliebenen, zu erinnern. Er folgte ihren Anregungen und erntete dafür den Dank und die Zustimmung seiner Schäfchen; während sie, die sehr still und scheu war und für zurückhaltend galt, natürlich keine Anerkennung für ihre Bemühungen bekam. Sie formulierte ihr Problem so, daß sie mehr Unterstützung, Verständnis und Wertschätzung wünsche, doch sie konnte kein anderes C nennen, als daß sie sagte, sie fühle sich übersehen und als selbstverständlich hingenommen. Wiederum war das dahinterliegende C Wut. Aber als Frau eines Klerikers glaubte sie, kein Recht auf ein solches Gefühl zu haben.

Was kann der Therapeut in einem solchen Fall tun, um den Klienten dazu zu ermutigen, sich seinem Gefühl zu stellen? Eine der folgenden Anregungen kann hilfreich sein:
1. Versuchen Sie es mit einer Gestalt- oder Psychodramaübung, etwa mit der Technik des leeren Stuhls. Die Frau des Rabbi kann sich z. B. ihren Gatten oder eines der dankbaren Pfarrkinder im leeren Stuhl vorstellen. Sie kann dann einen Dialog beginnen, in welchem sie eine oder beide Rollen spielt, vielleicht indem sie zwischen den beiden Stühlen wechselt, wenn sie die Rollen tauscht. Wenn sich die üblichen Stimuluszwänge auf diese Weise lockern, kann sie vielleicht auch ihre Wut anerkennen.
2. Der Therapeut kann versuchen, ein Modell aufzubauen. Er kann etwa sagen: »Jim, wenn ich in Ihrer Situation wäre, würde ich vermutlich ärgerlich oder regelrecht wütend!«
3. Man kann es mit Humor versuchen. Durch absichtliche Übertreibung, und indem man die Situation leicht ins Lächerliche zieht, oder durch eine humorvolle Analogie kann der Therapeut ein Klima für eine weniger bedrohliche Anerkennung der Wut schaffen. Z. B.: »Ich glaube, Sie sind wirklich ein Heiliger; die meisten Leute würden jetzt vor Wut kochen!« Oder: »Es ist einfach großartig, wie Sie zulassen, daß alle auf Ihnen herumtrampeln; das mag man!«

Schamgefühle wegen des C

Klienten können den Kontakt zu ihren Gefühlen verloren haben, weil sie die Tendenz haben, ihre Situation zu intellektualisieren. Solche Menschen werden es vermeiden, ihre Gefühle zu benennen, und statt dessen ihre

Gedanken beschreiben. Sie können sogar bestreiten, daß sie überhaupt Gefühle haben. Der Grund für diese affektive Empfindungslosigkeit kann die Überzeugung sein, daß der Ausdruck von Gefühlen ein Zeichen von Schwäche ist und daß sich der Klient durch sein Vermeidungsverhalten davor bewahrt, sich lächerlich vorzukommen.

In diesem Fall wird der Therapeut dem Klienten/der Klientin zu verstehen geben, daß jede Emotion dadurch gerechtfertigt ist, daß sie existiert. Eine Emotion wird nicht erst dadurch akzeptabel, daß man sie einem äußeren Ereignis zuordnen kann. Emotionen sind innere Vorgänge und werden ausgelöst durch das, was jemand zu sich selbst *über* ein äußeres Ereignis sagt.

Für einen solchen Klienten kann ein nützliches Ziel darin bestehen anzuerkennen, in welchem Ausmaß jedermann emotional reagiert. Als Hausaufgabe kann der Therapeut von einem solchen Klienten verlangen, daß er eine Woche lang alle Aussagen festhält, mit denen jemand ein Gefühl zum Ausdruck bringt. Der Klient kann auch seine eigenen entsprechenden Aussagen festhalten. Zusätzlich kann der Therapeut die drei Techniken, die oben beschrieben wurden, anwenden.

Wenig oder keine Gefühle während der Sitzung

Vielleicht stellt der Therapeut fest, daß ein Klient während der Sitzung kaum Gefühle zeigt. Vorausgesetzt, daß die Abwesenheit von Gefühlen kein psychotisches Symptom ist, wird der Therapeut herausfinden wollen, welche von zwei Möglichkeiten für das Fehlen der Gefühle verantwortlich sind.

1. Der Klient kann der Ansicht sein, daß von ihm erwartet wird, daß er sich in der Therapie ernsthaft benimmt. Er mag glauben, daß die Therapiestunde ein feierlicher Augenblick ist, der harte Arbeit verlangt und keinen Unsinn zuläßt. Der Therapeut wird den Klienten von solch einer Ansicht abbringen wollen. Durch direkte Suggestion, durch Modeling und durch die Anwendung kreativer Techniken wird er versuchen, mehr Gefühle hervorzurufen (z. B. indem er den Klienten zum Widerspruch ermutigt, indem er ihn bittet, seine Probleme pantomimisch darzustellen oder sie in einem Lied oder einem Gedicht zum Ausdruck zu bringen).

2. Das Verhalten des Therapeuten ist nicht dazu angetan, Gefühle hervorzurufen. Er hält vielleicht langatmige Reden, stellt geschlossene Fragen, geht zu schnell voran und verwirrt den Klienten, usw. Hören Sie sich die Aufnahmen der Sitzungen mit einem solchen Klienten an, und prüfen Sie Ihre eigenen Bemerkungen, welche den gefühlsarmen

Augenblicken vorausgehen. Fördern Sie den verbalen Ausdruck, indem Sie einfache offene Fragen stellen (z. B. »Und dann, was?«).

Flache und unangemessene Affekte

Vielleicht klagt der Klient darüber, daß er unter emotionaler Gefühlslosigkeit leidet (»sich tot fühlen« ist ein häufiger Ausdruck), oder er zeigt unangemessene Affekte, d. h. ein Gefühl, das sozial unüblich ist. Affektive Störungen dieser Art sind oft ein Hinweis auf einen psychotischen Prozeß, und RET allein kann unter Umständen nicht das angemessene Instrument sein, mit diesen emotionalen Zuständen umzugehen. Sie können dann am besten helfen, indem Sie dafür sorgen, daß Ihr Klient von entsprechender Seite die nötigen Medikamente bekommt (*Ellis* und *Abrahms*, 1978).

Schmerzliche Gefühle

Klienten können sich ihrer Gefühle auch nicht bewußt sein, weil sie die Emotionen fürchten. Das Problem mag dann darin liegen, daß jemand affektive Zustände vermeidet. So ist z. B. Traurigkeit eine unangenehme, ja sogar schmerzliche Erfahrung. Der Patient wird vermeiden, solche Situationen seines Lebens zu besprechen, welche diese Emotion hervorrufen könnten. Hier scheint es sich um ein Problem niedriger Frustrationstoleranz zu handeln, wo der Patient sich selbst einredet, daß die emotionale Erschütterung größer ist, als er aushalten kann. Der Therapeut kann den Klienten ermutigen und unterstützen, z. B. indem er darauf hinweist, daß es normal ist, schmerzliche Gefühle zu haben, und daß es hilfreich sein kann, diese Gefühle zu besprechen. Untersuchungen haben gezeigt, daß es Klienten, die durch eine verlängerte Trauer- und Schmerzphase gehen, hilft, wenn der Therapeut ihnen während längerer Therapiesitzungen im übertragenen Sinn die Hand hält und so eine Desensibilisierung für das Gefühl ermöglicht.

Ein anderer Aspekt schmerzlicher Gefühle ist der, daß die Klienten sich davor schämen, ihre Gefühle vor anderen zu zeigen. Die Aufgabe des RET-Therapeuten besteht darin, den Klienten bei der Annahme ihrer Gefühle zu helfen, denn das Schamgefühl kann sie daran hindern, sich mit ihrer Emotion auseinanderzusetzen und sie entsprechend dem A-B-C-Schema zu analysieren. Zum Beispiel:

K: (weint)

T: Offensichtlich bedrückt Sie etwas. Was geht Ihnen in diesem Augenblick durch den Kopf?

K: Ich hab' solche Angst, daß ich bei der Arbeit zu heulen beginne. Ich könnte vor den Leuten in meinem Büro die Beherrschung verlieren.

T: Nun, was wäre denn so schrecklich daran?

K: Ich könnte das nicht aushalten!

T: Nun, was ist das Schlimmste, das Ihnen passieren könnte? Wenn Sie Ihre Beherrschung verlieren, würden Sie dann Amok laufen? Würden Sie nicht trotzdem in der Lage sein, sich normal zu benehmen?

K: (lächelt) Nein. Ich glaube, ich möchte bloß nicht, daß die denken, ich sei aus der Fassung geraten.

T: Und wenn – wäre das so schlimm?

K: Hm. Nein, da haben Sie recht. Es wäre nicht so schlimm.

T: Gut, dann können wir Ihnen ja erlauben, daß Sie aus der Fassung geraten, wenn Sie aus der Fassung geraten sind?

Verwechslung von B und C

In unserer Kultur verwechselt man oft Gedanken und Gefühle. So wird Ihnen manchmal ein Klient auf Ihre Bitte, ein Gefühl zu beschreiben, mit einer Überzeugung antworten. Ein Klient kann z. B. sagen:»Als sie das sagte, kam ich mir dumm vor«, was in Wirklichkeit eine Überzeugung oder eine Selbstbewertung ist. Oder Sie fragen einen Klienten nach einem Gedanken, und er antwortet mit einem Gefühl. Z. B.: »Was ging Ihnen da durch den Kopf?« und der Klient gibt zur Antwort:»Oh, ich hatte Angst«.

Eine Schwierigkeit, die Neulinge in der Therapie oft mit ihren Klienten teilen, besteht bei der Unterscheidung der B's von den C's, und dieses Problem kann zum Teil auf die Ungenauigkeit in unserer Sprache zurückzuführen sein. Der Therapeut muß sorgfältig darauf achten, in welcher Bedeutung seine Klienten das Wort »fühlen« brauchen, und er soll sie dazu ermuntern, den Begriff zur Beschreibung emotionaler Konsequenzen zu verwenden und nicht um Meinungen und Bewertungen zum Ausdruck zu bringen. Diese Unterscheidung wird dem Klienten helfen, den Unterschied zwischen seinen Überzeugungen und den emotionalen C's zu entdecken, was von größerer Bedeutung sein wird, wenn er versucht, seine irrationalen Überzeugungen in Frage zu stellen. Deshalb ist es oft nützlich, Klienten zu korrigieren, wenn sie ein B fälschlicherweise als ein Gefühl etikettieren. Über Gefühle kann man nicht disputieren. Sie sind Erlebnisse, über die allein das Individuum Bescheid weiß. Solche subjektiven Zustände kann man nicht mit Argumenten angehen, während Gedanken, Überzeugungen und Meinungen für eine Infragestellung offen sind.

Schwierigkeiten bei der Beschreibung

Wenn Mira etwa gefragt wird, wie sie sich fühlt, kann sie feststellen, oder ihr Verhalten kann es zeigen, daß sie *verwirrt* ist. Das kann darauf zurückzuführen sein, daß sie entweder eine *Mischung* verschiedener Gefühle erlebt, oder daß sie ganz einfach nicht über das passende *emotionale Vokabular* verfügt. Je besser ihr der Therapeut bei der Vereinfachung und Benennung ihres emotionalen Problems helfen kann, um so leichter wird sie normalerweise damit zu Rande kommen. Oder wenn Larry seinen Gefühlszustand einfach dadurch beschreibt, daß er »kaputt« sei, kann der Therapeut ihn fragen, was er unter dem Wort »Depression« verstehe. Mit anderen Worten, der Therapeut kann die Gelegenheit ergreifen, um den Wortschatz des Klienten zu erweitern. Ein zusätzlicher Vorteil für den Klienten wird darin bestehen, daß er mehr Nutzen aus der Bibliotherapie ziehen wird, weil die meisten Bücher Fachausdrücke, wie »Depression«, »Angst« usw., verwenden.

Bei der Benennung ihrer Emotionen kann der Therapeut den Klienten durch Unterweisung und Modeling helfen. Zunächst kann er auf die Unterscheidung zwischen positiven und negativen Gefühlen zu sprechen kommen (z. B. »Fühlten Sie sich gut oder schlecht?«). Danach kann er stärker beschreibende Begriffe einführen und besprechen. Einige der folgenden Übungen können hilfreich sein, entweder während der Therapiesitzung oder als Hausaufgabe:

1. Hier sind einige Gefühle angeführt:
glücklich
wütend
stolz
verlegen
erschreckt
nervös
entspannt
traurig
enttäuscht
verletzt
neugierig
frustriert
schuldig
ängstlich
Lesen Sie jedes Wort leise für sich, dann sprechen Sie es laut aus.
Kennen Sie die Bedeutung jedes Wortes?

Stellen Sie jedes Wort, das Sie kennen, pantomimisch dar. (Jeder drückt dasselbe Gefühl verschieden aus, so daß sich hier nicht die Frage stellt, ob Sie es richtig oder falsch tun!)

Gibt es noch andere Gefühle, die Ihnen einfallen? Wenn ja, schreiben Sie sie hier hin: . . .

2. Vervollständigen Sie den folgenden Satz, »Ich fühle mich . . .«, in so vielen Variationen, wie Ihnen einfallen.

3. Führen Sie ein Tagebuch, in welches Sie Ihre Gefühle eintragen. Zunächst beginnen Sie jede Eintragung mit der Formulierung »Ich fühle mich« oder »Ich fühlte mich«. Später erweitern Sie Ihre Eintragung: »Als dieses oder jenes geschah, fühlte ich mich . . .« Z. B.: »Ich fühlte mich ängstlich, als ich mit diesem Tagebuch begann.«

Dichotomes Denken

Manche Klienten neigen dazu, Gefühlszustände in Gegensätzen zu verstehen. Sie glauben, man könne nur sehr negativ reagieren oder so, als ob überhaupt nichts geschehen sei. Tatsächlich aber bewegen sich Emotionen auf einem Kontinuum unterschiedlicher Intensität, und es ist wichtig, daß sich der Therapeut darüber vergewissert, ob der Klient versteht, daß es eine Skala von Gefühlen und den entsprechenden Verhaltensweisen gibt, diese zu zeigen. Wenn John z. B. Schwierigkeiten in seiner Ehe hat und darüber nur *wütend* sein kann, was er dadurch zum Ausdruck bringt, daß er seine Frau verprügelt, dann fehlt ihm vielleicht das Konzept von *Ärgerlichkeit* und die Fähigkeit, diese zum Ausdruck zu bringen. Es können Vorstellungsübungen, Modellernen und direktes Üben erforderlich sein, um ihm zu helfen, sein konzeptionelles Schema der Emotionen zu erweitern, damit er zwischen dem Gefühl der Ärgerlichkeit und dem der Wut unterscheiden kann.

Wenn der Klient verschiedene Ebenen von Emotionen erfassen und benennen kann, wird es ihm vielleicht auch möglich sein, Möglichkeiten (Kognitionen) zu sehen, wie er zu wünschenswerteren oder angepaßteren Gefühlszuständen kommen kann.

Wenn ein Klient verschiedene Stufen von Emotionen wahrnehmen und benennen kann, schafft er es vielleicht leichter, wünschenswertere oder angepaßtere Gefühlszustände zu entwickeln. Der Therapeut kann dem Klienten z. B. eine Gruppe von Bezeichnungen für Gefühle vorlegen und ihn diese als *milde, gemäßigt* und *stark* klassifizieren lassen. Er kann darauf hinweisen, daß rationales oder hilfreiches Denken normalerweise zu milden, gemäßigten oder zu starken Gefühlen (mit tiefem Bedauern oder Sorge) führt, die angemessen sind, während irrationales oder schädigendes Denken zu starken und entkräftenden Gefühlen führt. Dichotomes Denken über Gefühle kann sich aber nicht nur auf die Intensität beziehen. John kann z. B. glauben, daß er, wenn er gelernt hat, wie er mit dem Ärger über seine Frau fertigwerden kann, nie wieder ärgerlich sein darf. Hier müßte unterschieden werden zwischen angemessener Verärgerung und unangemessener Wut. Der Unterschied hängt ab von (1) seiner Forderung, daß sich seine Frau nicht so verhalten darf, daß er sich ärgern muß; (2) der Dauer seines Ärgers; (3) der Wirkungen des Ärgers auf ihn selbst; und (4) der Wirkungen, die die Äußerung seines Ärgers auf andere in seiner Umgebung hat. Mit anderen Worten, es wäre irrational, würde der Klient glauben, daß er nie wieder ärgerlich, deprimiert, ängstlich usw. sein dürfe. Dies sind alles normale und gelernte Reaktionen. Starke unangemessene Emotionen sind vor allem dann problematisch, wenn sie über längere Zeit anhalten und dadurch zielgerichtetes Verhalten verhindern.

Falsche Benennung von Emotionen

Klienten benennen ihre Emotionen oft falsch; darum ist es eine gute Regel, genau nachzufragen, was sie mit den verwendeten Begriffen meinen. Wenn der Klient sich zu irren scheint, dann sollte man ihn darauf hinweisen.

Eine interessante Art dieses Irrtums kann man dann feststellen, wenn Patienten ihr Problem als Ich-Angst bezeichnen, während es in Wirklichkeit eine niedrige Frustrationstoleranz oder Unbehagensangst ist (*Ellis*, 1978a, 1979c). Ein Klient kann z. B. behaupten, er könne nicht zur Arbeit gehen, weil er zu ängstlich sei. In Wirklichkeit will er sich bloß nicht der Unannehmlichkeit aussetzen, arbeiten zu gehen, und hat die Vermeidung dieser Unannehmlichkeit zu einem »ernsthaften emotionalen Problem« hochstilisiert. Der Therapeut tut gut daran zu untersuchen, welche materiellen und sozialen Vorteile der Klient daraus zieht, wenn er dieses Bild von sich selbst aufrechthält.

Unklare Benennung von Emotionen

Klienten können für eine Emotion auch eine Bezeichnung gebrauchen, die für sie zwar klar, dem Therapeuten aber unklar ist. So sagt May z. B.: »Ich war so aufgebracht!« Verstehen Sie genau, was sie damit meint? Handelt es sich hierbei um ein mildes, gemäßigtes oder ein starkes Gefühl? Spiegelt es eine rationale oder eine irrationale Überzeugung wider? Die Antworten auf diese Fragen finden Sie am besten, wenn Sie klärende Fragen stellen: »Was meinen Sie, wenn Sie sagen ›aufgebracht‹?« oder »Das hört sich an, als ob Sie wütend wären; wie groß wäre Ihre Wut, wenn Sie sie auf einer 10-Punkte-Skala einzeichnen müßten?«

Fehlen einer sichtbaren Belastung

Gelegentlich wird der Therapeut auf einen Klienten treffen, der eine ganze Liste von Problemen herunterrasselt, aber keine offensichtlichen Zeichen von Belastung zeigt. Mögliche Erklärungen für dieses Verhalten könnten sein: vielleicht steht der Klient (1) tatsächlich unter keiner Belastung, (2) er sucht eher Gesellschaft als Hilfe in der Therapie, (3) er fragt sich, ob er »normal« sei, und ist in die Therapie gekommen, um dies herauszufinden und Sicherheit zu gewinnen oder (4) es handelt sich bei ihm um Vermeidungsmanöver, die die Offenbarung negativer Affekte verhindern sollen. Wenn sich bei aller Geduld des Therapeuten kein emotionaler Streß zeigt, empfiehlt sich unter Umständen eine direkte Konfrontation. Eine oder mehrere der obigen Möglichkeiten können mit dem Klienten besprochen werden, damit die angemessenen Ziele für das weitere Vorgehen festgelegt werden können.

Vermeidungsverhalten stellt den Therapeuten vielleicht vor das kniffligste Problem, denn wenn das Verhalten des Klienten diesen wirklich daran hindert, negative Gefühle zu erfahren, sind sowohl Therapeut wie auch Klient im unklaren über das C. Wenn eine emotionale Konsequenz nicht auszumachen ist, die Klienten aber über störendes Verhalten sprechen, empfiehlt es sich oft, das Lernmodell an die Verhaltensprobleme anzulegen. Auf einen einfachen Nenner gebracht, wird ein Verhalten entweder durch dessen angenehme Folgen oder durch die Vermeidung negativer Stimuli aufrechterhalten, und oft sind die negativen Stimuli gerade die verborgenen Gefühle des Patienten. Manchmal kann eine direkte Konfrontation die Blockade durchbrechen wie im folgenden Beispiel. Der Klient drückte sich vor einer größeren Prüfung, behauptete jedoch, daß er keine Angst davor hätte.

T: Jerry, wenn das so ist, wenn Sie überhaupt keine Angst haben, wieso gehen Sie dann *nicht* in die Prüfung?

K: Aber ich habe jetzt keine Angst.

T: Gewiß, solange Sie Ihrer Prüfung fernbleiben, weichen Sie der Erfahrung der Angst aus. Sehen Sie, daß etwas Sie daran hindert, dieser Prüfung zu nahe zu kommen, und daß dieses Etwas Ihre Angst ist? Was glauben Sie denn, was geschehen würde, wenn Sie in die Prüfung gingen und *durchfielen*?

K: Au! Das ist es gerade. Das ist simpel, aber das muß es sein, worüber ich mir Sorgen mache . . .

Manchmal braucht es ein größeres Maß an projektiver Phantasie, um herauszufinden, wovor sich der Klient fürchtet. Eine Klientin z. B.

berichtete, daß sie sich Sorgen mache, weil sie sich ausschließlich mit verheirateten Männern treffe. Sie stritt jede besondere negative Emotion ab und behauptete, daß sie sich einfach zu verheirateten Männern hingezogen fühle. Der Therapeut führte sie durch eine Phantasie, in der sie sich selbst in einer Situation vorstellen sollte, in der sie sich mit einem attraktiven Mann traf, der plötzlich sagte, daß er alleinstehend sei und daß sie für ihn die einzige begehrenswerte Frau sei, die er je kennengelernt habe. In einem anderen Fall stellte sich eine eßsüchtige Klientin vor, sie sei sehr schlank und treffe sich mit einem attraktiven Mann. In beiden Fällen brachten die Vorstellungsübungen die Klientinnen in Berührung mit ihrer gro- . ßen Beziehungsangst, welche ihr Vermeidungsverhalten (sich mit verheirateten Männern treffen oder übergewichtig sein) bisher erfolgreich abgeblockt hatte. Die Therapie konnte sich dann auf diese Angst konzentrieren.

Ein männlicher Klient brachte ein ähnliches Problem in die Therapie. Er zeigte keine besonderen emotionalen Probleme außer Erschöpfung. Er klagte darüber, ständig müde zu sein und sich nie wirklich ausgeruht zu fühlen, egal wie lange er schlafe. Eine medizinische Untersuchung zeigte keine physiologische Basis für seine Müdigkeit. Eine ausführliche Befragung ergab, daß er einen anspruchsvollen, aber erfüllenden Beruf hatte, ein reges soziales Leben pflegte und sportlich aktiv war. Er schien in jeder Beziehung ein gutes Leben zu führen, gab aber bei näherer Befragung zu, daß er seine zahlreichen Aktivitäten nicht immer genieße und sie gelegentlich los sein möchte. Da also das Vergnügen, das eine bestimmte Aktivität ihm brachte, nicht der Grund war, der sein Verhalten bestimmte, nahmen wir an, daß seine Geschäftigkeit in Wirklichkeit ein Vermeidungsverhalten war. Der Klient sollte sich einen typischen Tag in seinem Leben vorstellen und eine seiner Aktivitäten, z. B. den Sport, weglassen. Er führte die Übung weiter, indem er auch seine Berufsarbeit wegließ und schließlich auch sein soziales Leben. Nach jeder Szene, die er sich vorstellte, berichtete der Klient zu seinem eigenen Erstaunen, daß er Schuldgefühle empfinde. Eine weitere Analyse offenbarte eine irrationale Meinung, daß sein Selbstwert davon abhänge, daß er all das tue, was er glaubte tun zu müssen. Somit hatte er ein verborgenes Schuldgefühl erfolgreich vermieden, indem er ein extrem aktives Leben führte.

Auf ein ähnliches Problem trifft man oft bei Klienten, die über die Unmöglichkeit klagen, ihr Suchtverhalten, etwa Drogenmißbrauch, Rauchen, Trinken und zuviel Essen, unter Kontrolle zu halten. Sie können keine emotionalen Probleme benennen, welche die Häufigkeit ihres Suchtverhaltens erhöhen, obwohl sie Schuldgefühle darüber empfinden. Solchen Klienten kann der Therapeut die folgende Vorstellungsübung vorschlagen. Sie sollen sich vorstellen, daß sie vor ihrem Essen oder ihren

Zigaretten sitzen und sich den Genuß, zu essen oder zu rauchen, versagen. Die Klienten berichten dann von sehr unangenehmen Empfindungen, ähnlich wie bei einer starken Aufregung, von erhöhter Erregung, Muskelspannung oder Zittern. Diese emotionale Konsequenz ist eine Folge ihrer irrationalen Überzeugung, daß sie unbedingt haben müssen, was sie sich wünschen, und sie blieb außerhalb ihres Wahrnehmungsrahmens, da sie es verstanden, das unangenehme Gefühl zu vermeiden, indem sie schnell nach dem griffen, wonach sie gelüstete. Solch eine Vorstellungsübung kann Klienten helfen, mit ihren C's in Kontakt zu kommen.

Gefühle während der Therapiesitzung

Egal, ob Klienten in der Lage sind, eine Beziehung zwischen ihren emotionalen Reaktionen und bestimmten Ereignissen in ihrem Leben herzustellen, der Therapeut wird bemüht sein, während der Therapiesitzung Hinweise für den emotionalen Zustand seiner Klienten zu bekommen. Er wird auf Körperhaltung, angespannte Muskeln, zusammengebissene Zähne, Veränderungen in der Atmung, Schwitzen, Kichern usw. achten, um sich angemessen auf die emotionale Befindlichkeit eines Klienten einzustellen.

Wenn Sie auf derlei Zeichen für Emotionen aufmerksam werden, können Sie mit einer ABC-Analyse beginnen. Machen Sie nicht den Fehler, die Arbeit an Gefühlen, welche während einer Sitzung geäußert werden, zu vermeiden. Die Therapie hat es nicht immer mit Problemen der älteren oder jüngeren Vergangenheit zu tun. Ein Beispiel:

T: Ich sehe, daß Sie geschwollene Augen bekommen und so aussehen, als ob Sie jeden Augenblick zu weinen beginnen.
K: Ja, Sie haben recht! (Schluchzt)
T: Sie fühlen sich jetzt ganz mies. Können Sie mir sagen, was Sie in diesem Augenblick bedrückt?
K: Nun, es ist so schwer. Mein ganzes Leben ist ruiniert. Ich hab' nichts mehr, wofür ich leben könnte.
T: Nun, dann sprechen wir doch darüber statt über die anderen Probleme, die Sie vorgebracht haben. Denn solange Sie das glauben, werden Sie sich bedrückt fühlen und weinen.

Die Entscheidung über die Veränderung von C

Sobald der Klient die belastende Emotion zur Kenntnis genommen und korrekt identifiziert hat, muß er eine Entscheidung treffen. Will er weiterhin an dieser Emotion festhalten, oder will er sie verändern? Ein Klient hat z. B. das Recht, seinen Zorn zu behalten oder ihn aufzugeben, und die Pro's und Kontra's dieser Wahl können ein interessantes Gesprächsthema abgeben. Zorn hat auch seine Vorteile, denn wenn Sie sich aggressiv benehmen, bringen Sie die andern manchmal dazu, ihnen zu geben, was sie haben wollen. Auf der anderen Seite kann starke Wut sozial abträglich und pysiologisch für ein Individuum schädlich sein. Nehmen wir als Beispiel den Zorn einer jungen Mutter. In mancher Beziehung arbeitete ihr Zorn für sie. Wenn sie ihren Sohn z. B. wegen der Unordnung im Zimmer anschrie, dann räumte er schnell auf. Auch für sich selbst hatte der Zorn seine Vorteile; wenn sie einen Wutanfall gehabt hatte, dann empfand sie eine Müdigkeit und Entspannung ähnlich wie nach einer körperlichen Anstrengung. Es war ganz einfach ein gutes Gefühl, wenn sie wieder aufhörte, zornig zu sein. Zusätzlich verstärkte sich die Frau auch noch kognitiv für ihr Verhaltensmuster (z. B.: »Es war in Ordnung, daß ich wütend wurde!«). So wirkten sowohl zwischenmenschliche, kinästhetische und kognitive Faktoren zusammen, um die zornigen Gefühle und Verhaltensweisen aufrechtzuerhalten. Um der Frau dabei zu helfen, diese Faktoren zu überwinden, konnte der Therapeut (1) die Frau auf die langfristigen Konsequenzen ihres Verhaltens hinweisen; ganz gewiß brachte ihr Zorn sie ihrem Sohn nicht näher; (2) sie bot ihrem Sohn ein schlechtes Beispiel; (3) es gab hilfreichere Möglichkeiten, Spannungen abzubauen, etwa Entspannungsübungen; (4) es gab effektivere Methoden, das Verhalten ihres Sohnes zu kontrollieren, und (5) ihre kognitiven Feststellungen waren fehl am Platz und stammten von ihrem übertriebenen und wenig schmeichelhaften Gefühl von Rechtschaffenheit.

Manchmal sind die Vorteile einer negativen Emotion versteckter, wenn sie z. B. dazu dient, eine noch belastendere zu vermeiden. Nehmen wir das Beispiel einer Mutter, die das Sorgerecht für ihre Kinder an ihren Vater verloren hat, ein Ereignis, das sie in eine tiefe und lange Depression stürzt, von welcher sie sich offenbar nicht erholen will. Was würde es für diese Frau bedeuten, ihr Trauern aufzugeben? Offensichtlich war sie überzeugt, dies würde bedeuten, sie sei eine schlechte Mutter, der an ihren Kindern nichts gelegen war, eine Vorstellung, welche ein noch größeres Schuldgefühl bewirkte. Als diese irrationale Überzeugung erst einmal erfolgreich in Frage gestellt wurde, konnte sich die Patientin erlauben, an ihrer Depression zu arbeiten.

Zumindest gelegentlich können sich Klienten dazu entscheiden, lieber bedrückt zu sein als in harter RET-Arbeit ihre irrationalen Überzeugungen in Frage zu stellen. Sie können sich entweder sagen: »So bin ich nun einmal, und ich kann mich nicht ändern«, oder: »Es bringt mir mehr (oder es ist angenehmer), wenn ich mich aufrege«. Hat man einmal herausgebracht, welche der zwei Hypothesen zutreffen, können sie in Frage gestellt werden, etwa indem man vom Klienten verlangt, daß er seine Vorstellung testet – »Ist es wirklich wahr, daß Sie sich nicht ändern können oder daß es angenehmer ist, wenn Sie sich aufregen?«

Dabei darf man nicht vergessen, daß es viele Gründe geben kann, weshalb ein Klient sein C nur ungern verändert. Einige davon kann der Therapeut beeinflussen. Wenn der Klient allerdings das C nicht verändern will, dann kann eine rational-emotive-Therapie nicht fortgesetzt werden.

Ein Therapiebeispiel

Im folgenden Therapiebeispiel werden weitere therapeutische Probleme angesprochen. Der Therapeut hat es mit einem Klienten zu tun, der über eine *Anzahl unangenehmer Emotionen* klagt, und die Aufgabe des Therapeuten besteht darin, sie zu benennen, ihre Schwere einzuschätzen und die Reihenfolge zu bestimmen, in der sie behandelt werden sollen. Der Therapeut verwendet eine numerische Einschätzskala, um diese Ziele zu erreichen. Diese Skala ist manchmal bekannt als SUDS-Skala, was Subjective Units of Disturbance (*Wolpe,* 1974) heißt. Wir empfehlen Ihnen die Verwendung dieser informellen Einschätzskalen ganz besonders, denn sie erlauben sowohl dem Klienten wie dem Therapeuten, auf Veränderungen im emotionalen Zustand sowohl während wie zwischen den Therapiesitzungen aufmerksam zu werden.

T: Ihre Frau hat angerufen und gesagt, daß Sie sich stark depressiv fühlten und Selbstmordabsichten gehabt hätten, und daß sie sich sehr große Sorgen über Sie mache. Wie fühlen Sie sich heute?

K: Ich habe Momente, in denen ich sehr verwirrt bin. Der Grund, weshalb ich an Selbstmord gedacht habe – ich weiß nicht einmal, wie ich das Gefühl ausdrücken soll, das ich gehabt habe, denn ich weiß, wenn ich mich wirklich hätte umbringen wollen, hätte ich es auch geschafft.

Beachten Sie, daß der Klient die Frage des Therapeuten nicht beantwortet hat.

T: Sie wissen, wie man es macht?

K: Es war sehr einfach. Ich habe mir einfach das Privileg herausgenommen, mich selbst zu bemitleiden, indem ich 8 Tabletten statt 25 genommen hab'.

T: Dann glauben Sie nicht im Ernst, daß Sie versuchten . . .

K: Nun, wenn die 8 Tabletten gereicht hätten, dann wäre das in Ordnung gewesen, und da sie nun nicht gereicht haben, ist es auch prima.

T: Aber Sie gingen nicht auf Nummer sicher, indem Sie 25 oder 30 Tabletten nahmen?

K: Genau. Das war mein Gefühl.
T: Haben Sie schon früher versucht, Selbstmord zu begehen?

Der Therapeut vergewissert sich über Suizidgedanken und Suizidverhalten, bevor er irgend etwas anderes tut.

K: Nein.
T: Haben Sie früher schon irgendwelche Pläne gehabt, Selbstmord zu begehen?
K: Nun, nach meiner ersten Scheidung war ich ganz schön geschafft, und ich habe daran gedacht. Zweimal in Wirklichkeit.
T: Hatten Sie damals einen bestimmten Plan?
K: Nein, keinen Plan.
T: Sie haben sich nie gesagt: »Ich werde mir die Kehle durchschneiden, oder von einer Brücke herunterspringen, oder aus einer Luftseilbahn rausspringen?«
K: Nein. Es war einfach, um ehrlich zu sein, ich saß in meinem Wagen, das Selbstmitleid packte mich und dann sagte ich zu mir: »Jetzt fahre ich in diese Mauer.« Und ich hielt auf die Mauer zu und drehte dann ab.
T: Und jetzt in diesem Augenblick haben Sie keine besonderen Suizidgedanken?
K: Nein.
T: Was ist denn mit Ihren Gefühlen? Wie fühlen Sie sich heute?

An dieser Stelle kehrt der Therapeut zu den Gefühlen zurück, nachdem er sich vergewissert hat, daß keine unmittelbare Selbstmordgefahr droht.

K: Sehr ängstlich.
T: Ängstlich?
K: Ja.
T: Menschen mit Selbstmordabsichten sind normalerweise depressiv, aber Sie sind ängstlich?

Achten Sie darauf, daß der Therapeut nach einem bestimmten Schema arbeitet und die Reaktionen des Klienten daran prüft.

K: Ja. Ich bin ganz schön ängstlich.
T: Wie ängstlich fühlen Sie sich?
K: Nun, immer wenn ich aufgeregt bin, bekomme ich Schwierigkeiten mit meinem Rücken.
T: Sie bekommen Muskelschmerzen?
K: Deswegen trage ich jetzt ein Korsett. Es passierte Sonntag abend, und ich hatte überhaupt nichts Körperliches getan. Ich bückte mich, und schon war es wieder soweit. Deswegen weiß ich, daß irgend etwas nicht in Ordnung ist.
T: Sind Sie schon bei einem Arzt gewesen wegen Ihres Rückens?
K: Ja. Ich hatte vor 15 Jahren einen Bandscheibenschaden. Es war chronisch. Manchmal glaube ich, daß Muskelverspannungen daran schuld sind, weil ich körperlich arbeite. Und manchmal hat es nichts damit zu tun . . .
T: Nun, es könnte einfach eine Muskelverspannung sein. Neigen Sie dazu, Muskelverspannungen zu bekommen und richtig verkrampft zu werden?

K: Ich war mir dessen nicht bewußt, aber es ist tatsächlich bei mir chronisch geworden. Meine Kinder leben in Kanada, und es wurde eigentlich chronisch, als sie dorthin zogen. Mary hat mich darauf aufmerksam gemacht.

T: Wie lange zurück liegt das?

K: Vier Jahre.

T: Dann ist also während der letzten vier Jahre Ihre Angst immer schlimmer geworden?

K: Nur wenn ich weiß, daß sie nach Hause kommen.

T: Wenn sie heimkommen, dann wächst Ihre Angst. Wie oft kommt es vor?

Der Therapeut nimmt die Gefühle des Klienten zur Kenntnis und akzeptiert sie, während er zusätzliche Informationen über seine Lebenssituationen sammelt.

K: Nun, normalerweise kommen sie zweimal im Jahr. Dieses Jahr waren sie erst einmal da, und sie werden in drei Wochen kommen. Es hat angefangen, sich aufzubauen – die Angst hat angefangen.

T: Je näher also Ihre Kinder kommen, um so ängstlicher werden Sie. Wenn Sie Ihre Angst auf einer Skala von 100 Einheiten einschätzen müßten, wobei 0 ein Zustand totaler Entspannung ist, wo Sie an irgendeinem verlassenen Strand liegen, und 100 ein Zustand reiner Panik, wie hoch würden Sie Ihre Angst dann in diesem Augenblick einschätzen?

Der Therapeut verwendet hier die SUDS-Einschätzskala, um das Ausmaß der emotionalen Belastung zu messen.

K: Oh, mindestens bei 75, 80.

T: Das ist dort oben.

K: Es ist ganz oben an der Spitze.

T: Nun, kann ich Sie etwas anderes fragen? Was ist es denn im Zusammenhang mit Ihren Kindern, das Sie in Angst versetzt?

K: Nun, immer wenn die Rede auf meine Kinder kommt, dann schwelle ich irgendwie an. (Dem Klienten kommen die Tränen.)

Beachten Sie, daß der Therapeut diese Emotion nun gleich bearbeitet.

T: Das hört sich an, als ob Sie traurig wären. Ihre Angst ist also mit Trauer vermischt.

K: Vielleicht weil ich Angst hab', und dann stell ich mir vor, was ich empfinden werde, wenn ich sie sehe – und auch, wenn sie wieder gehen.

T: Mit anderen Worten, in Ihrer Vorstellung erleben Sie also jetzt Ihre Gefühle, wenn die Kinder aus dem Flugzeug steigen, oder wenn sie wieder wegfliegen, und Sie empfinden dann Traurigkeit – und Sie haben Angst vor diesem Gefühl der Traurigkeit?

Beachten Sie, daß der Therapeut hier die Hypothese aufstellt, daß aus einem C ein neues A geworden ist. Er fragt nun den Klienten, ob diese Hypothese zutrifft.

K: Genau.

T: Welches Problem ist dann Ihrer Ansicht nach wichtiger, die Angst oder die Traurigkeit?

K: Das ist eine sehr interessante Frage.

T: Beide Gefühle sind vorhanden.

K: Ich versuche herauszufinden, ob es bloß ein Gefühl von Selbstmitleid ist. Ich weiß es nicht. Ich hab' vier Jahre lang versucht, dies zu analysieren.

T: Eine Frage: Gibt es da noch etwas anderes, was Ihnen angst macht, außer Ihren Kindern?

K: Ja. Das, was zum Selbstmord – wir wollen es mal so nennen für den Augenblick – geführt hat . . .

T: Der Versuch.

K: . . . kann verschiedene andere Gründe gehabt haben. D. h., wie bei allem, muß ich mich auch bei meiner Arbeit sehr anstrengen; nichts fällt mir in den Schoß.

T: Nicht einmal, wenn Sie sich selbst umbringen wollen! Nicht einmal das kriegen Sie hin, nicht wahr?

Beachten Sie, daß der Therapeut es mit Humor versucht, und wie gut dieser Versuch durch den Klienten aufgenommen wird.

K: Ich hätte es geschafft, wenn ich wirklich gewollt hätte. Das ist vielleicht gerade ein Teil meines Problems. Aber ich war das erstemal 18 Jahre verheiratet und buchstäblich 17 von den 18 Jahren hatte ich das Gefühl, daß ich sehr glücklich verheiratet war. Ich war sehr zufrieden, und wir, meine Exfrau und ich, waren sehr befreundet mit einem andern Paar, und bevor ich etwas davon merkte, brannten mein bester Freund und meine Frau miteinander durch. Ich hatte es auf die harte Tour herausgefunden, mit Detektiven und so. Und nachdem ich den ersten Schock überwunden hatte, hatte ich das Gefühl, daß ich nie wieder einer andern Frau trauen könnte. Ich fühlte mich sehr sicher, und plötzlich aus heiterem Himmel verlor ich nicht nur meine Frau, ich verlor einen Freund, ich verlor meine Kinder – es war ein dreifaches Desaster.

T: Können wir hier eine Pause machen?

K: Ja.

T: Wenn Sie an Ihre Kinder denken und die Traurigkeit fühlen, wenn sie kommen, erinnert Sie das an die Traurigkeit, die Sie damals fühlten?

K: Nein.

T: Erinnert es Sie daran, wie verletzlich Sie sind?

Der Therapeut geht von der Hypothese aus, daß der Klient angesichts eines ernsthaften Problems die irrationale Überzeugung hat, daß er damit nicht zurechtkommt.

K: O, ja, denn irgendwie gebe ich mir selbst die Schuld, daß ich meine Kinder verloren habe. Ich bin nicht glücklich darüber, daß ich meine Exfrau verloren habe, weil ich Carol sehr geliebt hab'. Es gibt da keine Priorität. Es ist einfach so, daß ich meine Kinder verloren hab', und über diesen Punkt hinaus habe ich keine Gefühle.

T: Es ist doch so, daß der Gedanke an die Heimkehr Ihrer Kinder Sie an Ihre Verletzlichkeit erinnert. Ist das nun eine Verletzlichkeit Ihren Kindern gegenüber oder Verletzlichkeit, weil Ihre Frau Sie verlassen hat?

Der Therapeut hat in der Bemerkung des Klienten das Wort Schuld gehört, aber er behält sich dieses Problem für eine spätere Intervention vor.

K: Nein, es ist einfach die Traurigkeit darüber, daß die Zeit mit meinen Kindern vorbeigeht, und ich fühle, daß wir uns voneinander immer weiter entfernen. Sie und ich. Wir sehen uns immer nur für so kurze Zeit.

T: Sie sind also darüber traurig, daß Sie Ihre Kinder nicht oft sehen.

K: Genau.

T: Lassen Sie uns hier unterbrechen und das, was Sie gesagt haben, neu formulieren. Sie haben gesagt, daß Sie sich traurig fühlen. Ich stimme Ihnen zu, aber noch einmal, wenn Sie eine Skala von 0 bis 100 verwenden würden, um das Ausmaß Ihrer Traurigkeit zu messen, wie viele Punkte wären das? 0 würde bedeuten, Sie wären vollständig glücklich, friedlich und es geht Ihnen prima – und 100 ist der Punkt, an dem Sie kurz davor sind, sich ein Messer in die Brust zu stoßen, weil das Leben total hoffnungslos ist. Wie empfinden Sie?

K: Nun, da spielt natürlich auch ein gewisses Schuldgefühl mit . . .

T: Ich will nun, daß Sie mir eine Einschätzung nennen.

K: O. Sie wollen eine Einschätzung. Das ist sehr schwierig . . .

T: Empfinden Sie viel Traurigkeit, etwa um 100 herum oder um 10?

K: Nein, so um 100 herum.

Der Therapeut erlaubt dem Klienten nicht auszuweichen. Er fährt mit seiner Arbeit an der Traurigkeit wegen der Kinder fort. Er hat die Bemerkung über das Schuldgefühl gehört und wird später in der Sitzung darauf zurückkommen.

T: Hier ist vielleicht eine Differenzierung angebracht; alles, was über 25 Punkte liegt, kann als Traurigkeit betrachtet werden, und es kann sein, daß Ihr Gefühl in Wirklichkeit nicht Traurigkeit, sondern eine echte Depression ist. Ich glaube, jedermann in Ihrer Lage wäre traurig darüber gewesen, seine Kinder zu verlieren, und er wäre es auch jetzt noch. Aber dieses Gefühl der Traurigkeit würde ihm nicht in dem Maße zusetzen wie Ihnen. Was ich damit sagen will, ist, daß es eine ganz natürliche Sache ist, daß Sie traurig darüber sind, und Sie werden vermutlich nie über dieses Gefühl hinwegkommen. Sie werden stets traurig darüber sein, Ihre Kinder nicht bei sich zu haben . . . Wenigstens hoffe ich das. Sie werden nicht plötzlich kaltherzig werden, und ich glaube nicht, daß ich Ihnen dazu verhelfen könnte. Selbst wenn ich es könnte, würde ich es vermutlich nicht tun wollen. Der springende Punkt aber ist der, daß Ihr Problem nicht die Traurigkeit ist, es ist die Depression. Sie sind in Wirklichkeit deprimiert über diese Sache. Und ich glaube, es ist wichtig, daß wir hier verschiedene Ausdrücke gebrauchen, nicht einfach nur das Wort traurig. Nun, wie verhält es sich mit dem Schuldgefühl?

Der Therapeut hat nun eine Unterscheidung eingeführt und dem Patienten geholfen, sein Gefühl korrekt zu benennen. Nicht bloß der hohe Wert auf der Einschätzskala, sondern auch das Schuldgefühl, die Selbstbeschuldigung und der Selbstmordversuch sind Hinweise dafür, daß das Problem des Patienten Depression ist und nicht bloß Traurigkeit.

K: Ich war mehr als großzügig meiner ehemaligen Frau gegenüber. Was immer sie brauchte – es handelte sich meist um materielle Dinge –, bekam sie. Unser Lebensstil ging weit über meine finanziellen Möglichkeiten hinaus, weil ich den Eindruck hatte, sie brauchte das. Und ich arbeitete hart, viele Stunden lang, und ich ging heim und fiel ins Bett. Ich stand auf, ging zur Arbeit, ging heim und fiel ins Bett. So ging das ständig. Außer an den Wochenenden. Ich freute mich auf die Wochenenden, wie wenn es ein Urlaub von zwei Monaten wäre und nicht bloß ein paar Tage – nur damit ich ein wenig Zeit mit unseren Freunden verbringen und mein Leben genießen konnte. Und wenn ich ein Schuldgefühl empfinde, dann deswegen, weil ich nicht gewitzt genug war, um zu merken, daß es noch andere Dinge als meine Arbeit gab.

T: Und weil Sie das nicht merkten, was geschah?

K: Da suchte sie sich den angenehmeren Teil ihres Lebens halt bei meinem Freund.

T: Weil Sie nicht zu Hause waren, ging sie sonst wo hin, und wenn Sie gewitzter gewesen wären, hätten Sie Ihre Kinder nicht verloren?

K: Genau.

T: Sie sind wirklich ein Dummkopf, nicht wahr?

Dies ist ein Versuch, die Sache mit Humor zu sehen. Und der Therapeut sagt es mit einem Lächeln.

K: Nein.

T: Sie quälen sich deswegen.

K: Nun, ich quäle mich deswegen, weil ich in meiner neuen Ehe beinahe wieder in dasselbe Fahrwasser geraten wäre. Und ich habe es wieder kaum gemerkt und bin sehr durcheinander deswegen. Ich hab' vorher schon davon gesprochen, und ich möchte das loswerden; was zu diesem Selbstmordversuch geführt hat, das war mein mangelndes Vertrauen in das Leben – und in meine Freunde. Ich habe keinen wirklichen Freund, auch nicht nach dem letzten Wochenende.

T: Sie trauen ihnen nicht, wie Sie auch den Frauen nicht trauen?

K: Genau. Vielleicht habe ich nach dem letzten Wochenende nun einen neuen Freund gefunden. Es wird auch Zeit. Auf einer bewußten Ebene hat Mary mir immer ein Gefühl von Treue, Ehrlichkeit vermittelt, daß ich die Nummer eins sei und kein Mann je zwischen uns treten würde. Und ich habe mich sehr wohl gefühlt. Es hat viel gebraucht, daß ich wieder daran glauben konnte. Und dann ist dummerweise etwas sehr Lächerliches geschehen. Mary war sehr deprimiert, weil sie keine neue Arbeit finden konnte. Es ging zwei Jahre so. Und letzte Woche, ich weiß nicht wie das Gespräch darauf kam, sagte Mary zu mir, sie würde sogar mit einem Typen ins Bett gehen, wenn er ihr einen Job geben würde – den richtigen Job.

T: Sie ist nicht hinter seinem Penis her oder hinter seinem Geist – bloß hinter seinem Geld?

K: Ja. Aber inzwischen ging es *mir* ziemlich auf den Geist. Deswegen habe ich Mary gesagt, wie ich mich fühle, und so wurde dieses Wochenende ein schwarzes Wochenende. Ich kam nicht darüber hinweg, daß sie mit einem anderen Mann ins Bett gehen würde, um etwas von ihm zu bekommen.

T: Mir scheint es, zumindest in Begriffen der RET, daß bei Ihnen gleichzeitig mehrere aktivierende Ereignisse und mehrere Emotionen eine Rolle spielen. Da ist Depression im Spiel, Angst und Schuldgefühl. Die aktivierenden Ereignisse scheinen zu sein, daß Sie sich mit Ihren Kindern treffen, daß Sie Ihre Kinder vermissen, daß Sie Ihre Kinder verloren haben oder der Grund dafür waren, und ein anderes, auf die Zukunft gerichtetes, daß Ihre Frau Sie verlassen könnte. Nachdem, was Sie mir erzählen, scheint mir, daß das, was Sie am meisten bedrückt, in der Gegenwart liegt. D. h., Sie haben Angst, daß Ihre Frau Sie verlassen wird. Und der kleinste Hinweis, daß das geschehen könnte, versetzt Sie in eine schreckliche Angst. Und offenbar läßt Sie der Gedanke an Ihre Kinder daran denken, daß Ihre erste Frau Sie plötzlich verlassen hat, und was einmal geschah, nun . . .

Obwohl dies die erste Therapiesitzung war, kannte der Klient die RET schon durch die Lektüre verschiedener Bücher. Beachten Sie, daß der Therapeut das komplexe Problem des Klienten zusammenfaßt und die Hypothese formuliert, daß der Klient glaubt, er hätte seine früheren Probleme verursacht und könnte dies im Fall seiner gegenwärtigen Frau wieder tun.

Fünftes Kapitel
Die Identifizierung der B's

Überzeugungssysteme lassen sich in zwei Kategorien einteilen, die *Ellis* (1962, 1971, 1973, 1979 b) *rationale Überzeugungen (RB's)* und *irrationale Überzeugungen (IB's)* genannt hat. Beide, die rationalen und die irrationalen Überzeugungen, sind *Bewertungen* der Wirklichkeit, nicht Beschreibungen oder Prognosen. Deshalb sind sie nicht einfach Sätze wie: »Etwas könnte geschehen«, sondern wenn etwas geschieht, bringen sie eine Bewertung zum Ausdruck (z. B. rational: »Wie unangenehm«; irrational: »Welche Katastrophe! Wie schrecklich!«). Es ist möglich, daß beide Arten von Gedanken gleichzeitig in einem Menschen gegenwärtig sind. Eine wichtige Aufgabe in der Therapie besteht darin, den Klienten zu helfen, RB's von IB's zu unterscheiden, denn die Therapie wird von ihnen fordern, daß sie ihre irrationalen Überzeugungen in Frage stellen und sie durch rationale Anschauungen ersetzen. Wie also kann man rationale von irrationalen Gedanken unterscheiden?

Versuche, die RB's zu charakterisieren, haben zu den folgenden Kriterien geführt. Vergleichen Sie die rationale Feststellung: »Es wäre schlecht, wenn meine Frau mich verlassen würde«, mit jedem der folgenden Kriterien.

1. *Eine rationale Überzeugung ist wahr.* Die Überzeugung stimmt mit der Wirklichkeit in Art und Ausmaß überein. Sie kann durch Beweise gestützt werden, und sie ist empirisch verifizierbar. Sie ist logisch in sich stimmig und stimmig mit den realen Gegebenheiten. Eine rationale Überzeugung ist also nicht nur eine logische Überzeugung; Logik ist ein notwendiges, aber nicht ein genügendes Merkmal zur Identifizierung einer rationalen Anschauung. Betrachten Sie das zitierte Beispiel. Man könnte beweisen, daß es für unseren Klienten viele unangenehme Folgen hätte, wenn seine Frau ihn verlassen würde.

2. *Eine rationale Überzeugung ist nicht absolut.* Statt dessen ist sie konditional oder relativ. Eine rationale Überzeugung wird normalerweise als eine Sehnsucht, eine Hoffnung, ein Verlangen, ein Wunsch oder als eine Präferenz ausgedrückt und spiegelt deshalb mehr eine

wünschende als eine verlangende Grundhaltung wider. Können Sie sehen, wie das Beispiel eher eine Präferenz als eine Forderung zum Ausdruck bringt? Der Klient meint ganz einfach:»Ich würde es vorziehen, wenn meine Frau bei mir bleiben würde.«

3. *Eine rationale Überzeugung führt zu gemäßigten Gefühlen.* RB's führen zu Gefühlen, die von mild bis stark reichen können, die aber für das Individuum nicht belastend sind. Dies ist eine wichtige Unterscheidung, weil ein verbreitetes Mißverständnis der RET meint, rationales Denken führe zu einer Abwesenheit von Gefühlen. Ganz im Gegenteil. Es wäre eine ziemlich hirnverbrannte Idee zu glauben, daß ein Nullniveau emotionaler Beteiligung hilfreich oder rational wäre. Maßvolle emotionale Erregung motiviert für die Problemlösung (z. B. indem man sich das aktivierende Ereignis vornimmt und schaut, ob es sich verändern läßt), zu geringe oder zu starke emotionale Erregung hingegen steht dieser Fähigkeit im Wege. Um zu unserem Beispiel zurückzukehren: wenn der Klient daran denkt, daß seine Frau ihn verlassen könnte, dann ist er vermutlich traurig, aber nicht depressiv im klinischen Sinn.

4. *Eine rationale Überzeugung ist eine Hilfe für die Erreichung von Zielen.* RB's sind kongruent mit: Zufriedenheit mit seinem Leben, Minimierung von innerpsychischen Konflikten, Minimierung von Konflikten mit der Umwelt, Befähigung, sich mit anderen zusammenzutun und sich auf sie einzulassen, und Entwicklung der Fähigkeit, sich einer persönlich befriedigenden Aufgabe zu verschreiben. Einfacher gesagt: Rationale Überzeugungen geben uns die Freiheit, unsere Ziele angstfreier, urteils- und vorurteilsfreier zu verfolgen, und sie erlauben es uns, die Risiken einzugehen, die damit verbunden sind. Aus unserem Beispiel schließen wir, daß unser Klient so glücklich wie möglich leben will, und dies ist nicht möglich, wenn er an einer klinischen Depression leidet. Hinzu kommt, daß sein Verhalten vermutlich seine Frau und andere dazu bringen würde, ihn zu verlassen, wenn stark bewertende Gedanken über das mögliche Scheitern seiner Ehe zu einer klinischen Depression führen würden.

Irrationale Überzeugungen dagegen weisen andere, oft entgegengesetzte Eigenschaften auf:

1. *Eine irrationale Überzeugung ist nicht wahr.* Sie ergibt sich nicht aus der Realität. Sie kann von einer unzutreffenden Prämisse ausgehen und/oder zu einer unzutreffenden Deduktion führen. Sie wird nicht durch Beweise gestützt und ist oft Ausdruck einer Übergeneralisierung. IB's sind deshalb sehr gern extrem bewertende Übertreibungen einer

Situation und spiegeln sich in Beschreibungen wie »schrecklich«, »entsetzlich« oder »schlimm« wider. Beispiel einer irrationalen Überzeugung kann sein: »Ich könnte es nicht ertragen, wenn meine Frau mich verlassen würde.« Solch eine Feststellung ist offensichtlich keine Spiegelung der Realität.

2. *Eine irrationale Überzeugung ist eine Forderung.* Als solche stellt sie eher eine absolute als eine probabilistische Anschauung dar. Sie äußert sich in Ansprüchen statt Wünschen, kategorischen Forderungen statt Präferenzen und unbedingten Bedürfnissen statt Verlangen. Irrationale Überzeugungen sind oft schon in der Kindheit gelernt worden, und sie gründen häufig auf narzißtischen oder größenwahnsinnigen Forderungen gegenüber dem eigenen Selbst, den andern oder dem Universum. *Ellis* (1979 a, 1979 b; *Ellis* und *Harper* 1975) beschreibt diese als die drei großen Muß:

Ich muß: (Erfolg haben, Anerkennung bekommen usw.).
Du mußt: (mich gut behandeln, mich lieben usw.).
Die Welt muß: (mir das, was ich will, schnell und leicht geben, mich fair behandeln usw.).

Die Ableitungen aus diesen Gedanken haben oft eine der folgenden Formen: (a) es ist schrecklich, (b) ich kann das nicht ertragen, und (c) ich bin ein lausiger Kerl, weil ich mich lausig benehme. Wir schaffen es gelegentlich sogar, uns mit total widersprüchlichen Muß zu verwirren, wenn wir z. B. von uns verlangen, eine Menge Geld zu verdienen, und gleichzeitig wollen, daß wir von jedermann geliebt werden. Wenn Sie sich vorgenommen haben, so viel Geld als möglich zu scheffeln, dann werden Sie vermutlich dem einen oder anderen Ihrer Mitmenschen auf die Zehen treten! Bezogen auf unser Beispiel, kann der Klient dann sagen: »Da mich meine Frau nicht verlassen darf, kann ich es nicht ertragen, wenn sie es dennoch tut!« Aber ebenso: »Da ich es nicht ertragen kann, wenn meine Frau mich verläßt, darf sie mich nicht verlassen.« Bemerken Sie die absolute Forderung in diesen Feststellungen?

3. *Eine irrationale Überzeugung führt zu gestörten Gefühlen.* Apathie oder Angst können im schlimmsten Fall zur Selbstzerstörung und im besten Fall zu einem unproduktiven Leben führen. Wenn ein Klient oder eine Klientin mit seinem oder ihrem Leben nicht zurechtkommt und sich entweder sagt: (a) »Es spielt keine Rolle, wie ich mit meinem Leben zurechtkomme«, oder (b) »Ist es nicht schrecklich, daß ich nicht zurechtkomme«, dann erlebt er oder sie sehr wahrscheinlich das eine oder andere Extrem dieser zwei nicht sehr hilfreichen Gefühle, Apathie oder Angst. Angemessene Besorgnis hingegen würde durch einen

rationaleren Gedanken hervorgerufen, etwa: »Es kommt durchaus darauf an, und ich werde daran arbeiten, daß ich besser zurechtkomme, aber in der Zwischenzeit ist es nicht schrecklich oder das Ende der Welt, daß ich mit meinem Leben nicht sehr gut zurechtkomme.«

4. *Eine irrationale Überzeugung ist keine Hilfe für die Erreichung eines Ziels.* Wenn jemand an absoluten Überzeugungen festhält und von aufwühlenden Emotionen geschüttelt wird, ist er nicht gerade in der besten Position, aus seinem Leben ein Maximum an Freude und ein Minimum an Unbehagen zu ziehen. Der obengenannte Klient ist ein gutes Beispiel für dieses Problem. Es wird ihm nicht gelingen, ein glückliches Leben zu führen, wenn er sich ununterbrochen darüber Sorgen macht, daß ihn seine Frau verlassen könnte.

Worte und ihre Bedeutung

Um irrationale Überzeugungen zu identifizieren, hat *Ellis* (1979a, 1979b) vorgeschlagen, auf die *Sollte* und *Müßte* in einem Satz zu achten. Obwohl diese Wörter auf eine übertrieben anspruchsvolle Lebensauffassung hinweisen können, werden sie oft auch ganz harmlos verwendet. Es ist ein Irrtum, den Neulinge in der RET oft begehen, in jedem »Sollte« und »Müßte« gleich ein Indiz für eine unerbittlich fordernde Lebensauffassung zu sehen. Diese Worte haben viele Bedeutungen. So kann der Satz: »Heute soll es regnen« bedeuten: »Ich erwarte, daß es heute regnet, weil ich im Besitz bestimmter diesbezüglicher Informationen bin.« Hier wird »soll« in einem prognostischen Sinn verwendet. In dem Satz: »Du solltest dir den Film ansehen, den ich gestern gesehen habe«, wird das Wort im Sinne eines Ratschlags gebraucht: »Mir hat der Film gefallen, und ich glaube, dir wird er auch gefallen.« In anderen Sätzen wird »sollte« in einem konditionalen Sinn gebraucht, z. B.: »Ich sollte den Staubsauger reparieren lassen«, kann vielleicht heißen: »Wenn ich meine Teppiche sauber machen will, sollte ich den Staubsauger reparieren lassen.« Problematisch wird die Verwendung dann, wenn damit ein *moralischer Imperativ* zum Ausdruck gebracht werden soll, der besagt, daß ein Ereignis eintreten muß. Jedes der genannten Beispiele kann eine solche absolute Bedeutung haben, und der Therapeut kann dies feststellen, wenn er auf den Zusammenhang achtet, in dem der Klient seine Feststellung macht, und auf seinen emotionalen Zustand. Der Therapeut würde gut daran tun, die »Sollte« des Klienten umzuformulieren und an ihn zurückzugeben, um sicherzugehen, daß sie Ausdruck einer Forderung sind. Sonst kann er unter Umständen viel Zeit damit vergeuden, bedeutungslose »Sollte« auszumerzen, und dabei nur wieder ein neues ungeprüftes Tabu schaffen (»Ich sollte nicht ›sollte‹ sagen«).

Wenn es, wie wir betont haben, selbstschädigend ist, an irrationalen Überzeugungen festzuhalten, weshalb tun wir es dann? Eine Anzahl von Faktoren kann hier eine Rolle spielen. Als erstes wird diese Tendenz ganz sicher durch verbreitete kulturelle Stereotype unterstützt, die sich in unserer Sprache, in unseren Erzählungen und in unseren Liedern widerspiegeln. Eine kürzliche Untersuchung amerikanischer Volksmusik hat z. B. herausgefunden, daß ungefähr 82% der Country-Western und Rocklieder irrationale Lebensauffassungen widerspiegeln (*Protinksy und Popp,* 1978). Zweitens kann es uns eine gewisse, selbstverstärkende angenehme Aufregung verschaffen, wenn wir irrational sind. Man muß nur an den Jungen denken, der einen hysterischen Anfall bekam, weil er nicht in die Fußballmannschaft aufgenommen wurde, oder an das Mädchen, das nicht zum Tanzen aufgefordert wurde. Verzerrungen und Übertreibungen können erregend sein, und wir gewinnen dadurch unter Umständen auch die Sympathie von anderen Menschen unserer Umgebung. Den vielleicht wichtigsten Grund allerdings nannte *Ellis* (1976), als er zu bedenken gab, daß beinahe jeder irgendwann einmal irrational denkt. Er stellt fest, daß dies einfach zum Menschen gehöre. So seltsam es sein mag, diese dritte Erklärung für die Irrationalität kann therapeutisch besonders tröstlich sein. Sie ist sehr hilfreich, weil sie den Klienten erlaubt, sich nicht länger wegen ihrer irrationalen Überzeugungen Vorwürfe zu machen.

Übungsbeispiele

Gehen Sie die folgenden Sätze durch und entscheiden Sie, welche rational und welche irrational sind. Die Antworten finden Sie auf Seite 300.

Ich wollte, ich hätte bei X Erfolg gehabt. Das hätte die Dinge sehr viel einfacher gemacht.

Es ist eine Schande, daß es danebenging.

Verdammt, ich wünschte, es würde nicht regnen!

Das war eine Enttäuschung, als ich diesen Job nicht bekam.

Ich wünschte, wir würden näher bei der Schule wohnen, damit ich nicht so weit zu gehen brauche.

Es ist mir so unangenehm, wenn mein Mann an mir herumnörgelt.

Es ist wirklich eine Qual, diese Musik anhören zu müssen.

Wenn du diese Prüfung bestehen willst, dann mußt du hart arbeiten.

Diese Übungen sind wirklich lästig.

Die hauptsächlichen IB's

Ellis (1976) hat die irrationalen Vorstellungen, die er in der Therapie mit Tausenden von Klienten gehört hat, in mehrere Kategorien eingeteilt.

Vergessen Sie allerdings nicht, daß die folgende Liste eine sehr grobe Einteilung ist. Ihr Klient wird seine irrationalen Vorstellungen vielleicht nicht in einer der hier angeführten Formen zum Ausdruck bringen. Eine wichtige Aufgabe des Therapeuten besteht deshalb darin, die spezifischen irrationalen Überzeugungen des Klienten zu lokalisieren, die sich einer der folgenden Klassen zuordnen lassen oder auch nicht. Um Ihr Ohr zu schulen, haben wir charakteristische Wendungen oder Satzteile mit aufgenommen, in denen die entsprechenden irrationalen Überzeugungen verpackt sind. Auf die Besprechung jeder irrationalen Überzeugung folgt ein Beispiel ihres rationalen Gegenstücks. Sie können sich selbst prüfen, wenn Sie die entsprechenden RB's formulieren, bevor Sie unsere Lösung lesen.

1. Ich muß von jedem wichtigen Menschen in meiner Umgebung geliebt werden und von ihm Zustimmung bekommen. Andernfalls ist das entsetzlich.

Ich kann es nicht ertragen, wenn man mich ein kastrierendes Weib nennt.
Keiner mag mich.
Ich habe Angst, sie um eine Verabredung zu bitten.
Ich könnte es nicht aushalten, wenn er wütend auf mich wäre!
Ich wäre ein Narr, wenn ich das täte!
Ich könnte das nie in der Öffentlichkeit tun.
Ich würde alles für diesen Menschen tun.

Diese irrationale Überzeugung gehört zu den hartnäckigsten und ärgerlichsten in der Therapie. Sie stellt die Furcht vor Zurückweisung und Mißbilligung durch andere dar. *Ellis* nennt sie gelegentlich (1979 d, 1977 a) »love slobbism«*. Als Ergebnis einer geschlechtsrollenspezifischen Sozialisation und der damit verbundenen Botschaften trifft man auf diese Art von IB's besonders bei weiblichen Patienten. Eine Frau ohne einen Partner betrachtet sich selbst als ein unfertiges Produkt, als ein unvollkommenes Wesen. Wie *Janet Wolfe* (1975) gezeigt hat, sind Frauen mit einer solchen Auffassung oft anfällig für selbstschädigendes Verhalten. Sie sind nicht in der Lage, selbstsicher zu fordern, was sie wollen, oder wagen es nicht, in einer Beziehung ihre Wünsche zu äußern, aus Angst, daß ihr Partner sie zurückweisen würde, wenn sie einen eigenen Standpunkt vertreten würden.

---

* Frei übersetzt: seelisch-geistige Prostitution für Liebe.

92

(RB: Es wäre wünschenswert und befriedigender, sich auf seine Selbstachtung zu konzentrieren, Zustimmung aus praktischen Überlegungen heraus zu erstreben und eher bestrebt zu sein, zu lieben als geliebt zu werden.)

2. *Wenn jemand anders sich schlecht oder unfair benimmt, dann sollte man ihn dafür tadeln, ihm einen Verweis erteilen und ihn bestrafen. Denn er ist ein schlechtes oder verdorbenes Subjekt.*

Es ist alles dein Fehler.
Du hättest mir das nicht antun dürfen.
Meine Eltern hätten fair sein sollen, dann wäre ich jetzt nicht in diesem Schlamassel.
Sie ist nichts wert.
Du chauvinistisches Schwein!
Er ist blöd.
Er hat es verdient.
Es freut mich, daß er dafür bezahlen muß.
Ich werde es ihm heimzahlen.
Selbstverständlich sollte er bestraft werden.

Wenn wir diese Überzeugung als irrational bezeichnen, dann meinen wir damit nicht, daß Strafe in irgendeiner Weise irrational oder wirkungslos sei. Wenn wir auch glauben, daß die Auferlegung von Strafe ein wichtiges Mittel sein kann, um das Verhalten anderer zu beeinflussen, glauben wir aber nicht, daß irgendein menschliches Wesen aus moralischen Gründen bestraft zu werden *verdient*. Die irrationalen Elemente in dieser Überzeugung sind, (a) daß die Person verurteilt werden soll, (b) daß die Person bestraft werden *sollte* oder *muß*, und (c) daß eine Person als schlecht eingeschätzt wird. Legitimerweise kann man nur Verhaltensweisen, aber nicht Menschen einschätzen; ähnlich ist eine Bestrafung ein effektives Mittel zur Veränderung von Verhaltensweisen, aber nicht zur Verurteilung von Menschen.
(RB: Bestimmte Handlungen sind unangemessen oder unsozial, und diejenigen, welche diese Handlungen tun, benehmen sich dumm oder neurotisch, und man würde ihnen besser helfen, sich zu ändern.)

3. *Es ist entsetzlich, wenn die Dinge nicht so sind, wie ich sie gerne haben möchte.*

Ich will nicht unfair behandelt werden.
Ich kann nicht auskommen ohne es.

93

Ich kann mir nicht vorstellen, das nicht zu haben.
Aber wenn ich nicht aufs Gymnasium komme ... oh, mein Gott!
Sie schläft nie mit mir.
Ich kann es nicht aushalten, dick zu sein.
Früher hat er mir immer gegeben, was ich wollte.
Alle anderen Kinder haben ...
Wenn er das noch ein einziges Mal tut, schreie ich.
Ich lauf' ständig hinter dir her und räume auf.
Ich habe überhaupt keine Zeit für mich selbst.

Diese Klientenäußerungen sind gute Beispiele für unvollendete Sätze. In keinem der obigen Beispiele macht der Klient eine direkte Bewertung der beschriebenen Situation. Die Bewertung ergibt sich aus dem Zusammenhang oder aus dem Tonfall, in dem die Bemerkung gemacht wird. So kann z. B. in der Feststellung »Sie schläft nie mit mir« eine unausgesprochene Schlußfolgerung sein: »... aber sie sollte es tun; daß sie es nicht tut, ist entsetzlich«. Es ist hilfreich, wenn man den Klienten dazu ermuntert, den Gedanken zu Ende zu führen und so zu realisieren, daß er in der Tat eine übertriebene Bewertung eines Problems und seiner Konsequenzen gemacht hat.

(RB: Es ist zu dumm, daß die Dinge oft nicht so sind, wie man es gerne haben möchte. Es wäre ratsam, die Bedingungen zu ändern oder unter Kontrolle zu bringen, damit sie befriedigender würden. Wenn eine Veränderung unmöglich ist, ist es besser, wenn man die unbefriedigenden Bedingungen vorübergehend akzeptiert.)

4. Ich sollte mich über Ereignisse, die ungewiß oder potentiell gefährlich sind, sehr ängstigen.

Es könnte geschehen.
Oh, mein Gott.
Ich kann an nichts anderes mehr denken.
Keiner scheint zu begreifen, wie ernst dies ist.
Ich krieg' es nicht aus dem Kopf.
Ich kann's nicht einfach geschehen lassen.
Wenn Sie sich darüber nicht aufregen, dann verstehen Sie die Situation nicht.
Was meinen Sie mit »entspannen«?
Aber wie kann ich sicher sein, daß es nicht geschehen wird?
Ich soll auf ein Pferd steigen?

Diese irrationale Überzeugung beruht auf dem Verlangen nach Sicherheit im Leben, und sie führt zu Angst, wenn die entsprechenden

Garantien nicht zu bekommen sind. Klienten mit dieser irrationalen Überzeugung handeln sich zwei Schwierigkeiten zum Preis von einer ein. Sie regen sich nicht nur dann auf, wenn das unangenehme oder unerwünschte Ereignis eintritt, sondern schon im vornhinein. (RB: Man würde der Gefahr oder der Furcht besser ins Auge sehen und dafür sorgen, daß sie nicht gefährlich werden, und wenn das unmöglich ist, das Unausweichliche akzeptieren.)

5. *Ich bin wertlos, wenn ich nicht durch und durch kompetent und jeder Situation stets gewachsen bin und wenn ich nicht jederzeit erfolgreich bin, oder zumindest die meiste Zeit in einem der wichtigeren Bereiche.*

Was bin ich doch für ein Idiot.
Ich hätte die Kinder nicht anschreien sollen.
Ich bin nicht intelligent genug für ein Universitätsstudium.
Ich kann mir selber nicht in die Augen schauen.
Was kann ich mit mir selber anfangen, jetzt, wo ich in Pension gehe.
Wie sollte ich schon eine gute Note bekommen?
Ich hätte nicht so schnell einen Orgasmus haben sollen.
Ohne ihn bin ich nichts.
Meinem Klienten ging es nicht besser!

Diese irrationale Überzeugung gehört zu den zwei oder dreien, die ein Therapeut am häufigsten zu hören bekommt Sie ist vielleicht am meisten unter den Männern in unserer auf Wettbewerb und Leistung ausgerichteten Gesellschaft anzutreffen. Meistens ist sie begleitet von einer starken Angst vor Mißerfolg. Der Betreffende glaubt, er sei ein Versager, wenn er in einer bestimmten Sache versagt hat. Diese Form der Selbsterniedrigung ist besonders geeignet, Angst hervorzurufen, wenn ein Mißerfolg im voraus erwartet wird, und führt zu Depressionen, wenn der Betreffende die Erfahrung eines Mißerfolgs gemacht hat.
(RB: Es ist ratsamer, sich selbst als unvollkommenes Wesen mit menschlichen Begrenzungen und Schwächen zu akzeptieren. Es ist besser, erfolgreich zu *sein* als erfolgreich sein zu *müssen*.)

6. *Es muß eine perfekte Lösung für dieses Problem geben; ich muß sicher sein und vollkommene Kontrolle über die Dinge haben.*

Es muß einen besseren Weg geben.
Wenn ich weitersuche, werde ich darauf stoßen.
Ich kann einfach keine Entscheidung treffen.

Aber wie kann ich sicher sein?
Bedeutet das nicht ein Risiko?
Wie soll ich wissen, welches die beste Möglichkeit ist, das zu tun?
Ich weiß, was ich will, aber ich kann mich dennoch nicht entscheiden.
Wenn ich hier bleibe, werde ich mich elend fühlen, und wenn ich gehe,
werde ich mich ebenso elend fühlen.
Ich habe zu wenig Selbstvertrauen.
Doktor, meinen Sie, daß Sie mir sagen können, was ich tun soll?

Diese irrationale Vorstellung besteht aus zwei Teilen. Der erste Teil besagt, daß es eine ideale oder perfekte *Lösung* für das Problem gebe, daß man diese Lösung finden müsse und daß das Ergebnis schrecklich sein werde, wenn man die Lösung nicht findet. Das zweite Element besteht darin, daß – egal, ob es eine perfekte Lösung gibt oder nicht – der Patient der Ansicht ist, er müsse das Problem vollkommen unter *Kontrolle* haben, während es sich entwickelt. Diese irrationale Überzeugung kann sich auch auf andere Menschen beziehen. Der Patient kann über andere wütend werden, die keine Lösungen für schwierige Probleme anbieten können oder diese nicht unter Kontrolle haben. Zu diesen Menschen, auf die sich der Ärger des Patienten richtet, wird sehr wahrscheinlich auch der Therapeut gehören, wenn die auftauchenden Probleme nicht rasch und leicht gelöst werden, oder der Therapeut nicht in der Lage ist, den Weg zu einer perfekten Lösung aufzuzeigen.
(RB: In unserer Welt ist vieles ungewiß und dem Zufall ausgesetzt, und das Leben kann trotzdem genossen werden.)

7. Die Welt sollte fair und gerecht sein.

Wie konnte sie mir dies antun?
Warum passiert so etwas immer mir?
Er hätte das nicht tun dürfen. Das habe ich nicht verdient.
Aber ich habe alles getan, was man von mir erwartet hat.
Sie hatten kein Recht, mich zu feuern.
Wie können Sie es wagen!
Er wird sein Fett schon abbekommen.
Sie können mir nicht sagen, was ich tun soll.
Ich verlange nicht viel.

Diese Überzeugung ist vor allem wegen ihres Forderungscharakters irrational. Klienten, die daran festhalten, sind nicht bereit, die Welt so zu akzeptieren, wie sie ist, und sie haben das Gefühl, daß sie das Universum besser machen können oder müssen, als es ist. Diese irrationale Überzeugung ist sehr oft eines der Schlüsselelemente im kognitiven System heranwachsender Klienten. Der Therapeut wird nicht gut daran tun, den Klienten zuzustimmen, daß es entsetzlich und schrecklich sei, daß die Welt sie ungerecht behandle, sondern er wird sie fragen, woher sie die Vorstellung hätten, daß die Welt gerecht sein *sollte*. Heranwachsende können sehr idealistisch sein, und sie haben die Neigung zu rigiden Vorstellungen, wie die Welt sein sollte (nämlich so, wie sie es sich wünschen!).

(RB: Die Welt ist oft ungerecht, und gute Kerle sterben oft jung. Es ist besser, diese Tatsache zu akzeptieren und sich darauf zu konzentrieren, sein Leben trotzdem zu genießen.)

8. Ich sollte die ganze Zeit über angenehm und ohne Schmerzen leben können.

Habe ich diese Belastung nötig gehabt?
Es ist einfach zu schwer.
Aber ich mag es nicht.
Es könnte mich verletzen.
Aber ich bekomme solchen Hunger.
Ich kann das nicht aushalten.
Ich wäre glücklich, wenn ich einfach von allem weglaufen könnte.
Können wir nicht näher hinfahren?
Was, ich soll zum Zahnarzt gehen? Das schmerzt zu sehr.
Jetzt stehen wir schon fünf Minuten in dieser Schlange.
Ich habe Angst vor einer Schwangerschaft, weil die Geburt schmerzhaft sein wird.

Der Leser ist vielleicht überrascht, daß er das Wort »Schmerz« in der Beschreibung dieser irrationalen Überzeugung findet. Wir beziehen uns sowohl auf psychische wie physische Beeinträchtigungen. Physische Unannehmlichkeiten hängen mit verschiedenen Situationen zusammen, die nichts mit physischer Krankheit zu tun haben. Die Überzeugung, man sei nicht imstande, Unannehmlichkeiten auszuhalten, ist ein Zeichen niedriger Frustrationstoleranz und führt oft zu Süchten und Verhaltensexzessen oder wenigstens zu Wehleidigkeit und Nörgelei, was lästig für die Umwelt ist. Angst vor Unannehmlichkeiten kann den Klienten auch davon abhalten, sich für die Erreichung langfristiger Ziele oder langfristiger Annehmlichkeiten anzustrengen, weil er der Meinung ist, er könnte die gegenwärtige Unannehmlichkeit nicht aushalten. Wenn Sie einem

Bergbach entlang hochsteigen, weil Sie in einem Wasserfall baden wollen, werden Sie wahrscheinlich über Stock und Stein gehen müssen. Manche Menschen aber glauben, daß sie sich, egal was sie tun, immer behaglich fühlen müssen. Solch eine Meinung ist offensichtlich selbstschädigend. (RB: Es gibt keinen Preis ohne Fleiß. Ich kann diese Unannehmlichkeit aushalten, auch wenn sie mir nie gefallen wird.)

9. *Ich könnte den Verstand verlieren, und das wäre unerträglich.*

Ich kann nicht einmal mehr klar denken.
Gestern abend sah ich im Fernsehen einen Film über einen Mann mit meinen Problemen, und er endete in der Klapsmühle.
Ich habe solche Angst, daß ich mich nicht beherrschen kann.
Was wird mit mir geschehen?
Ich habe solche Angst überzuschnappen!
Und wenn ich die Beherrschung verliere?
Ich glaube, ich verliere den Verstand.
Jeder mit meinen Problemen muß sehr schwer gestört sein.
Mit mir könnte es enden wie mit meiner Mutter ... Sie brachte sich um.
Was hat dieses Symptom zu bedeuten, Herr Doktor?
Ist das normal?

Phrenophobie, die Angst, verrückt zu werden, ist eine verbreitete Sorge von Klienten und ist oft die Ursache dessen, was wir Symptomstreß genannt haben. *Victor Raimey* (1975) hat dieses Problem *psychische Hypochondrie* genannt. Warum sind Menschen so zu Tode verängstigt? Es ist typisch für Laien, daß sie die abenteuerlichsten Vorstellungen über Psychopathologie besitzen und glauben, sie würden als gemeingefährliche Irre für längere Zeit in eine Klapsmühle eingesperrt werden. Die dahinterliegenden kognitiven Themen haben meistens mit Selbstbewertung und mit Angst vor Belastungen zu tun. (RB: Eine emotionale Störung ist gewiß nichts Erfreuliches, aber sie ist kaum unerträglich.)

Die restlichen vier irrationalen Überzeugungen haben eine etwas andere Form. Sie sind weniger klar bewertend, sind aber nichtsdestoweniger Zeichen von Irrationalität, da sie weder empirisch verifiziert werden können noch der Erreichung der eigenen Ziele förderlich sind.

10. Es ist angenehmer, Schwierigkeiten aus dem Weg zu gehen, als sich ihnen zu stellen.

Nun, es hilft ohnehin nichts.
Warum soll ich mir die Mühe machen und es versuchen.
Ich werde alles tun, das zu vermeiden. Es hat keinen Zweck.
Ach, es ist ohnehin kein großes Problem.
Die Sauferei hilft mir zu vergessen, Herr Doktor.
Es gefällt mir nicht, wo meine Frau jetzt ist, aber . . .
Was ich nicht weiß, macht mich nicht heiß.
Es wird ohnehin nicht helfen.
Ich werde mir morgen darüber Gedanken machen.
Ich wollte etwas dagegen tun, aber bin noch nicht dazugekommen.

Diese Ansicht gleicht der Überzeugung Nr. 8 (das Bedürfnis nach Bequemlichkeit) und schließt ein bewertendes Element mit ein: »Die Schwierigkeiten des Lebens sind so schrecklich, daß man sie unter allen Umständen vermeiden muß.« Dieses Vermeidungsverhalten kann ein wichtiges Hindernis für den Therapiefortschritt sein, und der Therapeut tut gut daran, das Zögern des Klienten direkt anzugehen und ihn nachhaltig zu ermuntern, diese irrationale Überzeugung entschieden in Frage zu stellen.
(RB: Der sogenannte bequeme Weg ist am Ende immer der härtere.)

11. Ich brauche jemand, der stärker ist als ich, auf den ich mich stützen und verlassen kann.

Eine Frau braucht einen Mann.
Ich komme nicht zurecht ohne sie.
Wenn ich nicht mehr weiter weiß, dann verlasse ich mich auf den Herrn.
Ich kann es nicht allein schaffen.
Aber er weiß immer, was zu tun ist.
Niemand kann so gut kochen wie meine Mutter.
Hinter jedem tüchtigen Mann steht eine Frau.
Sie können sich stets auf den da oben verlassen.
Was werde ich tun, wenn du nicht mehr da bist?
Herr Doktor, ich habe die ganze Woche darauf gewartet, um Ihnen dies erzählen zu können.
Herr Doktor, Sie können jetzt doch nicht in Urlaub gehen!

Bei dieser irrationalen Überzeugung behaupten die Klienten, daß sie mit ihrem Leben nicht zurechtkommen oder ihre eigenen Probleme nicht lösen können. Es kann durchaus hilfreich sein, sich mit der Bitte um Rat an jemand anderen zu wenden, auch im Gebet; verläßt sich jemand aber ausschließlich auf andere oder auf eine höhere Macht, hindert ihn das daran, selber an der Lösung seiner Probleme und für die Erreichung seiner Ziele zu arbeiten. Das Schlüsselwort dabei ist das Wort »Notwendigkeit«, denn wie das Sprichwort sagt: »Wer sich selbst hilft, dem hilft Gott.« (RB: Es ist besser, man riskiert, unabhängig zu handeln und zu denken.)

12. *Emotionales Elend kommt von außen, und ich habe wenig Möglichkeiten, meine Gefühle zu kontrollieren oder zu ändern.*

Er gab mir das Gefühl, ich sei nichts wert.
Ich werde vollkommen zerstört sein, wenn sie mich verläßt.
Er macht mich dermaßen wütend.
Wenn er ins Zimmer kommt, sehe ich rot.
Er wird meinen Abend ruinieren.
Nun, die Gesellschaft hat uns gelehrt, so zu sein.
Du bist schuld, daß ich dich liebe.
Wenn du aufhören würdest, an mir herumzunörgeln, könnte ich mich ändern.
Wenn ich bloß diese Arbeit bekäme, dann wäre ich glücklich.
Du machst mich krank.

Die Änderung dieser Überzeugung ist ein Eckstein in der Arbeit des rational-emotiven Therapeuten. Wenn die Klienten nicht die Verantwortung für ihre eigenen Gefühle übernehmen und begreifen, daß sie selbst sie geschaffen haben und sie deswegen auch ändern können, werden sie die Schuld für ihr Elend stets auf die verschiedensten äußeren Faktoren schieben. Die Überzeugung Nr. 12 ist in Wirklichkeit eine Hypothese über die Wirkungen externer Stimuli auf das menschliche Verhalten. Deswegen ist, unserer Definition entsprechend, daß Überzeugungen bewertende Gedankenprozesse sind, diese Meinung nicht eine irrationale Überzeugung im strengen Sinn. Trotzdem ist sie eine Vorstellung, die jemand daran hindert, sich selbst zu helfen. Solange er diese Vorstellung nicht aufgibt, wird er nicht den Mut finden, seine irrationalen Überzeugungen zu korrigieren.
(RB: Emotionale Störungen werden im großen und ganzen verursacht durch die jeweilige Sicht der Dinge. Man hat eine enorme Kontrolle über seine destruktiven Emotionen, wenn man sich dazu entschließen kann, an

der Veränderung verschrobener und unwissenschaftlicher Hypothesen zu arbeiten, die zu den destruktiven Emotionen geführt haben.)

13. *Die Ursache meiner gegenwärtigen Probleme liegt in meiner Vergangenheit. Weil vergangene Ereignisse einen starken Einfluß auf mich ausgeübt haben, werden sie das auch in Zukunft tun.*

Nun, ich wurde eben so erzogen.
Meine ganze Familie ist so.
Ich muß dazu konditioniert worden sein.
Nun, man hat mich adoptiert.
Ich hatte nie gute Leistungen in der Schule.
Als ich ein Kind war . . .
Ich hatte eine schlimme Kindheit.
Wir Italiener sind alle emotional.
Herr Doktor, das können Sie nicht verstehen, wenn Sie nicht selber Jude sind.
In Wirklichkeit ist meine Mutter schuld, sie hat mich zu dem gemacht, was ich bin.

Diese Vorstellung ist der Form nach wiederum nicht eindeutig bewertend, dennoch zählt sie zu den hinterhältigsten und gefährlichsten Hindernissen auf dem Weg zu einer erfolgreichen Psychotherapie. Allein diese Behauptung impliziert schon, daß eine Therapie nicht funktionieren kann und daß der Klient sich nicht ändern kann. Die Klienten werden ihre Geschichte, ihren genetischen oder ethnischen Hintergrund oder sonst irgendwelche bedeutsame Lebensereignisse als Grund dafür ins Feld führen, daß sie sich nicht ändern können. Und wenn sie glauben, daß sie sich nicht ändern können, dann werden sie es mit großer Wahrscheinlichkeit auch nicht versuchen. Irrational ist diese Überzeugung, da sie ein Hindernis für das Glück eines Individuums darstellt und absolut ist. Sie stellt eine Voraussage über Einflüsse auf das menschliche Verhalten dar, aber, wie wir glauben, eine unzutreffende.
(RB: Man kann aus vergangenen Erfahrungen lernen, wenn man sich an sie nicht übermäßig anklammert und sich von ihnen beeinflussen läßt.)

Für den Neuling in der RET mag es hilfreich sein, sich daran zu erinnern, daß alle irrationalen Überzeugungen sich zurückführen lassen auf eine der drei zentralen irrationalen Meinungen:
1. Eine Philosophie der Selbstherabsetzung.
2. Eine Unfähigkeit, Frustration zu ertragen.
3. Andere zu beschuldigen und zu verurteilen.

Der Therapeut tut gut daran, seine Klienten so lange zu befragen, bis sie eine oder mehrere dieser zentralen Ansichten zugeben. Sie lassen sich auch den bewertenden Definitionen eines Klienten entnehmen. Meistens wird ein Ereignis einfach als schrecklich *definiert*, statt dessen negative Konsequenzen objektiv vorauszukalkulieren.

Wie man die B's findet

Überzeugungssysteme sind nicht immer leicht zu erkennen, da ein Großteil unserer Denkprozesse aus gelernten kognitiven Gewohnheiten besteht, die automatisch geworden sind. Wir nehmen uns in unserer Geschäftigkeit selten die Zeit, über unser Denken nachzudenken. Vor Jahren nannte *John Watson,* der Begründer des Behaviorismus, einen Grund, weshalb unsere Selbstgespräche verdeckt sind; ganz einfach deshalb, weil laut zu sich selbst zu sprechen sozial bestraft wird. Die sowjetischen Entwicklungspsychologen *Wygotsky* (1977) und *Luria* (1969) konnten feststellen, wie die Entwicklung zu verdecktem Sprechen bei Kindern verläuft. Auf den frühesten Stufen der Sprachentwicklung wird das kindliche Verhalten durch offene Verbalisierungen anderer kontrolliert. Etwas später läßt sich beobachten, wie Kinder sich laut selber ähnliche Verhaltensdirektiven geben. Allmählich wird diese Gewohnheit immer stärker verdeckt, bis das Selbstgespräch vollständig internalisiert ist. Zusätzlich vermindert sich mit wiederholter Übung die Notwendigkeit, sich auf die inneren Befehle zu konzentrieren, der innere Vorgang wird gewissermaßen kurzgeschlossen, und einzelne Elemente des Selbstgespräches werden unter allgemeinen Überschriften zusammengefaßt. Dieser letzte Punkt wird vielleicht klarer, wenn Sie Ihrem Kind zuschauen, wie es seine Schuhe zubinden lernt. Die komplexe Aufgabe wird in kleine Lernschritte unterteilt, die zunächst von einem anderen als dem, der die Aufgabe lernt, vermittelt werden. Die Instruktionen werden in der Regel vom Lernenden laut verbalisiert, dann leise wiederholt und schließlich so in ein Ganzes integriert, daß der Vorgang ohne bewußte Aufmerksamkeit ablaufen kann. Die Denkprozesse, welche emotiven Reaktionen vorausgehen, folgen vermutlich ähnlichen, wenn auch vielleicht subtileren Entwicklungsmustern. Zur Aufgabe des Therapeuten kann es dann gehören, dem Klienten zu helfen, seine Gedanken, Überzeugungen und Philosophien zu lokalisieren und zu verbalisieren.

Manchmal trifft der Therapeut auf Klienten, die mit ihrem Selbstgespräch in Verbindung stehen und es sehr leicht verbalisieren können. Häufiger sind aber vielleicht jene Patienten, welche auf die Frage nach ihren Gedanken mit Gefühlen antworten:»Ich denke, ich bin traurig – ängstlich – besorgt usw.« Der Therapeut muß dann dem Klienten beibringen, daß z. B. »Besorgnis« kein Gedanke, sondern ein Gefühl ist.

Wie können Sie den Klienten bei der Verbalisierung ihrer B's helfen? Die einfachste Art ist, danach zu fragen. Hier folgen einige Fragen, die Sie verwenden können, um innere Gedankenprozesse ans Tageslicht zu fördern:

1. Was ging Ihnen durch den Kopf? (Oder, wenn der Klient in der Sitzung starke Gefühle zeigt: »Was geht Ihnen in diesem Augenblick durch den Kopf?«)
2. Was sagen Sie zu sich selbst?
3. Waren Sie sich irgendwelcher Gedanken bewußt?
4. Da läuft diese Platte in Ihrem Kopf wieder ab; was hat sie diesmal wieder gespielt?
5. Worüber haben Sie sich Sorgen gemacht?
6. Merken Sie, was Sie in dem Augenblick gedacht haben?

Wenn Klienten behaupten, daß sie keine inneren Gedanken hatten, soll der Therapeut nicht vergessen, daß nicht nur das Vorhandensein irrationaler Überzeugungen, sondern auch das Fehlen strukturierten Denkens ein Hinweis auf psychische Störungen sein kann. Der Therapeut wird dann mit Hilfe therapeutischer *Suggestionen* dem Klienten beibringen, wie er sich auf seinen Denkprozeß einstimmen und ihn beobachten kann. Indem er Informationen über die Situation, das Verhalten und die emotionalen Reaktionen des Klienten kombiniert, kann er auf das Vorhandensein spezifischer irrationaler Überzeugungen schließen, die er dann dem Klienten anbietet:

»Nun, ich weiß nicht genau, was Ihnen durch den Kopf geht, aber wenn jemand ängstlich ist, dann sagt er sich oft irgend etwas in der Art . . .«
Oder:
»Wenn jemand große Schwierigkeiten hat, Entscheidungen zu treffen, sagt er sich meiner Erfahrung nach oft irgend etwas wie . . .«

Natürlich ist es wichtig, diese Vermutungen nachzuprüfen, indem man beim Patienten nachfragt, z. B.: »Klingt Ihnen das vertraut?« oder »Könnten Sie etwas in dieser Art denken?« Wenn der Klient in den folgenden Sitzungen andere Äußerungen von Angst zeigt, kann der Therapeut sich auf seine früheren Anweisungen beziehen: »Erinnern Sie sich an die Erklärung von Angst, über die wir letzte Woche gesprochen haben? Nun, was haben Sie diesmal wohl zu sich selbst gesagt?« So hilft der Therapeut dem Klienten, die Verbindung zwischen Gedanken und Gefühl zu erkennen.

Auf dieselbe zurückhaltende Art kann der Therapeut irrationale Überzeugungen bei Klienten herausarbeiten, die besonders zurückhaltend und/oder grüblerisch sind. Die irrationale Überzeugung kann in einem sehr allgemeinen Sinn formuliert und durch eine Frage ergänzt werden. Z. B.: »Manche werden sich sagen: Wenn sie glaubt, ich sei dumm, wäre das schrecklich! Denken Sie etwas in der Art?« Wenn die Antwort ja lautet, ist die Vermutung bestätigt und der Therapeut hat seine Absicht klargemacht. Wenn die Antwort nein lautet, kann der Therapeut nachfragen: »Nun gut, was dachten Sie dann?«

Oft sprechen Patienten zu sich selbst in Halbsätzen. Sie machen einen Punkt hinter ihre Verbalisierung, obwohl der Gedanke nicht vollendet ist. Z. B.:

K: Lange habe ich nicht darüber nachgedacht, was ich mit meinem Leben anfangen will.

T: Und jetzt, wo Sie darüber nachdenken?

K: Ich habe beschlossen, wieder zur Schule zu gehen, aber ich glaube nicht, daß sich das jetzt machen läßt.

In diesem Beispiel hat der Therapeut dem Klienten den Gedanken zurückgespielt in Form einer Satzerweiterungsaufgabe. Ähnlich verbalisieren Klienten oft nur den rationalen Teil ihres Denkens, so daß der Therapeut die ungenannte irrationale Philosophie vielleicht als Hypothese anhängen möchte. Z. B.:

K: Ich will in der Schule gut sein.

T: Und deshalb *mußt* du gut sein, nicht wahr?

Diese Satzergänzungstechnik gehört zu den von RET-Therapeuten am häufigsten verwendeten.

Die fehlenden Überlegungen können auch den Schluß eines Syllogismus bilden wie im folgenden Fall: »Wenn er mich liebte, würde er mich heiraten . . . aber er hat keine Möglichkeit gefunden, mich zu heiraten.« Vielleicht hört die Klientin an dieser Stelle mit ihrer Verbalisierung auf, aber wieso ist sie dann deprimiert? Der Therapeut kann fragen, welche Schlüsse die Klientin aus der Situation zieht. Sehr wahrscheinlich hat sie diesen unlogischen Syllogismus im stillen zu Ende geführt: »Deshalb liebt er mich nicht, und das ist entsetzlich!« Ein kurzer Blick auf die Logik dieser Struktur zeigt, daß »wenn-dann«-Behauptungen nicht diesem Muster folgen können; es könnte z. B. viele andere Gründe geben, weshalb der andere nicht mit ihr zum Altar ging – und selbst wenn ihr Partner sie nicht liebt, ist das wirklich entsetzlich?

Eine verwandte Technik, welche die zentralen irrationalen Überzeugungen offenbaren soll, besteht darin, den Klienten durch eine Reihe von Gedanken zu führen, indem man eine einfache Frage immer wieder wiederholt. Nehmen wir einen Klienten, der Schwierigkeiten hat, Entscheidungen zu treffen:

T: Wieso würde Sie das vor ein Problem stellen?
K: Nun, ich könnte einen Fehler machen.
T: Und wieso wäre das ein Problem für Sie?
K: Aber wenn ich einen Fehler machen würde, käme ich mir dumm vor (oder schuldig).
T: Gut, so würden Sie sich vorkommen, aber was würde das über Sie aussagen?
K: Es wäre der Beweis dafür, daß ich unzulänglich bin.

Auch eine Reihe von Zeitprojektionsfragen kann hilfreich sein: »Gut, nehmen Sie an, Sie würden Ihren Job verlieren, was würde dann passieren? – Gut, Sie müssen aus Ihrer Wohnung raus, und was geschieht dann? – Gut, und was geschieht dann? – usw.« Beachten Sie, daß der Therapeut die Projektion des Klienten nicht in Abrede stellt, sondern unter der Annahme arbeitet, daß das Schlimmste eintreten kann.

T: Was könnte schlimmstenfalls geschehen, wenn Sie versuchen würden, sich gegen Ihre Frau durchzusetzen?
K: Sie könnte mich verlassen.
T: Was würde schlimmstenfalls geschehen, wenn Ihre Frau Sie verlassen würde?
K: Ich würde vielleicht keine andere Frau mehr finden. Mein Gott!
T: Also nehmen wir an, Sie würden keine andere Frau mehr finden. Was könnte dann schlimmstenfalls geschehen?
K: Ich könnte krank werden, und niemand würde sich um mich kümmern.
T: Gut, was wäre daran das Schlimmste?
K: Das wäre überhaupt das Schlimmste! Das ist so schrecklich, daß ich es hasse, überhaupt daran zu denken.

Seien Sie nicht überrascht, wenn Sie am Ende weit vom ursprünglichen Problem abgekommen sind. Klienten können sich über ihre zentralen irrationalen Anschauungen sehr im unklaren sein.

Wie im genannten Beispiel fährt der Therapeut fort, die irrationalen Überzeugungen zu sondieren, indem er Fragen stellt und dabei auf weitere irrationale Gedanken stoßen kann. Am Anfang kann die Frage eines Klienten stehen, daß er von seiner Mutter, seiner Partnerin, seinen Kindern, seinem Chef (usw.) verlangt, daß sie tun, was er will (IB 3). Die nächste Frage des Therapeuten kann sein: »Wieso ist dies für Sie so wichtig?« Die Antwort kann zeigen, daß der Klient sich in einem besonderen Licht sieht. Vielleicht glaubt er, er sei schwach und abhängig, jemand, der darauf angewiesen ist, daß andere sich um ihn kümmern (IB 11). Wenn der Therapeut fortfährt zu fragen, wieso dies wichtig sei, können noch weitere irrationale Überzeugungen zutage gefördert werden. Im vorliegenden Beispiel kann der Klient darauf hinweisen, daß er glaubt, es sei schrecklich, daß seine Familie sich nicht um ihn kümmert, denn das sei ein Beweis, daß er wertlos sei. Sein Glaube an seine Wertlosigkeit wäre dann die zentrale irrationale Überzeugung.

Wie geht man bei solch einer Kette therapeutisch angemessen vor? Im wesentlichen bieten sich zwei Wege an: Der Therapeut kann bei jeder irrationalen Überzeugung anhalten und sie einer Disputation unterziehen, oder er kann seine Fragen fortsetzen und die Disputation am Ende durchführen. Es gibt keine empirische Evidenz dafür, welches Vorgehen das bessere ist, aber die klinische Erfahrung läßt vermuten, daß der Therapeut am besten direkt auf die zentralen Anschauungen zusteuert. Werden diese nicht in Angriff genommen, kann der Klient in jedem Fall sehr wohl neue Probleme entwickeln. So können z. B. Klienten, die die Irrationalität ihrer Selbstbewertung nie erfolgreich diskutieren, wohl das Bedürfnis aufgeben, von ihren Partnern angebetet zu werden, aber sie können dafür ihr Selbstwertgefühl von ihrem Erfolg im Beruf abhängig machen. Deshalb ist es wichtig, daß die zentralen irrationalen Überzeugungen an erster Stelle im Behandlungsplan des Therapeuten stehen. Wenn ein Klient deshalb auf Ihre Frage zu Beginn der Sitzung »Welches Problem haben Sie diese Woche?« mit neuen Klagen antwortet, führen Sie diese zurück auf die zentrale irrationale Überzeugung: »Wie hängt dies mit dem zusammen, was wir als Ihr Hauptproblem heraus-gefunden haben?« Darin besteht der Unterschied zwischen einer 08/15-Therapie und einer eleganteren Lösung.

In diesem Zusammenhang ist zu beachten, daß ein Verhalten normalerweise von einer Vielfalt von Faktoren bestimmt wird. Zu oft stößt der Anfänger in der RET auf ein bestimmtes Ziel (Affekt), findet eine irrationale Überzeugung, die zu disputieren ist, und glaubt, der Fall sei gelöst. Wenn der Therapeut dem Klienten hingegen erlaubt, sich frei auszusprechen, oder wenn er immer wieder mit Fragen nachstößt, wird er vielleicht herausfinden, daß das C die Folge verschiedener irrationaler Überzeugungen ist, die oft in einer spiralförmigen, beigeordneten oder hierarchischen Verbindung zueinander stehen.

Der Therapeut braucht nicht zu erschrecken, wenn er eine Gruppe von irrationalen Überzeugungen, ja sogar einen ganzen Haufen davon vorfindet. Er muß bloß jede Vorstellung festhalten, wenn sie auftaucht, und die Liste dann dem Klienten zur Diskussion und Auswertung vorlegen. Vielleicht kann er auf gemeinsame Themen hinweisen, wenn sie vorhanden sind; wenn nicht, können Therapeut und Klient miteinander versuchen, eine Hierarchie der vorgebrachten Überzeugungen aufzustellen, die dann einer Disputation unterworfen werden können.

Ein anderes Problem kann darin bestehen, daß der Anfänger in der RET irrationale Überzeugungen entdeckt, die sich auf einen Aspekt des Problems beziehen, während er andere Überzeugungen des Klienten übersieht, auf die er gestoßen wäre, hätte er ein anderes Vorgehen gewählt. Nehmen wir z. B. an, ein Klient hat Probleme wegen Ehebruchs oder Gedanken an eheliche Untreue, und er verlangt vom Therapeuten, daß dieser seine Schuldgefühle lindert. Soll sich nun der Therapeut zum Fürsprecher sexueller Freizügigkeit machen, oder soll er die Tugend der Monogamie vertreten? Keines von beiden; es wäre besser, die zentralen irrationalen Überzeugungen zu entziffern, die in diesem Fall wirksam sein können. Dem Klienten stehen zwei Wege offen (Ehebruch oder Monogamie), und es ist nicht die Aufgabe des Therapeuten, dem Klienten diese Wahl abzunehmen, sondern ihm dabei zu helfen, die irrationalen Überzeugungen ausfindig zu machen, welche ihn daran hindern, sich für den einen oder den anderen Weg zu entscheiden. So kann sich z. B. eine Gruppe von irrationalen Überzeugungen um die Selbstbeschuldigung drehen und zu Schuldgefühlen über Gedanken und Handlungen ehelicher Untreue führen. Umgekehrt hat der Klient auch die Wahl, seiner Frau treu zu bleiben. Welche irrationalen Überzeugungen und Gefühle haben ihn daran gehindert, dies zu tun und sich dabei wohl zu fühlen? Ist es möglich, daß er unter niedriger Frustrationstoleranz leidet und glaubt, daß er seinem Verlangen nach einem anderen Partner nachgeben muß und die Belastung eines monogamen Lebens nicht aushalten kann? Das Ziel besteht darin, solche irrationalen Ansichten aufzudecken, damit sich der Klient der Lösung des Problems widmen kann, indem er die Alternativen abwägt, für sich selbst eine Entscheidung trifft und lernt, mit dieser zu leben.

Hinweise zum Auffinden des B für bestimmte Emotionen

An dieser Stelle sind Sie vielleicht überwältigt von der schier unbegrenzten Zahl der Verbindungen zwischen den B's und C's. Nun, wir können Ihnen versichern, daß bestimmte Gedanken normalerweise zu bestimmten Emotionen führen. Die Arbeit des rational-emotiven Therapeuten beruht auf dieser theoretischen Annahme. Anhand von Beispielen werden wir

Ihnen deshalb die irrationalen Anschauungen vorstellen, welche den vier hauptsächlichen emotionalen Störungen zugrunde liegen: Angst, Depression, Schuldgefühl und Ärger.

Angst: Angst ist das Ergebnis von zukunftsgerichteten Gedankenprozessen. Selten empfindet jemand für längere Zeit Angst wegen Ereignissen im Hier und Jetzt. Der Therapeut tut deshalb gut daran, zukunftsorientierte Fragen zu stellen:»Was glauben Sie, *könnte* geschehen?« Oder: »Welche Art von Schwierigkeiten sehen Sie voraus?« Die Antwort darauf ist meistens irgendeine Art von Katastrophenerwartung. Das Spektrum der Ängste reicht von ganz spezifischen und auf bestimmte Ereignisse bezogenen zu allumfassenden und unspezifischen (die sogenannte frei flottierende Angst). Nach *Hauck* (1974) sind die zwei häufigsten Ängste, die Angst vor Zurückweisung und die Angst vor Mißerfolg, unmittelbar gefolgt von der größten, der Angst vor der Angst.

Es sind deshalb drei Stufen, die zur Angst führen:
1. Etwas Schlimmes könnte geschehen.
2. Wenn es geschieht, dann wäre es schrecklich – eine Katastrophe.
3. Weil es eine Katastrophe sein könnte, *muß* ich mir Sorgen machen, darin schmoren und die meiste Zeit daran denken.

Die erste Behauptung kann deswegen sehr wohl eine gute Voraussage sein, die sich auf eine gültige Evidenz stützt. Dennoch tut der Therapeut gut daran, sie zu überprüfen. Das schlimme Ereignis, welches der Klient voraussagt, kann ein äußerer Umstand sein oder seine eigene Selbstverdammung wegen irgendeines potentiellen Mißerfolgs. So kann der Klient sich vor einem zukünftigen Ereignis fürchten, weil er glaubt, daß es seine Wertlosigkeit beweisen werde. Angenommen, der Klient hat recht, was das Eintreten des Ereignisses betrifft, kann doch die erste Verzerrung bei Schritt zwei auftauchen, der vorurteilsbelasteten Wahrnehmung von A. In jedem Fall erscheint das eindeutig irrationale »Sollte« oder »Muß« bei Stufe drei, denn würde sich der Klient nicht an diese Überzeugung klammern, wäre es ihm nicht möglich, ängstlich zu bleiben.

Depression: Beck (1979) hat auf eine kognitive Trias zur Beschreibung der Depression hingewiesen: negative Sicht des Selbst, negative Sicht der Welt und negative Sicht der Zukunft. Diese Trias deckt sich zum Teil mit den dynamischen irrationalen Überzeugungen, die nach der RET für die Depression hauptsächlich verantwortlich sind:
1. ein hingebungsvoller Glaube an die eigene Unzulänglichkeit;

2. der »Horror« davor, nicht zu haben, was man »nötig« hat;
3. und die Überzeugung, daß die Dinge so, wie sie sind, schrecklich sind.

Hauck (1974) unterteilt in seinem ausgezeichneten Buch über die Depression das Problem in drei Typen mit jeweils dazugehörigen irrationalen Strukturen. Danach wird Depression *erstens* durch *Selbstbeschuldigung* verursacht. Das Denkmuster, welches zur Selbstbeschuldigung führt, sieht normalerweise so aus:
1. Ich habe versagt, gesündigt oder zufällig jemand verletzt.
2. Ich sollte vollkommen sein und keine schlechten Dinge tun, d. h. z. B. versagen, sündigen oder jemanden verletzen.
3. Weil ich das tue, bin ich ein schlechter Mensch und verdiene Strafe.
Ein *zweiter* Weg zur Depression führt über das *Selbstmitleid*, dessen zentrale irrationale Überzeugung so aussieht:
1. Ich will meinen Kopf durchsetzen.
2. Es ist entsetzlich, wenn ich das nicht kann.
Schließlich kann jemand zu einer Depression kommen durch die Verpflichtung, *Mitleid mit andern* zu haben:
1. Die Probleme anderer Leute (oder der Zustand der Welt) *sollte* mich berühren.

Schuld: Schuldkognitionen haben zwei Phasen. Als *erstes* glauben die Klienten, daß sie etwas Falsches tun (oder getan haben). *Dann* verdammen sie sich deswegen. Wiederum kann die erste Behauptung eine zutreffende Feststellung der Realität entsprechend dem Wertsystem des Klienten sein. Für sich allein betrachtet, ist sie eine Feststellung der Selbstverantwortung und kann dazu beitragen, sein zukünftiges Verhalten zu ändern. Die Behauptung zwei führt eine zusätzliche unnötige Vorstellung hinzu. Beachten Sie den Unterschied, der entstehen würde, wenn der Klient anstelle von zwei gesagt hätte: »Nun, ich habe etwas Falsches gemacht. So etwas kann von Zeit zu Zeit vorkommen, und ich werde mein Bestes tun, damit es sich nicht wiederholt.« Deswegen gehört zu wirklichen Schuldgefühlen immer die zweite Komponente der Selbstherabsetzung, die normalerweise eine emotionale oder verhaltensmäßige Verbesserung verhindert.

Ärger: Ärger ist ein sehr weites Feld, aber der problematische Ärger (Feindseligkeit) ist eine Emotion, welche zielgerichtetes Verhalten verhindert. *Ellis* (1977 b) beschreibt Ärgerkognitionen als eine Gruppe quasi-göttlicher Forderungen. Der *erste Schritt* besteht in der Definition dessen, was recht und falsch ist, stellt also eine Art moralischer Entrüstung dar. Der *zweite Schritt* besteht in absoluten Sollte-Sätzen: »Du solltest mich anders behandeln« oder »Du solltest nicht so handeln«. Der *dritte Schritt* besteht in Schwarzseherei: »Es ist schrecklich; ich kann es nicht aushalten!« Und schließlich kommt es zur Beschuldigung und Verdammung: »Du bist ein Hurensohn!« und »Du verdienst es, bestraft und verdammt zu werden!« Was ist das Wesen der Irrationalität in diesen Ansichten? Ärgerliche Gefühle führen normalerweise zu ineffizientem Verhalten. Wer verdammt und Forderungen stellt, gefällt sich darin, Gott zu spielen; und Verdammung macht normalerweise aus etwas Falschem nicht etwas Richtiges und lehrt kein besseres Verhalten.

Weitere Hinweise

Im vorangegangenen Abschnitt haben wir gezeigt, wie der RET-Therapeut die spezifischen C des Klienten als Hinweis für dessen entscheidende irrationale Überzeugungen verwendet. Wenn Sie mehr Erfahrung haben, werden Sie sehen, daß bestimmte klinische Probleme normalerweise mit bestimmten Überzeugungssystemen im Zusammenhang stehen. Hinweise auf irrationale Überzeugungen lassen sich im A-Ereignis finden, das der Klient beschreibt, oder in Eigenschaften des Klienten, die Ihnen auffallen. Mit anderen Worten, Sie gehen bei der Suche nach irrationalen Gedankenprozessen, mit welchen sich die Patienten belasten, von kognitiven Modellen aus, die Sie aufgrund Ihrer gesammelten Erfahrung mit ähnlichen Fällen gebildet haben. Diese Modelle können als Anfangshypothese dienen. Wenn es auch den Rahmen dieses Buches sprengt, alle diese Modelle zu nennen, können ein paar Beispiele dennoch hilfreich sein, um ihre Form zu illustrieren.

Bei einer Mutter mit großen Ängsten oder Ärger wegen des Fehlverhaltens ihrer Kinder ist die zugrundeliegende irrationale Überzeugung oft ein Problem des Selbstwerts. Die Mutter findet vielleicht nicht nur, daß das Verhalten ihrer Kinder schlecht ist, sondern in einer Übergeneralisierung zieht sie daraus auch den Schluß, daß sie eine schlechte Mutter ist. So benotet sie sich aufgrund des Verhaltens ihrer Kinder und wertet sich ab. In der Arbeit mit Müttern kann deshalb der Therapeut ein solches Modell als Hypothese im Auge behalten und seine Fragen auf Themen konzentrieren, die mit dem Selbstwert zu tun haben, unabhängig davon, ob ihre Kinder noch klein oder schon erwachsen sind.

Ein anderes Muster läßt sich bei weiblichen Patienten im Alter zwischen 45 und 60 ausmachen, bei denen Depression ein vorherrschendes Symptom ist. In dieser Lebensphase erfahren die Frauen die Wirkungen der Menopause an sich und sehen oft, wie ihre Rolle als vitale sexuelle Lebewesen zu einem Ende kommt. In den meisten Fällen werden diese

Klientinnen das Gespräch nicht von sich aus auf die Menopause oder auf die Sexualität bringen, so daß der Therapeut mit diesem Muster im Kopf zentrale Themen und irrationale Überzeugungen in diesem Zusammenhang von sich aus ansprechen wird.

Die Entwicklung und Verwendung solcher Muster wird sich in dem Maße ergeben, wie Sie therapeutische Erfahrungen sammeln. Vielleicht entdecken Sie, daß Sie schon eine ganze Reihe solcher Muster zur Verfügung haben, die Ihnen die therapeutischen Entscheidungen erleichtern. Worauf es uns allerdings ankommt, ist der Hinweis, daß derlei Muster die Bildung von Hypothesen ermöglichen, nicht aber schon auf das tatsächliche Vorhandensein irgendwelcher Probleme hinweisen. Nicht jeder Ärger einer Mutter beruht auf einem verminderten Selbstwertgefühl, und nicht jede Depression einer Frau in mittleren Jahren hat eine Beziehung zu Überzeugungen über die Abnahme sexueller Wünsche und Attraktivität. Mit anderen Worten, Sie sollten Ihre Hypothesen auf jeden Fall mit Daten von seiten des Klienten abstützen, bevor Sie mit Ihrer Arbeit weiterfahren.

Eine letzte Warnung

Der Therapeut tut gut daran, besonders auf eine irrationale Vorstellung zu achten, die von sehr vielen Klienten geteilt wird, die in eine rational-emotive Therapie kommen, und welche sie daran hindert, ehrlich und offen ihre Probleme darzulegen oder dem Therapeuten von ihren Selbstgesprächen zu erzählen. Diese irrationale Ansicht besagt, daß die Klienten ihre Probleme hätten bewältigen sollen oder daß sie keine Angst empfinden oder nicht irrational denken dürften. Manche Klienten geben eine solche versteckte Vorstellung offen zu. (Z. B.: »Es ist mir peinlich, Ihnen zu erzählen, was letzte Woche geschehen ist.«) In anderen Fällen kann ein Scham- oder Schuldgefühl einen Klienten davon abhalten, überhaupt Hilfe zu suchen. Es ist gut, wenn der Therapeut sich der weiten Verbreitung dieses Problems bewußt bleibt und von Zeit zu Zeit nachfragt, ob es bei einem Klienten zutrifft oder nicht.

Sechstes Kapitel
Die Disputation – Allgemeine Strategien

In den vorangehenden Kapiteln war die Rede vom A, B und C, der diagnostischen Grundlagenarbeit der rational-emotiven Therapie. Bisher bestand die Rolle des Therapeuten darin, eine Diagnose zu erstellen, indem er nach Anhaltspunkten für das Problem suchte und diese erweiterte. Die Klärung von A, B und C ist eine Bestandsaufnahme, die für Therapeut wie Klient von Nutzen ist. Bevor der Therapeut die wichtigen Verbindungen zwischen B und C nicht versteht, kann er sie dem Klienten nicht erklären. Und bevor die Klienten die Bedeutung dieser Verbindungen nicht verstehen, können sie die Notwendigkeit nicht einsehen, ihre Überzeugungen und Bewertungen zu ändern. Die *Änderung der Überzeugungen und Bewertungen* ist die eigentliche therapeutische Arbeit. Sie findet beim D, der *Disputation*, statt.

Was ist eine Disputation? Sie ist eine Erörterung oder eine Infragestellung des irrationalen Bewertungssystems des Patienten. Sie kann sich auf der *kognitiven*, der *Vorstellungs-* und/oder der *Verhaltensebene* abspielen. Jede dieser Disputations-Strategien soll in diesem Kapitel besprochen werden. Wenn einmal die RB's von den IB's unterschieden sind, besteht das Wesen des D in der Infragestellung der IB's. Der Therapeut kann zum Beispiel fragen, »Warum müssen Sie erfolgreich sein?« Der Klient kann zur Antwort geben, »Weil ich es will.« Dies ist eine rationale Überzeugung, aber die Fortsetzung, »– und es ist entsetzlich, wenn ich nicht erreiche, was ich will«, ist eine irrationale Überzeugung. Nur die IB's werden in die Disputation einbezogen, nicht die RB's.

Die Patienten werden mit ihren irrationalen Lebensanschauungen konfrontiert, und es wird von ihnen verlangt, daß sie sie Stück für Stück prüfen, um zu sehen, ob sie einen Sinn ergeben und hilfreich sind. Die Disputation ist also ein logischer und empirischer Prozeß, während dem dem Patienten geholfen wird, innezuhalten und zu denken. Das grundlegende Ziel besteht darin, dem Patienten bei der Verinnerlichung einer neuen Lebensanschauung zu helfen, die man so zusammenfassen könnte: »Es wäre zu dumm, wenn ich erfolglos bliebe, aber ich kann es ertragen. Ich bin bloß fehlbar und das ist nicht schrecklich.« Dieses Ziel ist in der RET als die *elegante Lösung* bekannt.

D umfaßt deshalb zwei Stufen:

1. Die irrationalen Bewertungen/Überzeugungen des Klienten werden Satz für Satz in Frage gestellt. Der Therapeut zieht die Bewertung des A durch den Klienten in Zweifel.
2. Dem Klienten wird geholfen, alternative, rationale Lebensanschauungen zu entwickeln.

Wir wollen jetzt die drei Typen der Disputation untersuchen.

Die kognitive Disputation

Kognitive Disputationen sind Versuche, die irrigen Überzeugungen des Klienten durch Überredung, didaktische Demonstration, sokratische Dialoge, stellvertretendes Lernen und andere Arten verbalen Ausdrucks zu ändern. Eines der wichtigsten Werkzeuge in der kognitiven Disputation ist die *Frage*. Wir haben früher darauf hingewiesen, daß Warum-Fragen in der Regel vermieden werden sollen. In der Disputation allerdings können Warum-Fragen besonders fruchtbar sein. Die Antwort auf eine Warum-Frage erfordert einen Beweis oder eine Rechtfertigung für eine Überzeugung, und da es für irrationale Überzeugungen keinen Beweis gibt, erscheint es dem Klienten vielleicht logisch, sie aufzugeben.

Es folgt eine Anzahl von Fragen, die aus Disputationen von *Ellis* (1962, 1971, 1974, 1979 b) und anderen Therapeuten herausgepflückt wurden. Sie sollen Ihnen helfen, einen Anfang zu machen. Beachten Sie, daß diese Fragen darauf abzielen, daß der Klient die Arbeit leistet. Er soll seine irrationalen Vorstellungen dem Therapeuten beweisen.

Die erste Gruppe der Fragen zielt auf Evidenz, logische Konsistenz und semantische Klarheit im Denken des Klienten ab. Mit ihnen kann jede IB in Frage gestellt werden:

Was ist der Beweis?
Wo liegt die Evidenz?
Ist das wahr? Warum nicht?
Können Sie das beweisen?
Woher wissen Sie das?
Wieso ist das eine Übergeneralisierung?
Warum ist das ein schlechter Ausdruck?
Wie würden Sie einem Freund eine solche Vorstellung ausreden?
Warum stimmt diese Feststellung nicht?

In welcher Weise?
Ist das ein sehr guter Beweis?
Erklären Sie mir, warum Sie (z. B.) so dumm sind, daß Sie nicht an die Universität gehören?
Welche Verhaltensweise können Sie zum Beweis anführen?
Warum muß es so sein?
Wir wollen wissenschaftlich arbeiten. Was zeigen die Ergebnisse?
Wo ist dieser Erlaß?
Welchen Beweis verlangen Sie, um diese Überzeugung aufzugeben?
Was würde das für Sie als Person heißen?
Was ist nicht in Ordnung mit der Annahme, daß Sie etwas »Besonderes« sind?
Wie würden Sie zerstört, wenn Sie X nicht tun?
Wieso müssen Sie?
Lassen Sie uns das Schlimmste annehmen. Sie tun etwas ganz besonders Schlimmes. Wieso dürfen Sie es nicht tun?

Die zweite Gruppe von Fragen verlangt vom Klienten eine Neubewertung darüber, ob bestimmte Ereignisse in der Zukunft eintreten werden, und wenn, ob sie so unangenehm sein werden, wie der Klient glaubt. Diese Fragen eignen sich besonders gut zur Infragestellung von Katastrophenerwartungen.

Was würde geschehen, wenn . . .?
Was, wenn . . .?
Wenn das stimmt, was kann dann schlimmstenfalls geschehen?
Was dann, wenn das geschieht?
Wie kann das so schlimm sein?
Wie kann ein Nachteil schrecklich sein?
Fragen Sie sich, kann ich noch Glück finden?
Was kann Gutes passieren, wenn X eintrifft?
Können Sie glücklich sein, auch wenn Sie nicht bekommen, was Sie wollen?
Was könnte geschehen?
Wie schlimm würde das sein?
Erklären Sie mir, wieso Sie das fertigmachen würde!
Wie hoch ist die Wahrscheinlichkeit einer negativen Konsequenz?
Wie kann Ihre Welt von X zerstört werden?

Die dritte Gruppe von Fragen soll nicht das logische Denken der Klienten in Frage stellen, sondern sie dazu bringen, den hedonistischen Wert ihres Überzeugungssystems einzuschätzen:

Wie werden Sie sich fühlen, solange Sie das glauben?
»*Was ich will, muß ich auch bekommen.*« *Wie weit werden Sie damit*
kommen?
Lohnt sich das Risiko?
Lohnt sich das?

Lassen Sie Ihrem Klienten Zeit, sich die Fragen gründlich zu überlegen. (Also bombardieren Sie ihn bitte nicht mit Fragen, sondern stellen Sie nur eine Frage auf einmal.) Liefern Sie die Antworten auf Ihre Fragen nicht selbst, bevor Sie dem Klienten nicht die Möglichkeit gegeben haben, seine eigene Antwort zu finden. Rechnen Sie mit Schweigepausen auf Ihre Fragen. Anfänger können diese Schweigepausen oft schwer ertragen, besonders wenn sie fälschlich glauben, sie müßten stets direktiv sein. Schweigen kann hier tatsächlich Gold sein.

Seien Sie sich allerdings bewußt, daß diese ungewöhnlichen Fragen beim Klienten Unbehagen hervorrufen können, vor allem, weil es auf viele gar keine Antwort gibt. (Z. B. »Wo ist der Beweis für diese Überzeugung?« Es gibt keinen.) Deshalb müssen Sie sich, während Sie auf die Reaktion des Klienten warten, auf seine nonverbalen Anzeichen von Unbehagen einstimmen, die er zeigt. Wenn ein Klient sich ganz besonders unbehaglich fühlt, fragen Sie ihn nach seinen emotionalen Reaktionen und finden Sie heraus, welche irrationalen Überzeugungen er sich selbst einredet. Vielleicht stellt er sich weiß Gott was vor, weil er die Antwort auf Ihre Fragen nicht kennt oder weil er merkt, wie verworren er denkt. In einer solchen Situation wird er gar nicht merken, worauf Sie hinauswollen. Gehen Sie darum zuerst diesen irrationalen Überzeugungen auf den Grund, bevor Sie mit der eigentlichen Disputation fortfahren.

Oft beantworten Klienten Ihre Fragen mit einer *rationalen Überzeugung.* Wenn der Therapeut zum Beispiel die Katastrophenerwartung des Klienten in Zweifel zieht (z. B. »Wo ist der Beweis, daß dies so schrecklich ist?«), wird dieser fast immer eine Begründung dafür liefern, weshalb die Situation nicht wünschenswert sei (z. B. »Weil ich es nicht mag!«). In diesem Beispiel versteht es der Klient nicht, zwischen *nicht wünschenswert* und *schrecklich* zu unterscheiden. Anfänger in RET lassen sich dadurch meist täuschen. Statt dessen sollte der Therapeut den Klienten darauf hinweisen, daß seine Antwort der Beweis für eine rationale Feststellung, aber nicht eine Antwort auf die gestellte Frage war. Er sollte die Frage so lange wiederholen, bis der Klient zum zutreffenden Schluß kommt, daß es keinen Beweis für die IB gibt.

K: Aber es ist entsetzlich, wenn ich nicht befördert werde.
T: Aber wie denn das?

K: Weil . . . dann komme ich nicht weiter in meinem Beruf, ich verdiene nicht mehr und habe auch das Prestige nicht, das eine Beförderung mit sich bringt.

T: Sehen Sie, das beweist, daß es bedauerlich oder schlecht ist, wenn Sie Ihre Beförderung nicht bekommen. Aber weil etwas schlecht ist, ist es noch lange nicht schrecklich. Nun versuchen Sie's noch einmal. Können Sie mir zeigen, wie das *schrecklich* ist?

K: Aber ich habe mich so lange so sehr angestrengt. Ich hab' ein Recht darauf!

T: Es mag sein, daß Sie hart gearbeitet haben. Aber das ist nur ein weiterer Beweis, daß es bedauerlich ist, wenn Sie nicht befördert werden. Wie ist das *schrecklich?*

K: Sie meinen, alle diese Gründe dafür, daß es schlecht ist, machen es nicht schrecklich?

T: Genau! Schrecklich meint, daß Sie damit nicht leben können oder glücklich werden können. Es meint 101 Prozent schlecht. Kann es *so schlecht* sein, nicht befördert zu werden?

Oft sind die Klienten noch viel hartnäckiger als im genannten Beispiel, und der Therapeut muß sich alle Mühe geben, mindestens ebenso hartnäckig zu sein. Die zweite Art der kongnitiven Disputation ist *didaktischer* Art. Sie umfaßt kurze Referate, Analogien und Gleichnisse. Die Referate sollen – wir haben das schon früher erwähnt – am besten kurz sein. Sie sind dann angebracht, wenn dem Klienten neue Ideen vermittelt werden sollen. Sie können reduziert werden, wenn der Klient einmal mit der rational-emotiven Theorie vertraut geworden ist. Die Referate können mit Geschichten, Analogien und Gleichnissen illustriert werden. Es ist viel Spielraum, Geschichten zu erfinden, die zeigen, daß der Klient falsche Schlußfolgerungen zieht. Einige Beispiele folgen weiter unten, wo Disputationen für bestimmte zentrale irrationale Konzepte skizziert werden.

Eine andere, häufig verwendete Form der kognitiven Disputation und ein hauptsächliches Instrument für einen RET-Therapeuten ist die Übertreibung oder der *Humor* eine Variante der paradoxen Intention. *Ellis* (1977 d) arbeitet besonders gern mit dieser Strategie, nicht nur vor Zuhörern, sondern auch in Einzelsitzungen. Wenn der Klient also sagt: »Es ist entsetzlich, daß ich bei der Prüfung durchgefallen bin!«, kann der Therapeut antworten: »Da haben Sie recht! Es ist nicht nur entsetzlich; ich weiß gar nicht, wie Sie das überleben können. Das ist das Schlimmste, was ich je gehört habe! Das ist so entsetzlich, daß ich gar nicht mehr darüber reden kann. Wir wollen schnellstens von etwas anderem sprechen!« Solche paradoxe Aussagen verweisen den Klienten sehr oft auf den Unsinn seiner IB, und danach braucht es oft keine lange Debatte mehr, um ihm dies klarzumachen. Es gibt keine Regel, daß eine Therapie langweilig, fad oder todernst sein muß, was immer Sie auch in Ihrer früheren Ausbildung gelernt haben mögen. Wenn Sie sich einmal daran gewöhnt haben, Humor klug einzusetzen, werden Sie und Ihr Klient die gemeinsame Stunde mehr genießen. Eine vierte Form ist die Anwendung von *stellvertretendem Lernen*. Man kann den Klienten immer wieder auf Menschen in seiner Umgebung aufmerksam machen, bei denen ähnliche aktivierende Ereignisse nicht zu denselben übertriebenen emotionalen Reaktionen geführt haben, weil sie nicht dieselben irrationalen Überzeugungen haben. Mit dieser Methode läßt sich viel lernen. Die Klienten sehen, daß andere durch Probleme nicht zerstört werden, und sie werden daran erinnert, daß das Leben trotz bedauerlicher Ereignisse weitergeht. Dieses Wissen können sie dann auf sich selber übertragen. Der Prozeß kann Klienten auch dafür sensibilisieren, nach Dingen in ihrer Umgebung Ausschau zu halten, die sie bisher selektiv ausgeblendet haben. Modellernen ist gerade dann die Methode der Wahl, wenn das A des Klienten geradezu universal ist, wie das bei Problemen von Kindern und Jugendlichen oft der Fall ist. Fast alle Kinder müssen sich damit herumschlagen, daß sie »zu früh« zu Bett gehen müssen und – was noch schlimmer ist – sich vorher die Zähne putzen müssen! Der Therapeut kann darauf verweisen, daß die große Mehrzahl Jugendlicher diese Torturen erleiden muß und sie unversehrt und mit bedeutend weniger Schrecken übersteht.

Anfänger zögern mit dem Einsatz von Modellen, wenn sie es mit Klienten zu tun haben, die seltene oder hoch aversive, aktivierende Ereignisse gehabt haben (z. B. Vergewaltigung, unheilbare Krankheit, Tod eines Kindes usw.). Solche Klienten glauben gern, daß niemand verstehen kann, wie schmerzlich ihre Erfahrung war; und doch gibt es Beispiele von anderen Menschen, die mit solchen Erfahrungen fertiggeworden sind. Der Klient hat sie vielleicht noch nicht selber kennengelernt, aber die Überweisung zu einer entsprechenden Selbsthilfe-Gruppe kann ihn mit ihnen zusammenbringen. Einer von uns behandelte vor kurzem die Mutter eines Kindes mit einem Giles-de-la-Tourette-Syndrom*. Die Frau kannte diese Störung nicht; sie war entsetzt über das bizarre Verhalten ihres Kindes und überzeugt, daß ihr Kind das einzige mit einer solchen Störung in der ganzen Welt sei. Nach einigem Suchen konnte die Mutter in eine Gruppe von Eltern mit Kindern derselben Symptomatik vermittelt werden. Die Erfahrung in dieser Gruppe zeigte der Mutter Möglichkeiten, mit der Störung ihres Kindes umzugehen. In der nächsten Therapiesitzung bemerkte sie: »Ich glaube, es ist nicht so schrecklich . . ., man kann lernen, damit umzugehen.«

---

* Das Tourette-Syndrom ist eine Krankheit mit multiplen motorischen Tics sowie einer Sprachstörung, die sich gelegentlich in bellenden Lauten oder der Äußerung einer ganzen Litanei obszöner Ausdrücke zeigt.

Disputations-Strategien in der Vorstellung

Eine zweite Disputations-Strategie arbeitet mit der Vorstellungskraft des Klienten. Bei dieser Technik bittet der Therapeut den Klienten nach der verbalen Disputation, sich in seiner Phantasie wiederum in die problematische Situation zu versetzen. So kann der Therapeut sehen, ob sich das Gefühl verändert hat. Wenn ja, kann der Therapeut den Klienten fragen, was er jetzt innerlich zu sich selbst gesagt hat, um sich eine rationalere Überzeugung einzuprägen. Wenn das Gefühl sich nicht verändert hat, können noch andere IB's eine Rolle spielen, die dann durch die Vorstellungsübung an die Oberfläche kommen. Wenn nötig, wird eine weitere ABCD-Analyse durchgeführt und das Ergebnis durch eine Wiederholung des Vorstellungsexperiments geprüft. Der Therapeut kann aber auch eine der folgenden Vorstellungstechniken anwenden, die als REI, rational-emotive Imagination (*Maultsby*, 1975; *Maultsby* und *Ellis*, 1974), bekannt sind.

Bei der *negativen Imagination* schließt der Klient seine Augen, versetzt sich innerlich in die problematische Situation (A) und versucht, die übliche emotionale Beklemmung zu erleben (C). Warten Sie, bis der Klient sagt, daß er bei C ist, dann bitten Sie ihn, sich auf die innerlich gesprochenen Sätze zu konzentrieren, welche einen Bezug zu den emotionalen Konsequenzen zu haben scheinen. Dann leiten Sie den Klienten an, das Gefühl von extrem in mäßig zu verändern (z. B. von Angst zu Besorgnis). Versichern Sie dem Klienten, daß sich das machen läßt, und wenn es nur für den Bruchteil einer Sekunde wäre. Weisen Sie den Klienten an, daß er die Augen öffnen soll, sobald er seine Aufgabe ausgeführt hat. Auf dieses Signal des Klienten hin stellen Sie einfach die Frage: »Wie haben Sie das geschafft?« Beinahe immer wird die Antwort auf eine kognitive Verlagerung verweisen. Gewöhnlich geben die Klienten zur Antwort, daß sie aufgehört hätten schwarzzusehen (z. B. »Ich mag zwar ein lausiger Liebhaber sein, aber ich kenne mich mit Computern aus!«). Hier ein Beispiel:

T: Nun schließen Sie Ihre Augen und versetzen Sie sich zurück in die Situation, in der Sie gestern solche Angst gehabt haben. Geht das?

Warten Sie, bis der Klient zu erkennen gibt, daß er das Bild vor sich hat.

K: Ja.

T: Jetzt versetzen Sie sich in Angst, wie Sie es gestern getan haben. Geben Sie mir ein Zeichen, wenn Sie Angst haben.

Warten Sie auf das Zeichen des Klienten.

K: (nickt)

T: Gut, jetzt erzählen Sie mir, welche Gedanken Ihnen durch den Kopf gehen und Ihnen Angst machen.

Warten Sie auf die Reaktion des Klienten – irgendwelche IB's.

K: Ich sage mir:»Mein Gott, wenn ich mich jetzt blöd anstelle, hält er mich für einen Trottel.«

T: Nun ändern Sie dieses Gefühl von Angst zu *bloßer Besorgnis.* Geben Sie mir ein Zeichen, wenn die Angst nachläßt und Sie nur noch Besorgnis empfinden – vielleicht dazu motiviert sind, etwas gegen Ihre Lage zu tun.

Warten Sie auf das Zeichen des Klienten.

T: Was sagen Sie sich, daß Sie nur Besorgnis, aber keine Angst empfinden?

K: Nun, wenn ich einen Patzer begehe, ist das nicht das Ende der Welt, und wenn er denkt, ich sei ein Tölpel, dann kann ich ihm nicht helfen. Ich mache halt Fehler – wer tut das nicht –, und ich gebe mir ununterbrochen Mühe, mich zu verbessern. Ich nehme an, ich werde es tun, solange ich lebe!

Bei der *positiven Imagination* (*Maultsby*, 1975; *Maultsby* und *Ellis*, 1974) stellt sich der Klient in einer Problem-Situation vor, aber mit einem anderen Verhalten und anderen Gefühlen. Klienten, die Angst haben zu reden, stellen sich vor, wie sie sich in der Schule oder bei einer Versammlung zu Wort melden und dabei relativ entspannt sind. Sobald ein Klient zu erkennen gibt, daß er das Bild hat, fragt der Therapeut:»Und was haben Sie zu sich selbst gesagt, um das zu tun?« Solch eine Technik ist hilfreich, weil sie dem Klienten die Möglichkeit gibt, einen positiven Plan einzuüben und Verhaltensweisen zur Bewältigung einer Situation zu entwickeln. Zum Beispiel:

T: Ich weiß, es beunruhigt Sie, wenn Sie an die Rede denken, die Sie diese Woche halten müssen. Ich weiß, daß Sie deswegen große Angst haben.

K: Ja, ich bin wirklich zu Tode erschreckt.

T: Ich möchte, daß Sie jetzt die Augen schließen und sich vorstellen, wie Sie da oben auf dem Podium stehen und sich an die Gruppe der Eltern im Publikum wenden. Aber ich will, daß Sie sich dabei verhältnismäßig *ruhig* fühlen. Sie sprechen langsam und deutlich und haben nicht allzuviel Angst. Sie lesen Ihre Rede mit angenehm lauter Stimme, schauen oft auf und sehen Ihr Publikum an. Sagen Sie mir, wenn Sie dieses Bild klar vor sich sehen.

Warten Sie auf das Feedback des Klienten.

K: (nickt)

T: Nun – was müßten Sie sich selbst sagen, um das zu tun, was Sie sich ausgemalt haben?

K: Nun – ich habe meine Gedanken schriftlich vor mir. Ich weiß, was ich sagen will. Die Eltern sind hier, um meine Vorstellungen zu hören, nicht um mich zu beurteilen. Ich kann nicht erwarten, daß alle mögen, was ich sage, und wenn einige anderer Meinung sind, ist das in Ordnung. Dadurch wird die Diskussion um so lebendiger sein. Und überhaupt, vermutlich wären die auch nervös, wenn sie an meiner Stelle hier oben wären. Deshalb wird es sie gewiß nicht stören, wenn meine Hände ein wenig zittern. Ich will mir deshalb keine Gedanken machen; ich will mich darauf konzentrieren, ihnen meine Vorstellungen klarzumachen.

Tosi und *Reardon* (1976) empfehlen, den Klienten zuerst in tiefe Entspannung oder Hypnose zu versetzen und ihn dann durch ein ABC zu führen. Der Klient stellt sich zum Beispiel vor, daß er eine angstauslösende Situation (A) erlebt, er sagt sich etwas Rationales vor und erlebt eine angemessene emotionale Konsequenz. Dieses Vorgehen mag eher für Kinder angebracht sein. Für Erwachsene empfiehlt sich eine von *Meichenbaum* (1979) vorgeschlagene Bewältigungs-Phantasie. Hier stellt sich der Klient vor, wie er sich der Situation A nähert und sich dabei die üblichen irrationalen Botschaften einsagt; *danach* disputiert er seine irrationale Bewertung und ersetzt sie durch rationale Feststellungen, etwa: »Das stimmt gar nicht . . . sei ruhig . . . Ich komme mit dieser Angst zurecht . . . die Dinge sind nicht so schrecklich, wie ich mir vorstelle«; zum Schluß erlebt er in der Vorstellung eine Reduktion des Gefühls. Diese Methode kann hilfreicher sein, weil die Klienten meistens nicht imstande sind, sich weniger ängstlich zu fühlen, wenn sie die ersten paar Male *wirklich* einem gefürchteten A nahe kommen. Sie möchten dann etwas in der Hand haben, das ihnen hilft, mit der Angst fertig zu werden, die sie sehr wohl empfinden. Selbst sehr erfahrene RET-Therapeuten sind gelegentlich Opfer von Gefühlen, die sie beeinträchtigen, etwa von Ärger oder Zorn, und sie nutzen ihre Fähigkeiten, diese Belastung zu *beseitigen*, sobald sie auftritt. Die RET kann deswegen nicht nur zur Prävention verwendet werden, sondern auch, um eine emotionale Belastung wieder zu beheben, wenn sie aufgetreten ist.

Eine verwandte Vorstellungstechnik, die in der kognitiven Therapie Anwendung findet, ist die der *Übertreibung*. Dabei stellt sich der Klient nicht nur ein unerwünschtes künftiges Ereignis vor, sondern übertreibt es auch noch über die Dimension hinaus, die es realistischerweise annehmen kann. So zeigt zum Beispiel ein Film von *Lazarus* (S. 296) einen Klienten, der zwanghaft immer wieder kontrollieren muß, ob das Gas abgedreht ist. Dieser stellt sich nun vor, daß nicht nur seine ganze Küche und sein Haus in Brand gesteckt wird, sondern daß die ganze Nachbarschaft, die Stadt, das ganze Land und schließlich der ganze Erdball in Flammen stehen. Durch derlei Übertreibungen entdeckt der Klient die humorvolle Seite der Ereignisse, und seine Ängste verlieren einiges von ihrer Ernsthaftigkeit.

Einige Therapeuten arbeiten erst mit Vorstellungstechniken, wenn sie mit dem Klienten ein Entspannungstraining durchgeführt haben oder ihn in Hypnose versetzt haben, um dadurch seine Suggestibilität zu erhöhen. Das kann besonders dann von Nutzen sein, wenn der Klient ungewöhnlich ängstlich ist. Der Therapeut, der diese Techniken erlernen will, sei verwiesen auf *Klinische Verhaltenstherapie* (1979) von *Goldfried* und *Davison* oder auf *Hypnose. Induktion – Psychotherapeutische Anwendung – Beispiele* (1978) von *Erickson, Rossi* und *Rossi.*

Verhaltenszentrierte Disputationstechniken

Die dritte Grundform der Disputation konzentriert sich auf das *Verhalten* des Klienten. Dabei stellt er seine irrationalen Überzeugungen dadurch in Frage, daß er sich auf entgegengesetzte Weise verhält. Der RET-Therapeut kann sich nicht darauf verlassen, daß der Klient sich eine neue Lebensanschauung zu eigen gemacht hat, wenn sich diese nicht in einem neuen Verhalten widerspiegelt. Innerhalb der Therapie äußern sich die Lernfortschritte des Klienten nur in verbalen Bekundungen, deshalb ist es wichtig, sich zu vergewissern, daß sein wirkliches Verhalten in der Welt mit dem verbalen Verhalten in der Therapie übereinstimmt.

Eine auf das Verhalten konzentrierte Disputation vermittelt dem Klienten Erfahrungen, die seinem gegenwärtigen irrationalen Überzeugungs- und Bewertungssystem zuwiderlaufen. Er handelt gegen seine IB's. Wenn Klienten zum Beispiel glauben, daß sie es nicht aushalten können, auf ein bestimmtes Ereignis zu warten, verlangt man von ihnen, daß sie das Aufschieben von Belohnungen üben. Wenn sie glauben, eine Zurückweisung nicht ertragen zu können, dann ermutigt man sie, Zurückweisungen zu provozieren. Wenn sie meinen, etwas unbedingt nötig zu haben, ermahnt man sie, darauf zu verzichten. Wenn sie glauben, ihr Wert beruhe darauf, daß sie Erfolg haben, verlangt man von ihnen, Mißerfolg zu haben. Da diese Art der Disputation außerhalb der Therapiesitzungen stattfindet, wird sie meistens als Hausaufgabe gegeben. Dieser Punkt wird deshalb ausführlicher in Kapitel 11 besprochen.

Was der Therapeut über die Disputation unbedingt wissen muß

Eine Voraussetzung für eine erfolgreiche Disputation ist die Fähigkeit des *Therapeuten*, rational über das Problem des Klienten zu denken. Wie kann ein Therapeut etwas in Frage stellen, wenn er glaubt, es *sei* schrecklich? So fragt sich der Therapeut zuerst am besten selbst: »Wie schrecklich ist das wirklich?« Wenn er nicht überzeugt ist, wie will er dann den Klienten überzeugen? Eine Therapeutin war zum Beispiel überwältigt von der Furcht einer Klientin vor sexueller Ablehnung nach einer Brustamputation. Erst als sie den Verlust einer Brust rational verkraften konnte (indem sie sich sagte: »Meine Sexualität beschränkt sich nicht auf meine Brustwarzen«), war sie in der Lage, ihrer Klientin ruhig zu derselben Schlußfolgerung zu verhelfen.

Wenn Sie für die Disputation bereit sind, achten Sie darauf, daß Sie das *Richtige* in Frage stellen, das weltanschauliche Konzept und nicht die Metapher, mit der es ausgedrückt wird. Wenn Robert zum Beispiel sagt: »Ich habe versagt – ich bin ein Kamel!«, dann ist es leicht, ihn darauf hinzuweisen, daß er keineswegs ein Kamel ist, weil ein Kamel ganz anders aussieht. Der springende Punkt wird dabei aber total verfehlt, weil das Fehlurteil des Klienten, daß der Wert eines Menschen von seiner Leistung abhängt, weiterhin intakt bleibt.

Sobald Sie eine zentrale irrationale Überzeugung ausgemacht haben, beachten Sie, daß Sie viel Zeit brauchen für deren Disputation. Da das Wesen der RET darin besteht, irrationale Überzeugungen zu korrigieren, ist das D der entscheidende Punkt in der Therapie. Zögern Sie nicht, eine Disputation über mehrere Sitzungen hinauszuziehen, wenn Ihnen dies notwendig erscheint. Es gibt mehrere Möglichkeiten, sich genügend Zeit für die Disputation zu nehmen. Eine Möglichkeit besteht darin, daß Sie in der nächsten Sitzung kein neues Problem aufgreifen, wenn Sie mit der Disputation des Problems aus der vorangegangenen Sitzung noch nicht zu Ende gekommen sind. Sie können die nächste Sitzung mit der Frage an den Klienten beginnen, ob er oder sie sich noch an das Problem erinnern kann, dann skizzieren Sie rasch A, B und C und fangen sogleich mit der Disputation an. Eine andere Technik ist die, daß Sie die neuen Probleme, die der Klient einbringt, aufgreifen und ihre Beziehung zu seinen oder ihren hauptsächlichen irrationalen Überzeugungen aufzeigen. Dann fahren Sie mit der Disputation fort.

Vergessen Sie vor Beginn einer Disputation nicht zu klären, ob der Klient ein Problem mit seinem Problem hat, was wir an anderer Stelle *Symptom-Streß* genannt haben. Ist der Klient/die Klientin zum Beispiel deprimiert oder ängstlich wegen seiner/ihrer Depression? Wenn ja, auf welcher Ebene wird besser gearbeitet, am Symptom oder an der Belastung durch das Symptom? Wir empfehlen beinahe immer das zweite, denn solange ein Klient besorgt ist wegen seiner emotionalen Reaktionen, ist er in einer schlechten Verfassung, um an seinen Gefühlen zu arbeiten. Das Meta-Problem kann besondere Bedeutung bei perfektionistischen Patienten (z. B. »Ich sollte diese Probleme nicht haben!«) oder bei Patienten mit niedriger Frustrationstoleranz (z. B. »Ich kann diese Angst nicht aushalten!«) gewinnen. Anregungen für den Umgang mit diesen Meta-Problemen folgen weiter unten.

Wenn immer möglich, ist es klug, zuerst an der *Motivation* des Klienten zu arbeiten, bevor man mit der Disputation beginnt. Zeigen Sie den Klienten die Vorteile einer Änderung ihrer Überzeugungen insbesondere durch die Verringerung emotionaler Belastung. Solch ein Vorgehen hängt natürlich davon ab, ob der Klient sein C verändern will. Einen Klienten, der Probleme mit seinem Ärger hat, kann der Therapeut etwa fragen: »Können Sie irgendeinen Vorteil darin sehen, weniger ärgerlich zu sein?« Hat man die Vorteile einmal beisammen, kann der Therapeut fragen: »Können Sie sich eine Möglichkeit vorstellen, weniger ärgerlich zu sein?« Wenn die Motivation einmal hergestellt ist, ist der Klient vielleicht für eine kognitive oder auf das Verhalten abzielende Intervention zugänglicher.

Zu den Disputations-Techniken, die dem Klienten helfen sollen, streßerzeugende B's in Frage zu stellen, gehören deshalb auch solche, die darauf hinweisen, daß die Belastung für den Klienten keinen Wert hat. Bezogen auf den Ärger, kann der Therapeut zum Beispiel sagen:

»Wir wollen zuerst einmal sehen, ob Ihr Ärger für Sie oder gegen Sie arbeitet. Was richtet die Wut aus? Sie schafft die Voraussetzungen für einen Kampf! Also ist sie nicht gut für Sie. Sie bringt Ihr Blut in Wallung, erregt Sie usw. Auf der anderen Seite können Besorgnis oder eine leichtere Mißstimmung ein vernünftiger Anlaß für Sie sein, sich zu sagen: ›Wie kann ich dies ändern? Was kann ich tun, um die Situation zu verbessern? Vielleicht wenn ich ihm erkläre . . .‹ Sie sehen, jetzt sprechen wir von *Strategien*. Und wenn eine Strategie nicht funktioniert, was würden Sie tun? Sie würden sich noch einmal hinsetzen und etwas anderes versuchen. Sie sehen, sobald Sie nicht mehr wütend sind, können Sie in dieser Art an ein Problem herangehen.«

Wenn Ihre Klienten unschlüssig sind, ob sie ihr Verhalten oder ihr Gefühl ändern möchten, suchen Sie nach Motivationen für die *Aufrechterhaltung* der Störung. Eine gute Technik, die Klienten auf die Verstärker aufmerksam zu machen, die ihr Problemverhalten aufrechterhalten, ist die folgende Satz-Ergänzungs-Übung von *Lazarus* (1978): »Das *Gute* an der (z. B.) Unentschlossenheit ist, daß . . .« Wiederholen Sie diesen Satz so lange, bis der Klient alle Möglichkeiten der Ergänzung ausgeschöpft hat. Wenn einem Klienten nichts dabei einfällt, drängen Sie ihn, irgend etwas zu sagen, das ihm zuerst in den Sinn kommt. Betonen Sie, daß er nicht zu glauben braucht, was er sagt, oder daß es nicht auf ihn zuzutreffen braucht. Der Therapeut kann sogar ein Beispiel für die Ergänzung geben, damit der Klient einen Anfang findet. Der Therapeut soll darauf achten, ob sich in den Antworten des Klienten ein Muster zeigt, denn die Äußerungen des Klienten können nicht nur Gründe für die Aufrechterhaltung der emotionalen Belastung liefern, sondern auch neue irrationale Überzeugungen zutage fördern.

123

Eine Disputation ist eine harte Arbeit, denn es geht dabei um nichts weniger als um eine Einstellungsänderung des Klienten in wichtigen weltanschaulichen Fragen. Um dies zu erreichen, bedarf es vieler Versuche und eines gerüttelten Maßes an Hartnäckigkeit von seiten des Therapeuten. Wie jeder, der einen anderen zu überzeugen versucht, muß auch der Therapeut wirklich an das glauben, was er sagt, und diesen Glauben durch seine Hartnäckigkeit und seinen Enthusiasmus für seine Position, die Rationalität, unter Beweis stellen. Hartnäckigkeit heißt allerdings nicht, daß es immer hart auf hart gehen muß. Manche Disputationen sind sanft und subtil und können sich sogar im stützenden oder spiegelnden Verhalten des Therapeuten abspielen. In einem frühen Stadium der Therapie, wo Sie versuchen, eine Beziehung aufzubauen, möchten Sie vielleicht unterstützend sein, aber gleichzeitig nicht irrationale Überzeugungen verstärken. Wenn Ihr Klient zum Beispiel sagt:»Ich brauche X«, können Sie spiegeln:»Ich weiß, daß X etwas ist, das Sie sich sehr wünschen.« Sie geben damit ein Beispiel für eine rationale Äußerung und vermitteln dem Klienten gleichzeitig, daß Sie seine Lage verstehen.

Kognitive Therapeuten nehmen oft an, daß Generalisierungen von Veränderungen auf das Verhalten automatisch ablaufen. Wir sind auch der Meinung, daß Generalisierung einer der Vorteile der kognitiven Therapie ist, aber wir nehmen nicht an, daß sie sich ohne Anstrengung einstellt. Wie bei den Verhaltenstherapien muß die Generalisierung oft auch hier ins Therapie-Programm eingebaut werden. Deshalb kann es angebracht sein, dieselbe irrationale Vorstellung, bezogen auf mehrere Situationen, zu disputieren, selbst wenn die irrationale Überzeugung, die Disputation und als Folge die rationalen Überzeugungen in jedem Beispiel dieselben sind.

Ein typisches Beispiel für das Problem mit der Generalisierung ist der Mann mit sexuellen Schwierigkeiten, für die eine Hierarchie angstauslösender Situationen erstellt wurde. Der Mann kann eine Reihe von Übungen hinter sich gebracht haben, wie sensate focus oder Masturbationstraining, wobei er erfolgreich gegen seine irrationalen Überzeugungen, Mißerfolg und Geschlechtsverkehr betreffend, gekämpft hat. Wenn er an der Spitze der Hierarchie angewiesen wird, den Verkehr mit seiner Partnerin wieder aufzunehmen, kann er die Situation total neu interpretieren und seine irrationale Schwarzseherei wiederaufnehmen. Er kann dann zu sich selbst sagen:»Jetzt kommt's drauf an; wenn ich jetzt versage, dann ist das wirklich schrecklich!« Obwohl Sie ihm geholfen haben, seine irrationalen Überzeugungen auf den niedrigeren Stufen der Hierarchie zu bekämpfen, können Sie sich also nicht darauf verlassen, daß er eine Generalisierung auf der nächsthöheren vornehmen wird. Unterlassen Sie es deshalb nicht, den Klienten auf den verschiedenen Stufen immer wieder nach seinen Kognitionen zu fragen.

Man kann auch nicht einfach annehmen, daß Klienten, die in einem Problembereich rational denken, das auch in einem anderen tun werden. So mag etwa eine Klientin mit mehreren Problemen kommen: Angst in sozialen Situationen, Schuldgefühle wegen ihres Sexualverhaltens, Ärger über ihren Chef usw. In der Regel ist es klug, jedes Problem einzeln zu behandeln. Wenn der Therapeut sich dazu entschließt, an ihrer Angst in sozialen Situationen zu arbeiten, und erfolgreich alle ihre irrationalen Überzeugungen auf diesem Gebiet austreibt, ist das noch keine Garantie, daß die Klientin automatisch auch in bezug auf ihre Schuldgefühle wegen der Sexualität oder in bezug auf ihren Ärger mit dem Chef rational zu denken beginnt. Diese Problembereiche erfordern unter Umständen getrennte Bearbeitung.

Eine Methode, die Generalisierung zu optimieren, besteht darin, daß man den Klienten die Überzeugung vermittelt, daß sie selbst für ihren Therapieerfolg verantwortlich sind. Eine Anzahl von Untersuchungen hat gezeigt, daß die Überzeugung, der Erfolg einer Bemühung sei stärker auf innere Ursachen als auf äußere Umstände zurückzuführen, ein starker kognitiver Faktor für eine Generalisierung ist (*Meichenbaum*, 1979). Wenn Klienten glauben, daß ihr Erfolg auf innere Faktoren zurückzuführen ist, dann sind sie eher davon überzeugt, daß sie auch künftige Probleme in den Griff bekommen können, und sie übertragen das in der Therapie Gelernte eher auf neue Probleme.

Als letzte Anregung, bevor wir uns weiteren Beispielen zuwenden, noch diese: Arbeiten Sie bei jedem Klienten mit so vielen Disputationsmethoden als möglich. Je mehr Varianten Sie verwenden (kognitive, erlebnisorientierte, imaginative), um so wirksamer wird die Disputation sein und um so länger wird ihre Wirkung anhalten (*Lazarus*, 1978).

Plan einer Disputation

Für den Anfänger kann eine Disputation verwirrend sein. Es erscheint ihm vielleicht als eine ungeheure Aufgabe, die Beherrschung einer so komplexen Technik zu erlernen. Wenn Sie aber einmal einem erfahrenen RET-Therapeuten bei seiner Arbeit zuhören, dann hören Sie bald das typische Schema einer Disputation heraus. Bisher ist ein solches Schema in der Literatur noch nicht dargestellt worden. RET-Neulinge mußten es sich mühsam selbst erarbeiten, indem sie erfahreneren Kollegen bei der Arbeit zusahen und ihre Beispiele nachahmten. Wir wollen darum hier jene Stufen, die jeder Disputation gemeinsam zu sein scheinen, darstellen, machen aber darauf aufmerksam, daß weder die einzelnen Stufen noch deren Reihenfolge festgelegt sind. Das Folgende ist darum als Anregung zu verstehen und nicht als Dogma, das stur zu befolgen wäre.

Sobald Sie A, B und C identifiziert haben:

1. *Machen Sie den Klienten darauf aufmerksam, daß er so lange unter emotionalen Belastungen zu leiden haben wird, wie er an seinen irrationalen Überzeugungen festhält. Dieser Schritt ist ein Mittel, den Klienten für eine Veränderung zu motivieren.*

2. *Bieten Sie dem Klienten eine rationale Überzeugung an und fragen Sie ihn, wie er sich wohl fühlen würde, wenn er daran glauben würde. Auf dieser Stufe bieten Sie nicht nur ein Modell für hilfreichere Vorstellungen an, Ihre auf die Zukunft bezogene Frage soll auch zur Motivierung des Klienten beitragen.*

3. *Wenn der Klient zugegeben hat, daß er sich besser fühlen würde, benutzen Sie diese Rückmeldung, um ihn zur Aufgabe seiner irrationalen Überzeugung zu ermuntern.*

4. *Dann verlangen Sie Beweise für die Richtigkeit der irrationalen Überzeugung. In diesem Stadium können alle früher erwähnten Disputations-Techniken zur Anwendung kommen. Oft wiederholen Sie aber auch nur Ihre Forderung nach Evidenz oder einem Beweis, bis klargeworden ist, worauf es Ihnen ankommt.*

5. *Wenn der Klient zugegeben hat, daß es keine Evidenz gibt, fragen Sie ihn nach seinen Gefühlen. Dadurch machen Sie ihn auf die affektive Veränderung aufmerksam und bieten einen Verstärker für kognitive Veränderungen.*

6. *Wenn sich der Klient besser fühlt, prüfen Sie, ob er verstanden hat, was vorging, und fragen Sie ihn nach dem Grund für die Veränderung von C. Dies ist ein wichtiger Schritt. Manchmal wird es Sie überraschen, wenn ein Klient sagt, jetzt fühle er sich besser, weil er es »sich von der Seele geredet« habe oder weil er »wisse, daß Sie ihn verstehen«. Lassen Sie derlei falsche Erklärungsversuche nicht unerwidert.*

7. *Zum Schluß erkennen Sie an, daß der Klient sein Denken verändert hat. Als guter Wissenschaftler, der mehrere Hypothesen im Auge behält, weisen Sie jedoch darauf hin, daß kognitive Veränderungsfaktoren sowohl eine IB zu einer RB verändern als auch die Wahrnehmung von A ändern können, weil die Aufmerksamkeit des Klienten durch die Arbeit an der Disputation abgelenkt wurde.*

Ausschnitte aus einer von *Ellis* durchgeführten Disputation können die einzelnen Stufen vielleicht verdeutlichen. Vor der betreffenden Bemerkung des Therapeuten nennen wir jeweils die Stufe bzw. die Absicht des Therapeuten. Dieses Beispiel stammt – leicht bearbeitet – aus einer öffentlichen Vorführung, bei der jemand aus der Gruppe aufgefordert wurde, mit *Ellis* zu arbeiten. Es überrascht nicht, daß das erste Problem, das zur Diskussion gestellt wurde, die Nervosität der Betreffenden war.

Herausarbeiten von B

T: Was meinen Sie, sagen Sie sich, um nervös zu werden?
K: Ich bin ein Idiot, daß ich hier heraufgekommen bin!
T: Sie sind ein Idiot, *weil* . . .
K: Es könnte sein, daß ich empfindliche Stellen von mir preisgebe, und das wäre mir peinlich.

Klärung, welche IB überwiegt

T: Und Sie *sollten* ein behagliches Gefühl haben? Meinen Sie das? Oder Sie sollten überhaupt nichts von sich preisgeben?
K: Überhaupt nichts.
T: Und wenn Sie etwas von sich preisgeben würden, was dann? Was würde Ihrer Meinung nach voraussichtlich geschehen?
K: Ich würde die Beherrschung verlieren – und dann würde ich mich schämen.
T: Sie würden sich vor diesen Leuten zum Narren machen, ja?
K: Ja.
T: Und wenn, was würde Sie daran so aufregen? Wovor haben Sie Angst, wenn Sie das tun?
K: Können Sie Ihre Frage noch einmal wiederholen?

Die Verwirrung des Klienten ist möglicherweise ein Indiz für das Ausmaß seiner Angst.

T: Ja. Sie sagen:»Ich könnte mich vor diesen Leuten hier dumm benehmen.« Aber allein wegen dieser Feststellung würden Sie niemals Angst empfinden. Das ist einfach eine Beobachtung oder eine Voraussage. Aber wie *bewerten* Sie sich, wenn Sie sich dumm *benehmen?*
K: Ich verstehe Sie nicht.

Stufe 2 und 3

T: Nun, diese Feststellung allein verursacht kein Gefühl. Da kommt noch etwas hinten nach. Sie könnten sich sagen:»Ich könnte mich dumm benehmen, das wäre großartig! Ich könnte mich dumm benehmen, das wäre eine gute Übung, sich dumm zu benehmen!« Dann hätten Sie keine Angst, nicht wahr?
K: Sicher nicht.
T: Aber Sie sagen sich:»Ich könnte mich dumm benehmen, ist das nicht *was?*« Sie sagen sich nicht:»Das ist großartig!«
K: Ich darf nicht aus meiner Rolle fallen.

T: »Und wenn ich aus meiner Rolle falle – was dann?«
K: Ich könnte mich ängstlich benehmen.

Das bewertende Element von B fehlt immer noch.

T: »Und wenn ich mich dumm benehme, was dann?« Sehen Sie, Sie geben mir
immer noch keine Bewertung. »Ich würde es mögen? Ich würde es nicht mögen?
Ich würde begeistert sein?« Wie bewerten Sie es, sich dumm zu benehmen?
K: Ich käme mir labil vor.

*Der Therapeut stellt klar, daß »labil« keine Emotion ist, sondern eine
selbstbewertende Überzeugung.*

T: Also: »Ich wäre ein labiler Mensch, wenn ich mich hier oben dumm benehmen
würde?« Oder: »Die anderen würden mich für einen labilen Menschen halten?«
K: Ja.

Das Schlimmste annehmen.

T: Gut, nehmen wir einmal an, Sie würden das tun! Nehmen wir an, die anderen
sagen: »Ach, Scheiße, der ist labil.« Nun, Sie wissen nicht, ob sie das sagen. Sie
könnten auch sagen: »Mensch, der hat den Mumm, dortrauf zu gehen, ich würde
in die Hosen machen!« Aber nehmen wir an, sie würden sagen, daß Sie *labil* seien.
Was erschreckt Sie daran?
K: Das würde bestätigen, was ich selber schon denke.
T: »Daß ich *labil* bin.« Nun, wie bewerten Sie Ihre sogenannte Labilität?
K: Negativ.
T: »Ich mag diese Eigenschaft nicht?« Aber dann wären Sie bloß besorgt. Sie wären
nicht verlegen oder beschämt. Sie würden sich einfach sagen: »Gut, ich habe eine
negative Eigenschaft, die Labilität genannt wird.« Merken Sie, daß Sie sich etwas
Stärkeres sagen als das, um sich Angst einzujagen?
K: Könnte es vielleicht Ablehnung sein?
T: Ja. »Denn, wenn ich abgelehnt werde .. ?«
K: Dann bin ich anders als sie.
T: »Und wenn ich anders bin als sie?« Was folgern Sie daraus?
K: Ich wäre einsam.

C wird als A umformuliert, um die Verbindung von A und C zu zeigen.

T: »Ich wäre ganz allein.« Was gibt Ihnen das für ein Gefühl?
K: Ich bin deprimiert.

Ellis faßt den A-B-Komplex zusammen.

T: Ja. Wenn ich Sie recht verstehe, dann sagen Sie: »Wenn ich mich hier oben dumm
benehme, dann würde ich damit beweisen, daß ich anders bin. Die anderen
würden wissen, daß ich anders bin. Sie würden mich bis zu einem gewissen Grad
boykottieren, und das könnte ich nicht ertragen – das wäre entsetzlich.« Stimmt
das?
K: Ja.

Stufe 4

T: Gut. Aber selbst wenn das geschehen würde – und wir wissen nicht, ob es geschieht –, warum wäre das schrecklich? Daß die anderen denken würden, sie könnten Sie boykottieren und Sie dann allein wären? Wieso wäre das entsetzlich?

K: Der Beweis ist meine frühere Erfahrung. Weil ich anders war, *wurde* ich ausgeschlossen.

T: Aber warum war das schrecklich? Nehmen wir an, das sei geschehen. Sie sind ausgeschlossen und allein gelassen worden. Warum war das schrecklich?

K: Ich habe das Gefühl, daß ich jemanden haben muß, mit dem ich etwas gemeinsam habe.

T: Beweisen Sie das! Beweisen Sie, daß Sie jemanden haben *müssen*.

K: (Pause) Es gibt keinen Beweis.

Stufe 1

T: Aber wenn Sie davon *überzeugt* sind, wie fühlen Sie sich dann?

K: Schrecklich.

Stufe 5

T: Das stimmt! Sie haben diese Dinge als schrecklich definiert, und wenn Sie diese Definitionen aufgeben würden, würden Sie sich ganz in Ordnung fühlen. Was haben Sie in diesem Augenblick für ein Gefühl, hier oben zu sein?

K: Ich fühle mich ein wenig gelöster.

Stufe 6

T: Merken Sie, warum Sie sich etwas gelöster fühlen? Wissen Sie, weshalb das so ist?

K: Ich sage mir jetzt stärker, daß ich mich einen Dreck drum schere.

Stufe 7

T: Prima. Das ist recht. Und dann sind Sie auch etwas abgelenkt worden. Statt sich auf Ihre Gefühle zu konzentrieren, haben Sie sich auf unser Gespräch konzentriert. Möchten Sie jetzt noch ein anderes Problem besprechen?

Siebtes Kapitel
Die Disputation: Besondere Hinweise

Die Disputation von zentralen irrationalen Konzepten

Sie werden sich erinnern, daß im 5. Kapitel dreizehn irrationale Überzeugungen diskutiert wurden. Wir räumten ein, daß diese Liste nicht alle irrationalen Überzeugungen umfaßt und daß sich die spezifischen Probleme Ihrer Klienten nicht unbedingt sauber in eine oder mehrere dieser Kategorien einordnen lassen. Ursprünglich hatten wir vor, dieses Kapitel auf diese Liste irrationaler Überzeugungen auszurichten, wie *Ellis* es in seinen Büchern tut. Unsere Erfahrungen bei der Ausbildung von RET-Therapeuten haben uns jedoch wieder davon abgebracht, weil ein derartiges Vorgehen mit Nachteilen verbunden ist.

Anfänger in der RET fühlen sich nach ihren eigenen Angaben überfordert, wenn sie alle irrationalen Überzeugungen und deren Disputation im Kopf behalten sollen, besonders, wenn sie unter Druck mit einem Klienten arbeiten.

Als Alternative haben wir uns dazu entschlossen, nur zu zeigen, wie man die zentralen Elemente eines irrationalen Gedankens in Frage stellen kann statt jede der spezifischen IB's. Als wir uns fragten, was an den einzelnen irrationalen Bewertungen irrational sei, sahen wir, daß es in jedem Fall mehr oder weniger dieselben vier Grundinhalte waren:

1. *Sollte-Behauptungen*, welche die Überzeugung widerspiegeln, daß es allgemeine Muß gibt.
2. *Schwarzsehen*, d. h. die Überzeugung, daß es auf der Welt schreckliche und katastrophale Dinge gibt.
3. *Fordernde Behauptungen*, die davon ausgehen, daß der Klient bestimmte Dinge haben muß, um leben zu können oder glücklich zu sein.
4. *Behauptungen über den Wert oder Unwert eines Menschen*, die auf der Überzeugung beruhen, daß man Menschen einschätzen und bewerten kann.

Betrachten Sie z. B. die irrationale Überzeugung Nr. 1, wo es um die schreckliche Notwendigkeit geht, geliebt zu werden. Beachten Sie, wie diese IB jedes der vier Schlüsselelemente enthalten kann.

a) Die anderen sollen mich lieben.

b) Es ist schrecklich, wenn sie es nicht tun.

c) Ich brauche Liebe und Zuneigung, um überleben zu können oder um glücklich zu sein.

d) Ich bin wertlos, wenn ich nicht geliebt werde.

Jetzt sehen Sie sich die irrationale Überzeugung Nr. 2 an, welche Ärger und Zorn hervorruft.

a) X sollte sich nicht so benehmen; er hat dazu kein Recht.

b) Es ist schrecklich, daß X sich so benimmt.

c) Ich brauche jemand, der tut, was ich will.

d) X ist ein Unmensch, weil er nicht tut, was ich will.

Dieselben Elemente finden sich schließlich auch in der irrationalen Überzeugung Nr. 5, welche sich um den Erfolg im Leben dreht.

a) Ich hätte nicht so schlecht abschneiden sollen.

b) Es ist schrecklich, daß ich versagt habe.

c) Ich muß gut abschneiden.

d) Ich bin zu nichts nütze, ein Wurm, wenn ich versage.

Wir wollen jetzt jedes dieser irrationalen Hauptelemente sowie einige Möglichkeiten, sie zu widerlegen, prüfen.

Das Sollte

Achten Sie auf die folgenden Ausdrücke in der Rede Ihres Klienten:
müssen
sollen
haben
nicht dürfen.

Diese Ausdrücke kommen vor entweder in *Ich-Behauptungen* (Ich muß . . .), *Du-Behauptungen* (Du mußt . . . oder er sollte . . .) oder *universellen Behauptungen* (Es hat zu . . .). Das Sollte bezieht sich oft auf Ereignisse in der Vergangenheit, die mit Depression, Ärger und Schuldgefühl zu tun haben (z. B.: »Er hätte das nicht tun sollen«). In Fällen von Angst können sie sich auf Ereignisse in der Gegenwart oder Zukunft beziehen (z. B.: »Ich darf keinen Fehler machen«).

Sollte-Behauptungen sind in sich unlogisch und offenbaren eine Haltung, die auf absoluten Forderungen beruht und nicht auf dem, was vorzuziehen wäre. Das irrationale Element besteht deshalb darin, daß der Klient darauf besteht, Ereignisse oder Verhaltensweisen von Individuen hätten anders zu sein, als sie sind. Der Klient erregt sich durch logischen Trugschluß, daß, »weil ich es will, es so zu sein hat« oder, wie *Ellis* sagte: »Mein Wille geschehe!«. Es ist, als ob der Klient tatsächlich glauben würde, daß er das Universum kontrollieren könne und dieses seine Anstrengungen eigensinnig durchkreuze. Diese absoluten Forderungen führen zu dem, was *Karen Horney* (1977) die »Tyrannei des Sollte« genannt hat.

Viele, vielleicht auch Sie, sind der Meinung, daß es tatsächlich derlei Sollforderungen für menschliches Verhalten gibt. Schließlich gibt es ja die Zehn Gebote, ganz zu schweigen vom Kodex Hammurabi, nicht wahr? Die RET-Philosophie stellt nicht unbedingt in Frage, daß es ratsam ist, solchen Verhaltensvorschriften zu folgen, aber sie weiß, daß diese Gesetze von Menschen gemacht wurden. Daß ihre Befolgung wünschenswert ist, hat noch nicht logisch zur Konsequenz, daß wir daran festhalten müssen. Es liegt auf der Hand, daß jeder von uns diese Vorschriften gelegentlich übertritt. (»Wer von euch ohne Sünde ist, werfe den ersten Stein!«) Wenn diese Regeln Teil der »menschlichen Natur« wären, dann wären sie nicht von Moralphilosophen, sondern von Verhaltensforschern formuliert worden. Denn dann würde jedermann sich automatisch moralisch verhalten, weil es in unserer Natur läge, und es wäre nichts Edles daran. Die meisten Religionen vertreten zwar einen ethischen Verhaltenskodex, anerkennen aber, daß dessen Befolgung in der Entscheidung des Individuums liegt. Die rational-emotive Therapie unterscheidet zwischen der Tatsache, daß es ratsam ist, ein bestimmtes Verhalten zu zeigen und der Wahlfreiheit des Individuums. Er oder sie kann entscheiden, zu tun oder nicht zu tun, was wünschenswert und ratsam ist. Ein rational denkender Mensch ist sich der Tatsache bewußt, daß sogar die Zehn Gebote, richtig verstanden, an Bedingungen geknüpft sind und nicht absolut verstanden werden wollen. *Wenn* Sie – entsprechend Ihrem Bezugsrahmen – im Himmel glücklich sein wollen oder es hier auf der Erde angenehm haben wollen, *dann sollen Sie* Vater und Mutter ehren.

Erinnern Sie sich bitte an unsere Unterscheidung zwischen einem absoluten Sollte und dem harmlosen Gebrauch dieses Wortes (Seite 90). Klienten bringen die zwei Bedeutungen in ihren täglichen Problemen gerne durcheinander (z. B.: »Ich muß arbeiten gehen«, »Ich muß meine Medizin nehmen«, »Ich muß meine Mutter anrufen«). Man kann Sie darauf hinweisen, daß ein Mensch selten handelt, ohne sich dazu zu entscheiden. Ausdrücke wie »müssen«, »sollen« und ähnliche implizieren, daß wir irgendwie dazu gezwungen werden, uns in einer bestimmten Weise zu verhalten, während wir uns in Wirklichkeit dazu entscheiden. Wenn wir diese Ausdrücke verwenden, versetzen wir uns in die Rolle eines Opfers und erlauben uns, in Selbstmitleid zu schwelgen. Statt dessen könnten wir sie durch passendere Wendungen ersetzen, wie »ich will« oder »ich habe vor«, »ich habe im Sinn«, usw. Wenn ein Klient z. B. sagt: »Ich muß zur Arbeit gehen«, kann der Therapeut erwidern:

»Oh, nein, durchaus nicht. Sie könnten zum Fischen gehen oder zu einem Fußballspiel, oder Sie könnten im Bett bleiben, wenn Sie wirklich wollten. Wenn Sie zur Arbeit gehen, dann, weil Sie sich dazu entscheiden, egal, was Sie sich selbst einreden. Sie wollen bloß nicht die Konsequenzen auf sich nehmen, nicht zur Arbeit zu gehen. Sie haben nämlich fast immer eine Wahl. Selbst wenn Ihnen jemand eine Pistole an die Schläfe drückt, können Sie sich stets dafür entscheiden, zu sterben!«

Wenn ein RET-Therapeut oder eine RET-Therapeutin ein irrationales Sollte hört, sollte er oder sie sofort einhaken und etwa fragen:

Warum ist es ein Unsinn, hier das Wort »Sollte« zu gebrauchen?
Welches Gesetz verlangt, daß es so sein sollte?
Erklären Sie mir das, warum sollte er?
Wieso beweist der Umstand, daß Sie es wollen, daß es auch sein muß?

Ich sollte

Sollensforderungen, die auf sich selbst bezogen werden, implizieren in der Regel die Forderung nach der eigenen Vollkommenheit. Klienten mit dieser Überzeugung sind ihren eigenen Fehlern gegenüber bemerkenswert intolerant. Die Disputation wird sich in einem solchen Fall zuerst darauf konzentrieren, dem Klienten beizubringen, daß Fehlbarkeit ein allgemeines Kennzeichen der menschlichen Spezies sei. Genau gesagt machen wir gar keinen Fehler, sondern wir treffen bloß eine Wahl. Erst mit der Information, die wir im nachhinein besitzen, können wir von einer Wahl sagen, daß sie ein Fehler gewesen ist, wenn die Konsequenzen entsprechend ausgefallen sind. Wir können uns zwar darum bemühen, die Dinge stets besser zu machen, der Mensch aber, der alles richtig macht, muß erst noch geboren werden. Schließlich hat es seinen guten Grund, wenn jemand neben seinem Bleistift auch den Radiergummi liegen hat!

Wenn Klienten untröstlich darüber sind, daß sie ihre Menschlichkeit bloßgelegt haben, weil sie bei irgendeinem Unternehmen scheiterten, kann der Therapeut darauf etwa so reagieren:

T: Sie sollten nicht so gehandelt und die Sache vermasselt haben? Warum sollten Sie erfolgreich gewesen sein? Es wäre nett oder vorteilhaft gewesen, das ließe sich beweisen, aber es gibt keinen Grund, weshalb Sie Erfolg haben sollten. Gewiß, es wäre vorzuziehen gewesen; aber wieso müssen Sie stets richtig handeln? Es gibt im ganzen Universum kein Gesetz, das besagt, daß Sie das müssen.

Es ist sehr ratsam für den Therapeuten, sich in dieser Disputation als Kontrastmodell für den Klienten zu benehmen wie im folgenden Dialog:

T: Ist es nicht in Ordnung, Fehler zu machen oder falsche Entscheidungen zu treffen? Zum Teufel, ich habe Hunderte von falschen Entscheidungen getroffen. Wenn Sie das tun, dann nennen Sie sich einen Dreck, nicht wahr?

K: Ja.

T: Wenn ich das täte, wäre ich dann ein Dreck?

K: Nein!

T: Also gibt es offenbar verschiedene Regeln auf der Welt? Wer hat denn die gemacht?

K: Vermutlich ich.

T: Wenn Sie die eine Regel gemacht haben, können Sie dann auch die andere machen, daß Sie fair zu sich selber sein sollen, damit Sie unter denselben Regeln leben können wie der Rest der Welt?

Das Schlüsselelement in diesem Aspekt der Disputation besteht darin, dem Klienten klarzumachen, daß sie das sind, was *Ellis* »eingefleischte Mußturbatoren« genannt hat. Gewiß sind wir durch unsere Kultur gewissen Verhaltensregeln unterworfen; die »Mußturbation« aber macht aus diesen Regeln ein Muß. Betrachten Sie folgenden Therapieauszug:

T: Das ist eine Forderung, die Sie selbst an sich stellen. Wieso müssen Sie ein liebender Mensch sein. Wieso müssen Sie so toll sein in einer intimen Beziehung?

K: Weil ich es will!

T: Und alles, was ich sein will, muß ich auch sein? Sehen Sie, Sie nehmen einen guten Wert und verkehren ihn in eine unsinnige Forderung. »Weil es sich als besser herausstellen könnte, muß ich es tun.« Wäre es nicht nett, sich besser zu fühlen und nicht unter solch verrückten Vorstellungen zu leiden?

Ähnlich war es im Fall einer jungen Frau, die in einen Wertkonflikt verstrickt war, weil sie eine außereheliche Beziehung hatte:

T: Was sagten Sie zu sich selbst, um sich schuldig zu fühlen?

K: Ich tue etwas Unmoralisches.

T: Zugegeben. Sie haben etwas getan, das nach *Ihren* Maßstäben falsch ist. Aber Sie haben auch Schuldgefühle. Warum sollten Sie sich schuldig fühlen, weil Sie etwas Falsches gemacht haben? Viele Leute machen etwas falsch und fühlen sich deswegen nicht schuldig.

K: Weil mein Mann und ich eine solch gute Beziehung haben. Ich sollte es nicht tun.

T: Nein, ich würde es *besser* nicht tun. Es gibt keine Sollte im Universum. Sie haben drei Möglichkeiten: Sie können Ihre Werte ändern, Ihr Verhalten ändern oder Ihre Bewertung ändern. Und das eine schließt das andere nicht aus. Mit anderen Worten, Sie brauchen nicht mit Schuldgefühlen herumzulaufen.

Es ist auch wichtig, die Klienten darauf hinzuweisen, daß es gute Gründe gibt, ihre Mußturbation aufzugeben. Sie vergrößert nicht nur ihre emotionale Belastung, sondern schränkt sie auch in ihrem Verhalten ein. Es folgen drei Möglichkeiten, wie ein Therapeut auf diese Problematik eingehen kann:

T₁: Es gibt kein *Muß* im Universum. Nehmen Sie an, Sie würden sich sagen:»Ich muß mich rational benehmen! Ich muß mich rational benehmen! Ich muß mich rational benehmen?« Das wäre *irrational*, und würden Sie sich dabei wohl fühlen?

T₂: Sie sagen, Sie hätten etwas Falsches getan und sollten dafür verurteilt werden. Nun, wir werden auf den ersten Teil später zurückkommen, aber im Augenblick wollen wir einmal annehmen, daß das stimmt. So würden Sie sich deswegen verurteilen und heruntermachen müssen? Was ändern Schuldgefühle an der Situation? Sie verkrampfen sich bloß und schlagen um sich, statt sich um die Lösung des Problems zu kümmern und zu schauen, wie Sie die Situation in Ordnung bringen können.

T₃: Wenn Sie ein schlechter Autofahrer sind und zu sich selbst sagen:»Ich bin wirklich der letzte Dreck, daß ich so schlecht fahre?« wie hilft Ihnen das, besser zu fahren?

Ein anderer Aspekt dieses Perfektionismus führt dazu, daß die Klienten nach vollkommenen Lösungen für ihre Probleme verlangen. Bis über beide Ohren in ein psychisches Dilemma verstrickt, erwarten Klienten oft eine perfekte, problemfreie Entscheidung von sich selber, und wenn sie diese nicht schaffen, kommen sie zum Therapeuten. In einem solchen Fall kann es unklug sein, wenn ein Therapeut ihnen vorschlägt zu wählen, denn das kann die Meinung verfestigen, daß ein Mensch zu einer vollkommenen Lösung fähig ist. Auch wird der Klient nicht über einige wichtige Fertigkeiten verfügen: (1) Entscheidungstechniken (z. B. Abwägen von pro und kontra und Aufstellen eines »hedonistischen Kalküls«); (2) Verstehen der Gründe, weshalb man sich bei einer Entscheidung festfahren kann (z. B.: »Ich könnte die falsche Wahl treffen, und das wäre entsetzlich«); und (3) lernen, wie man mit unvollkommenen Lösungen fertig wird.

Das letzte Problem taucht meistens auf bei Klienten, die über eine Liebesbeziehung unglücklich sind, in der sie sich gefangen fühlen. So berichtete z. B. eine Frau, daß sie verzweifelt und unglücklich sei in ihrer Ehe und ihren Gatten verlassen wolle, aber durch eine Anzahl von Faktoren blockiert sei:

Sie könnte später entdecken, daß sie ihre Handlung bedaure.

Sie könnte seine Gefühle verletzen.

Sie könnte es allein emotional nicht schaffen.

Sie könnte niemals einen anderen Partner finden, usw.

Zusätzlich glaubte sie auch, daß es falsch sei, eine Ehe aufzugeben (hieß es nicht in der Trauungsformel: »Bis daß der Tod euch scheidet«?). Es bestand also noch zusätzlich ein Wertkonflikt. Offensichtlich gibt es hier eine ganze Reihe von Vorstellungen, die in Frage zu stellen sind. Der Therapeut könnte der Frau zunächst vermitteln, daß sie nicht total für die Gefühle anderer verantwortlich ist, denn wenn sie dieser Überzeugung anhängt, wäre der einzige Weg aus ihrem Dilemma, ihr ganzes Leben darauf zu verwenden, ihren Gatten hundertprozentig glücklich zu machen. Bezogen auf die moralischen Aspekte ihres Verhaltens, könnte der Therapeut darauf hinweisen, daß richtig und falsch keine sehr hilfreichen Indikatoren für das Verhalten sind. Hilfreich seien allein die Konsequenzen. *Ellis'* Parabel von den zwei Zen-Mönchen könnte hier hilfreich sein.

Zwei Zen-Mönche waren unterwegs. Der eine war ein alter Meister um die 90, der andere ein junger Novize. Sie kamen zu einem Fluß, der viel Wasser führte und die Ufer überschwemmte. Neben dem Fluß stand eine schöne üppige junge Frau, die sagte:»Der Fluß führt viel Wasser. Würdet Ihr mir hinüber helfen?« Der junge Mönch fuhr entsetzt zurück, weil er sie nicht anfassen und ans andere Ufer tragen wollte, aber der alte nahm sie ruhig auf seinen Arm und trug sie über den Strom. Als sie am anderen Ufer waren, setzte er sie nieder, und die zwei Mönche gingen weiter. Der junge Mann konnte nicht über dieses Ereignis hinwegkommen und sagte schließlich zum Älteren:»Meister! Du weißt, wir haben Enthaltsamkeit gelobt. Es ist uns nicht erlaubt, eine so schöne Frau wie diese zu berühren. Wie konntest du diese üppige junge Frau in deine Arme nehmen und es zulassen, daß sie ihre Hände um deinen Hals legte und ihren Busen an deine Brust drückte und sie so über den Strom tragen?« Und der alte Mann sagte:»Mein Sohn, du trägst sie immer noch!«

So kann jemand wie der alte Mönch sich dafür entscheiden, etwas »Falsches« zu tun und dabei keine Schuldgefühle zu empfinden (oder nichts Falsches zu tun wie im Falle des jungen Mönchs und sich trotzdem damit zu quälen). Will die Klientin an ihren Werten festhalten und sich dabei elend fühlen, oder will sie glücklich sein, selbst wenn das heißt, ihre Werte zu ändern? Eine andere Technik besteht darin, daß der Therapeut das Problem auf eine andere Person verlagert. Er kann die Klientin z. B. fragen:»Was würden Sie Ihrer besten Freundin raten, wenn sie dasselbe Problem hätte? Würden Sie ihr raten, wenn sie dasselbe Problem hätte? Würden Sie ihr raten, ihre Ehe weiterzuführen und sich selbst dabei elend zu machen?« Schließlich muß man die Klientin mit der Tatsache konfrontieren, daß sie zu fordern scheint, ihre Entscheidung müsse vollkommen sein, absolut korrekt und ohne irgendwelche negativen Konsequenzen. Es ist offensichtlich, daß nur wenige Entscheidungen im

Leben eines Menschen diesem Anspruch genügen. Der Klientin stehen drei Optionen offen:
1. Sie kann wählen, die Ehe weiterzuführen und sich elend zu fühlen.
2. Sie kann ihre Ehe weiterführen und daran arbeiten, sich nicht elend zu fühlen.
3. Sie kann die Ehe aufgeben.

Optionen bieten keine Garantie; selbst wenn der Therapeut irgendwelche goldgerahmten Glücklichkeitsgarantien ausgeben würde, würden sie nicht helfen. Jede Entscheidung des Klienten schließt ein Risiko in sich, und er kann sich entweder dazu entscheiden, Risiken zu vermeiden, oder sie als eine kreative Herausforderung akzeptieren. Denn es gibt keine perfekten Lösungen.

Die anderen sollten

Die Forderung nach Vollkommenheit kann sich auch auf das Verhalten anderer Menschen beziehen. Für eine Disputation dieser Spielart sind drei Aspekte zu berücksichtigen: (1) andere Menschen haben einen freien Willen, und wir besitzen keine vollkommene Kontrolle über sie; (2) oft zeitigt es negative Folgen, wenn wir versuchen, das Verhalten von anderen zu kontrollieren; und (3) man muß mit negativen emotionalen Konsequenzen rechnen, wenn man darauf besteht, daß andere sich nach unseren Vorstellungen benehmen.

Normalerweise stellen Klienten auch Fragen wie »Wie können die sich so benehmen?« und »Wieso benehmen die sich so?«. Die Antwort auf die erste Frage ist ganz einfach, auch wenn sie burschikos erscheint. Wie kann sich jemand so benehmen? Sehr leicht! Die zweite Frage kann zu einer interessanten Diskussion darüber führen, wieso andere falsch handeln. Mögliche Antworten können sein, daß sie es nicht besser wissen, daß sie fehlgeleitet sind, verrückt, unter irgendeiner Beeinträchtigung leiden oder ganz einfach, daß falsches Verhalten sich manchmal auszahlt (vielleicht trägt es dazu bei, den Klienten aufzuregen, was perverserweise jemand anderen in seinem Verhalten bestärken mag). Kurz, die Ursachen können in Dummheit, Ignoranz, einer Störung oder in der Nützlichkeit eines solchen Verhaltens liegen. Wenn der Klient diese Überlegungen versteht, ist ein wichtiger Schritt getan, seine Toleranz für die Akzeptierung fremden Verhaltens zu erhöhen.

Wenn der Klient verlangt, daß jemand anderer sich anders verhält, kann der Therapeut erwidern:

T: Wo liegt der Beweis, daß X nicht so handeln sollte? Es gibt keinen. Tatsächlich hat er sich so verhalten. Die Forderung, andere dürften sich nicht in einer bestimmten Weise verhalten, ist dumm, denn haben sie einmal etwas getan, haben sie es eben getan.

Es ist für den Klienten sehr viel sinnvoller, nach Beweisen dafür zu suchen, daß X sich tatsächlich so verhalten sollte, wie er oder sie es getan hat:

T: Was nützt es, sich darüber zu ärgern, wenn sich jemand so verhält, wie er sich verhält? Wenn sich ein Hund wie ein Hund benimmt, sind wir nicht überrascht. Wenn eine Katze sich wie eine Katze benimmt, sind wir nicht überrascht. Wieso sind wir überrascht, wenn sich Ihr Gatte benimmt wie Ihr Gatte? Das heißt nicht, daß er sich nicht ändern kann, aber wieso sollten wir überrascht sein, wenn er sein normales Verhalten zeigt, besonders, wenn er nicht daran interessiert oder dazu motiviert zu sein scheint, sich zu ändern. Wir können jemand bitten, sein Verhalten zu verändern, aber es ist dumm, es zu verlangen.

Hier folgt ein Beispiel, wie *Ellis* dasselbe ›Sollte‹ einer Disputation unterzieht:

K: Er sollte das nicht tun!
T: Wieso ist es dumm, sich das zu sagen?
K: Aber er war im Unrecht!
T: Nehmen wir an, er war im Unrecht. Warum ist es dennoch unzulässig, daß Sie das sagen?
K: Ich weiß nicht.
T: Weil Sie, verdammt noch mal, die Welt nicht regieren. Er hat ein Recht, im Unrecht zu sein; jeder Mensch hat das Recht dazu!

Wir haben früher darauf hingewiesen, daß es offenbar nichts gibt, was absolut richtig oder absolut falsch ist, sondern nur situationsbestimmte Wahlmöglichkeiten. Zusätzlich geht die RET von der Annahme aus, daß die Tatsache, ob eine Entscheidung richtig oder falsch ist, das Recht des Klienten zu wählen nicht berührt; man kann sich auch dafür entscheiden, etwas Falsches zu tun.

Der Therapeut kann den Klienten auch darauf hinweisen, daß schon der Versuch, das Verhalten zu kontrollieren, zu weiteren Schwierigkeiten führt:

T: Was heißt es, andere Menschen zu kontrollieren? Normalerweise greifen wir zu negativen Mitteln: Wir bestrafen den andern durch unser Verhalten, wir nörgeln, wir setzen passiven Widerstand ein, wir machen eine Szene, usw. Aber unabhängig davon, was wir tun, wir wissen eines über das menschliche Verhalten: Jeder, der einem andern ausgeliefert ist, wird dazu neigen, ihn zu hassen. Je mehr Sie also versuchen, Ihren Mann dazu zu bringen, daß er Sie liebt, um so wahrscheinlicher werden Sie von ihm bekommen, was Sie wollen.

Tatsächlich kann der Klient nur über sich selbst verfügen:

K: Aber es ist so unfair!

T: Gut, es ist nicht fair. Das ist richtig. Aber wo steht geschrieben, daß es fair sein sollte. Sie sagen:»Sie muß, sie muß, sie muß.«Nun lassen Sie mich fragen, welche Möglichkeiten haben Sie, sie zu beeinflussen. Und was nützt es Ihnen, hier zu sitzen und sich selbst bei lebendigem Leibe aufzuessen? Ich stimme zu, es ist nicht fair. Aber Sie haben nur die Kontrolle über einen einzigen Menschen. Was haben Sie im Sinn zu tun?

Schließlich kann der Therapeut darauf hinweisen, daß der Klient so lange in emotionalen Schwierigkeiten sein wird, als er an seiner fordernden Philosophie festhält.

T: Es ist Ihr Recht, eine Änderung zu verlangen. Aber Sie können unter Umständen nicht das bekommen, was Sie wollen. Ihre Aufgabe besteht darin, sich nicht länger danach zu bewerten, ob Sie das Verhalten anderer kontrollieren und bestimmen können.

Die Welt sollte

Klienten verlangen auch, daß sie unbelebte Gegenstände, soziale Institutionen und sogar das Schicksal beeinflussen können. Wie oft hört man Klienten klagen:»Das hätte mir nicht geschehen dürfen, es ist nicht fair! Die Disputation muß mit dem Hinweis einsetzen, daß die Welt nicht so sein muß, wie der Klient es verlangt, und die Welt aus sehr komplexen und oft unbekannten Gründen so ist, wie sie ist, und keine Notwendigkeit besteht, daß sie anders ist. Eine oft gebrauchte Analogie, um dies klar zu machen, ist die folgende:

T: Nehmen wir an, ich sitze in meinem Büro an einem heißen sonnigen Sommertag, und ich stelle mir vor, wie ich viel lieber zum Skifahren ginge als zu arbeiten. Wenn ich zum Fenster gehe und meine Fäuste schüttle und verlange, daß es draußen kalt sei und schneie, dann würden Sie mich anschauen, als ob ich ein wenig verrückt sei. Sie könnten mir sagen, es sei dumm zu verlangen, daß draußen Schnee falle und es kalt sei. Gut, Sie hätten recht; es ist dumm, zu verlangen, daß das Universum so sei, wie ich es mir wünsche. Offensichtlich sind die physikalischen, astronomischen und meteorologischen Faktoren, die für das sonnige und warme Wetter verantwortlich sind, nun einmal so wie sie sind, und mein forderndes Verhalten und meine Gefühlsausbrüche können daran nicht das Geringste ändern. Ist das nicht ähnlich wie das, was Sie bei Ihrem Problem tun? Stellen Sie nicht auch derlei Forderungen?

Diese Analogie kann zur Disputation jeder Art von Sollte-Behauptungen verwendet werden; z. B.:

T: Es ist unsinnig zu verlangen, das Wetter vollkommen beeinflussen zu können. Es ist ebenso unsinnig zu verlangen, andere Menschen und sogar sich selbst unter totale Kontrolle bekommen zu können.

Wenn der Klient eine vollständige Kontrolle über sich selber oder etwas an sich fordert, kann er einwenden:

K: Ich sehe, was Sie über äußere Ereignisse meinen, aber ich sollte doch in der Lage sein, mich selbst unter Kontrolle zu halten.

T: Nun, Sie haben ja auch einen gewissen Einfluß. Ihr Fehler besteht darin, auf einer totalen Kontrolle zu bestehen, wenn Sie in Wirklichkeit ein fehlbarer Mensch sind. Das ist wirklich, wie wenn Sie versuchen würden, das Wetter kontrollieren zu wollen.

Schwarzmalerei

Die Disputation dieses irrationalen Konzeptes bedeutet im wesentlichen einen Angriff auf die Vorstellung, daß Ereignisse mindestens, wenn nicht mehr als 100%ig schlimm seien. Da in diesem Zusammenhang Worte wie »schrecklich«, »entsetzlich« und »schauerlich« ziemlich großzügig verwendet werden, versucht *Ellis*, die Klienten zunächst auf seine Definition zu verpflichten: »Schrecklich« kann Verschiedenes bedeuten: 100% schlimm, das Schlimmste, was einem je geschehen kann, so schlimm, als ob man langsam zu Tode gefoltert würde. In Wirklichkeit bedeutet es 101% schlimm. Man kann deswegen korrekterweise von keinem Ereignis behaupten, daß es schrecklich ist, wenn es einem auch ganz schön Kopfschmerzen bereiten kann.

Wenn ein Therapeut bestreitet, daß ein vom Klienten beschriebenes Ereignis wirklich schrecklich ist, verteidigen die Klienten ihre Bewertung oft in folgender Weise:

T: Gut, nehmen wir an, daß Sie eine Abfuhr erlitten und allein waren. Warum soll das schrecklich sein?

K: Weil ich ein ganz scheußliches Gefühl habe; ich fühle mich schrecklich.

T: Aber Sie haben dieses Gefühl im nachhinein! Das schlechte Gefühl rührt daher, daß Sie das Ereignis als entsetzlich definiert haben. Nehmen Sie an, Sie hätten sich einfach gesagt:»Zu dumm, daß sie mich nicht mag?« Glauben Sie, Sie würden immer noch dieses Gefühl in Ihrer Magengegend haben?

K: Nein

T: Sehen Sie, wenn Sie Ihre Schwarzmalerei aufgeben würden, dann würden Sie auch Ihr scheußliches Gefühl aufgeben. Es würde Ihnen immer noch leid tun, und Sie würden es bedauern, aber Sie hätten nicht mehr dieses scheußliche

Gefühl. Nun, wo liegt der Beweis, daß es entsetzlich, schrecklich und scheußlich wäre, wenn Sie einen Korb bekämen und allein gelassen würden?

Eine Möglichkeit, den Klienten davon zu überzeugen, daß X nicht entsetzlich ist, besteht in einem Vergleich:»Können Sie sich etwas Schlimmeres vorstellen?«Oder:»Ist dies so unerträglich, daß Sie deswegen Selbstmord begehen würden?« In einer anderen konkreteren Übung läßt man den Klienten eine Skala von 1–100 erstellen. 100 stellt dann das schlimmstmögliche Ereignis dar, das der Klient sich vorstellen kann (z. B. Tod durch Krebs, nachdem Arme und Beine amputiert worden sind). Dann läßt man den Klienten sein spezielles Problem auf dieser Skala einordnen. Es wird sich dann vielleicht herausstellen, daß z. B. die schlechte Laune des Partners am zutreffendsten irgendwo zwischen 20 und 30 eingeordnet wird.

In der Arbeit mit Kindern verwenden *Ray DiGuiseppe* und *Ginger Waters* oft ein ähnliches Hilfsmittel, die Katastrophenliste. An einer Wandtafel oder auf einem großen Blatt sollen die Kinder alle Katastrophen auflisten, die sie sich vorstellen können (bei den Filmen, die sie im Fernsehen zu sehen bekommen, sollte dies keine Schwierigkeiten bereiten). Nachdem sie wütende Infernos, Springfluten, Invasionen aus dem Weltraum, Erdbeben und Atomkatastrophen aufgeführt haben, weist sie der Therapeut auf eine weitere hin, nämlich ihre eigene Klage, die sie vorgebracht hatten (z. B.:»Thomas hat sich auf meinen Stuhl gesetzt«). Sie werden dann vielleicht nicht mehr extra darauf aufmerksam gemacht werden müssen, daß dieser eine Punkt nicht auf die Liste gehört. Diese Übung kann mit gutem Erfolg auch bei Erwachsenen angewandt werden.

Die Klienten können ihre Schwarzmalerei auch selbst angehen, wenn der Therapeut sie durch die folgenden Fragen führt:»Welches sind die realen und wahrscheinlichen Konsequenzen aus dieser schlechten Situation?«»Wie lang werden sie dauern?«»Wie wird es Ihnen möglich sein, sie auszuhalten?«»Lassen Sie uns die Einzelheiten Ihres Plans ausarbeiten.« Diese Art des Vorgehens ist der reinen Gegenrede unbedingt vorzuziehen. Sie verringert die Größe der Katastrophe und ermöglicht es dem Klienten, sich selbst die Realität der Situation vor Augen zu führen und Strategien zu erarbeiten, mit denen er ihr begegnen kann.

In einer Frauengruppe fragte eine der Teilnehmerinnen:»Was kann einem die RET über wirklich schlimme Ereignisse sagen? Wird von einem erwartet, daß man ein gutes Gefühl bei schlimmen Dingen hat?« Dies ist eine verbreitete Frage, die nicht nur von Laien, sondern auch von Fachleuten gestellt wird. Ganz klar, daß die Antwort nein lautet. Anders als das»positive Denken« ist die RET nicht der Meinung, daß jede Wolke eine silberne Umrandung hat. Manche Wolken künden auch Sturm. Es kann sein, daß jemand nicht zwischen einem guten und einem schlimmen Ereignis zu wählen hat, sondern nur zwischen zwei schlimmen Alternativen. Wie kann aber dann die RET hilfreich sein? Indem sie dem Klienten hilft, ein schlimmes Ereignis nicht noch schlimmer zu machen durch Schwarzmalerei.

Nehmen wir an, daß ein A-Ereignis wirklich schlimm ist (z. B.: eine Verletzung der Wirbelsäule, der Verlust eines Beins, der Tod eines Kindes); was kann ein RET-Therapeut in einem solchen Fall tun? Zuerst einmal kann er anerkennen, daß das A wirklich ein sehr schmerzliches Ereignis ist und daß die meisten Menschen sich deswegen schlecht fühlen würden, und er kann so dazu beitragen, daß ein normaler Trauerprozeß in Gang kommt. Nach einigen Wochen oder Monaten allerdings wird es an der Zeit sein, Einstellungen oder Philosophien zu entwickeln, die dem Klienten helfen, mit schlimmen, aber unveränderbaren A's zurechtzukommen.

Der Therapeut wird versuchen, den Klienten davon zu überzeugen, daß ein Festhalten an seinem Elend nicht in seinem Interesse liegt. Wiederum steht der Klient nicht vor der Wahl zwischen zwei schlimmen Dingen. Wenn er dem auch noch unnötige Trübsal hinzufügt, können beide Alternativen noch schlimmer werden. Ein konkretes Beispiel: Der Klient war ein junger Mann mit einer Querschnittlähmung, der zusätzlich noch unter Muskelspasmen litt. Gegen die Querschnittlähmung konnte nichts unternommen werden, aber indem ihm seine Situation übermäßig zu schaffen machte, verschlimmerte sich bei dem Jungen das Problem der Muskelspasmen. In diesem Fall war das Wohlbefinden des Klienten wesentlich davon abhängig, daß er seine Depression wegen der Lähmung aufgeben konnte. Er hatte schon genug Schlimmes auszustehen und konnte sehr gut ohne eine zusätzliche Depression auskommen. Ähnlich wie man einem Klienten helfen kann, ein körperliches Leiden zu akzeptieren, kann man ihm vielleicht auch helfen, seinen Tod anzunehmen. *Kübler-Ross* (1980) hat darauf hingewiesen, daß dieser Prozeß in einer Reihe von Stufen verläuft. In seinem Verlauf muß der Klient mit einer Vielzahl von Gefühlen zurechtkommen (z. B. Ärger und Furcht), und die Neigung, das Problem zu verleugnen, kann sehr stark sein. Dieses Stufenkonzept ist ein hypothetisches Schema. Nicht jeder Patient wird durch alle Phasen des Prozesses gehen oder sie in einer festgelegten Ordnung durchlaufen. Dennoch kann die RET hilfreich dabei sein, den Prozeß von einer Stufe zur nächsten zu beschleunigen.

Die meisten Therapeuten neigen zur Schwarzmalerei, wenn ein Klient mit einem Problem im Zusammenhang mit einem ernstlichen Leiden oder einer unheilbaren Krankheit kommt. Allein solche Probleme müssen nicht zu einem emotionalen Ungleichgewicht führen. Neuere Untersuchungen lassen vermuten, daß die meisten Menschen mit unheilbaren Kankheiten nicht chronisch unter emotionalen Problemen leiden, sondern ganz im Gegenteil durchaus brauchbare Bewältigungsmechanismen entwickeln (*Sobel*, 1978). Der Therapeut muß deswegen nicht davon ausgehen, daß emotionale Gestörtheit eine normale Reaktion ist.

Wenn der Therapeut die Realität und die schmerzlichen Konsequenzen eines schlechten aktivierenden Ereignisses anerkannt hat, kann er die Fähigkeit des Klienten herausstreichen, über die dieser zusätzlich zu seinem Leiden und nicht trotz seines Leidens verfügt. Dieses Vorgehen wird sich nicht gleich zu Anfang empfehlen, aber im weiteren Verlauf der Therapie wird es wichtig sein, die Frage aufzuwerfen: »Was können Sie tun mit dem, was Sie haben?« Die Klienten könnten nämlich den irrationalen Schluß ziehen, daß ihr Leben nun, nachdem sie einmal schwierige Probleme haben, vorbei ist und ihnen keine Möglichkeiten zur Freude mehr blieben. Hier geht es darum, die Beeinträchtigung auf ihre spezifischen Bereiche einzugrenzen und nicht zuzulassen, daß eine Übergeneralisierung eintritt.

In dieser Beziehung wird der RET-Therapeut unter Umständen etwas tun, was andere Therapeuten nicht tun würden. Er wird eine sehr schlimme Situation anerkennen und doch die Kühnheit besitzen, darauf hinzuweisen, daß die Lage nicht entsetzlich sein kann, da sie stets noch schlimmer sein könnte. Wenn Klienten unheilbar krank sind, kann man sie daran erinnern, daß sie immer noch langsamer und qualvoller sterben könnten. Wenn ein Klient jemand durch den Tod verloren hat, der ihm sehr nahesteht, könnte er immer noch seine Freundin und seinen besten Freund verloren haben. Es gibt immer noch schlimmere Katastrophen, die eintreten könnten. Wenn diese Information auch nicht sehr tröstlich ist, kann sie doch den Klienten helfen, eine realistischere Wahrnehmung der Realität zu gewinnen.

Zusätzlich zu philosophischen Disputationen gibt es auch ganz pragmatische Gründe, Schwarzseherei aufzugeben. Zum einen verhindert die große Angst, die mit Schwarzseherei einhergeht, die Lösung von Problemen. Bei abnehmender Angst wächst die Fähigkeit des Klienten, mit unangenehmen Ereignissen umzugehen. Wenn sich Klienten ein drohendes Problem in den schwärzesten Farben ausmalen, kann der Therapeut darauf hinweisen, daß es die Sache nur schlimmer macht, wenn sie sich jetzt schon darüber Sorgen machen, denn sie erleben das Problem zweimal, im Hier und Jetzt, und wenn es aktuell sein wird. Wenn die Unannehmlichkeit unausweichlich ist, dann können die Klienten ihr Leben ebensogut noch genießen, bis sie eintritt.

Schwarzseherische Vorstellungen gehen normalerweise einher mit einem hohen Angstniveau, was zu Vermeidungsverhalten führt. Das Problem mit dem Vermeidungsverhalten liegt darin, daß es sich, gerade weil es kurzzeitig positive Wirkungen erzielt, negativ selbst verstärkt und aufrechterhält. Wie das nachstehende Zitat zeigt, können Ängste leicht generalisiert werden.

»Wenn jemand eine irrationale Angst hat, auf Löwenzahn zu treten, kann er dem Problem ohne große Einbuße seiner Freiheit aus dem Wege gehen, indem er um einen einzelnen Löwenzahn herum geht. Aber schon eine einzige übersehene Löwenzahnblüte vervielfacht sich schnell zu einer Vielzahl von Problemen, und bald wird der Betreffende sich ernstlich eingeengt fühlen und jeder Weg über eine Wiese wird von einer Vielzahl von Löwenzahnblumen versperrt sein« (*Walen, Hausermann, Lavin*, 1977).

Lassen Sie sich durch Vermeidungsverhalten nicht an der Nase herumführen; manchmal werden Klienten positiven Ereignissen aus dem Weg gehen, um eine für die Zukunft phantasierte Belastung abzuwenden. Ein häufiges Beispiel dieses Paradoxons sieht man bei Patienten, die Intimität aus dem Weg gehen, selbst wenn sie sich diese sehnlichst wünschen. Sie weigern sich, sich auf eine Liebesbeziehung einzulassen aus Angst, daß irgendwann in der Zukunft die Beziehung enden könnte. Da sie dieses Ende als schrecklich definiert haben, haben sie sich dazu entschlossen, sich eines möglichen Vergnügens in der Gegenwart zu berauben. Schwarzseherei ist in diesem Fall mit bedeutenden Kosten für den Patienten verbunden.

Eine wichtige Technik, den Klienten ihre Schwarzmalerei auszutreiben, besteht darin, sich auf das Problem einzulassen. Dadurch wird ihre Hypothese entkräftet, daß die Ereignisse unerträglich schlimm seien. *Ellis* hat diese auf das Verhalten bezogene Art der Disputation *Risikoerfahrung* genannt.

Indem *Ellis* darauf bestand, daß es wünschenswert sei, Klienten zu Risiken zu ermutigen, nahm er einen Trend in der Verhaltenstherapie voraus, der mittlerweile durch Forschungen erhärtet ist. Indem ein Klient ein Riskio eingeht und sich zwingt, genau die Dinge zu tun, die zu beängstigend und zu anstrengend erschienen, ist er am besten imstande, die Vorstellung, daß diese Dinge entsetzlich seien, aufzugeben. *Ellis* ging sogar so weit zu behaupten, daß traditionelle und behutsame Techniken (wie systematische Desensibilisierung oder Entspannungstraining) manchmal das Vermeidungsverhalten des Klienten Unannehmlichkeiten gegenüber fördern und seine niedrige Frustrationstoleranz unterstützen. Im wesentlichen behauptet er, daß wir dann fortfahren, die Klienten zu verhätscheln, und es ihnen dabei ermöglichen, emotionale Säuglinge zu bleiben. Der beste und wirksamste Weg, Ängste und Vermeidungsverhalten zu überwinden, besteht oft darin, »die Augen zu schließen und sich selbst zu zwingen, mit beiden Füßen hineinzuspringen«. Mit anderen Worten, die RET empfiehlt als Behandlung ein Modell der Überflutung oder Implosion, was heißt, daß die Angst eher an der Spitze der Angsthierarchie als am unteren Ende angegangen werden soll. Neuere Forschungen (*Marks* und andere, 1971; *Rachman* und andere, 1973) unterstützen diese Behauptung, und die Verlagerung von Desensibilisierung in der Vorstellung zur Desensibilisierung ›in vivo‹ und von allmählich sich steigernden Techniken zu Überflutungstechniken zeigt, daß der Zeitgeist in die Richtung geht, die von der RET angezeigt wurde. Wir verweisen den Leser an dieser Stelle auf das Kapitel 11, in dem Hausaufgaben mit Risikoübungen ausführlich beschrieben werden.

Der Wert des Menschen

In seinen älteren Schriften über dieses Thema verarbeitete *Ellis* Klientenäußerungen, in denen der Klient selber oder andere schlechtgemacht werden, so, daß er die Philosophie vom Wert des Menschen in folgender Weise analysierte. Logisch und wissenschaftlich gibt es keine Möglichkeit, schlüssig zu beweisen, daß irgendein Mensch für das Universum wertvoller ist als ein anderer. Da es also keine Möglichkeit gibt, bei Menschen Unterschiede im Wert zu bestimmen, bleibt nur die Nullhypothese übrig, daß jeder Mensch den gleichen Wert hat. Es bleibt allerdings noch ein Problem mit der Formulierung, denn die Annahme einer Qualität, die man »Wert« nennt, impliziert die Möglichkeit ihres Gegenteils »wertlos«. Später verfeinerte *Ellis* seine Theorie, ließ das gesamte Wertkonzept fallen und ersetzte es mit dem neutralen Begriff der Selbstannahme.

Es hat den Anschein, als ob Überzeugungen über den Selbstwert zu den am schwersten zu verändernden gehören. Es kann schwierig sein, Kindern Selbstannahme zu vermitteln, wenn sie von Erwachsenen umgeben sind, die das Kind ununterbrochen globalen Bewertungen unterziehen (z. B.: »gutes Mädchen« statt »gutes Verhalten«). Es ist oft noch schwieriger, Heranwachsende davon zu überzeugen, daß sie nicht auf die Schmeicheleien ihrer Altersgenossen angewiesen sind. In diesem Zusammenhang ist es wichtig, ihnen beizubringen, daß die Meinungen anderer Leute über den eigenen Wert nicht einfach Tatsachen sind. Diese Unterscheidung läßt sich einfacher zeigen, wenn man sich dabei auf unpersönliche Themen bezieht. Z. B. kann der Therapeut auf seine Armbanduhr zeigen und sagen, daß es die schönste Uhr der Welt sei. Macht diese Behauptung sie zur schönsten Uhr? Was der Therapeut hier vermittelt, ist der Unterschied zwischen einer Meinung und einer Tatsache. Genaugenommen besagt die Behauptung: »Ich urteile, daß diese Uhr die schönste ist.« Wenn der Klient dieses Konzept versteht, dann wird es möglich sein, zu persönlicheren Meinungen zu gehen wie im folgenden Beispiel.

T: Sagen wir einmal, dein Freund glaubt, du seist ein Truthahn. Macht dich das zu einem? Wenn alle deine Freunde sagen, du seist ein Truthahn, bist du dann einer?

Mit anderen Worten: Der Selbstwert muß nicht abhängig sein von der Unterstützung und der Bewunderung anderer, nicht einmal der von irgendwelchen Gottheiten (»Jesus liebt mich, ich bin in Ordnung«). Wir können diese intervenierenden Variablen vernachlässigen und uns einfach akzeptieren. Alle Selbstwertbehauptungen sind in Wirklichkeit Übergeneralisierungen. Um die Korrektur dieses logischen Trugschlusses geht es im folgenden Dialog:

K: Ich bin solch ein Wurm!
T: Sie sind ein Wurm? Es scheint, daß Sie Schwierigkeiten mit den Begriffen haben. Die Bezeichnung, die Sie sich eben gaben, läßt vermuten, daß Sie durch und durch vermurkst sind, nicht bloß das, was Sie getan haben. Sie haben sich selbst als eine vermurkste Person bezeichnet. Wenn das stimmt, dann müssen Sie sich immer und ewig entsprechend benehmen. Das wäre Ihr Schicksal. Glauben Sie nicht, daß Sie da übertreiben?

Verweilen wir noch beim letzten Punkt. Es ist wichtig, den Klienten den Unterschied beizubringen zwischen einem Versager und einer verpatzten Handlung. Mit anderen Worten, *Klienten sind nicht ihr Verhalten*. Eine Möglichkeit, dieses Konzept einem Klienten zu vermitteln, besteht darin, seine Aufmerksamkeit auf die Art zu lenken, wie er sich ausdrückt, damit er statt Bezeichnungen für sich selbst in Zukunft Aussagen über sein Verhalten macht. Statt zu sagen: »Ich bin eine schlechte Mutter«, wäre es z. B. korrekter zu sagen: »Ich bin gelegentlich zu wenig zärtlich zu meinen Kindern.« Ersteres ist eindeutig eine Übergeneralisierung, weil es schlechterdings unmöglich wäre, jemand zu finden, der sich als Mutter nur schlecht verhalten hat. Selbst die Monstermütteraffen von *Harlow* waren gelegentlich zärtlich zu ihren Jungen (1958). Der Grund, weswegen wir Klienten dazu drängen, ihre Selbstetikettierung in Beschreibungen ihres Verhaltens umzuwandeln, besteht darin, daß Selbstetikettierungen eine sprachliche Struktur verwenden, die stets eine Übergeneralisierung ist. Das Verb ›sein‹ meint eine Einheit zwischen dem Subjekt und dem Objekt in einem Satz. »Ich bin ein Psychologe« impliziert eine Einheit zwischen

»Ich« und »Psychologe«. Die meisten von uns tun aber neben ihrer beruflichen Funktion noch viele andere Dinge. Der springende Punkt ist der, daß Menschen viel zu komplex sind, als daß man sie unter eine einzelne Rubrik einordnen könnte. Allein ihre Komplexität macht eine Einschätzung und Bewertung unmöglich. Menschen sind zu komplex, als daß man sie in ihrer Gesamtheit beurteilen könnte. Deswegen empfiehlt *Ellis*, daß die Klienten »ihr Ich aufgeben«, und meint damit, daß sie aufhören sollen, sich selbst zu bewerten. Das Folgende ist eine Analogie, welche in der RET oft verwendet wird, um die menschliche Komplexität zu demonstrieren:

Stellen Sie sich vor, daß Sie eben einen riesigen Früchtekorb bekommen haben. Sie greifen in den Korb hinein und nehmen einen wundervollen roten Apfel heraus, dann eine reife saftige Birne und dann eine faule Orange und dann eine gute Banane und dann ein Bündel Trauben, von denen einige verfault sind. Wie würden Sie nun die einzelnen Früchte beschreiben? Klar, einige sind gut und einige sind nicht gut. Sie würden einige davon wegwerfen wollen. Und wie würden Sie den Korb etikettieren? Sie sehen, der Korb stellt Sie dar, und die Vielfalt der Früchte, die einen reif, die andern verfault, sind so etwas wie Ihre Eigenschaften. Sich selbst aufgrund eines einzigen Charakterzuges zu bewerten wäre so ähnlich, wie wenn Sie sagen würden, der Korb sei schlecht, weil er einige schlechte Früchte enthält.

Richard Wessler hat ein Diagramm entworfen, das die Absurdität der Selbstbewertung illustriert.

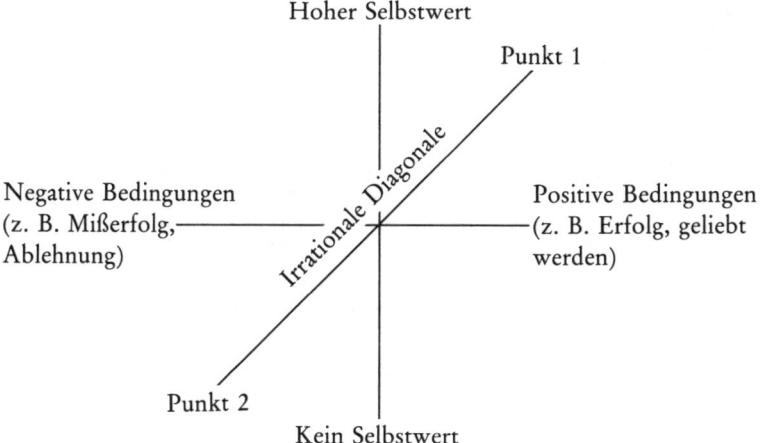

Hoher Selbstwert

Punkt 1

Negative Bedingungen (z. B. Mißerfolg, Ablehnung)

Irrationale Diagonale

Positive Bedingungen (z. B. Erfolg, geliebt werden)

Punkt 2

Kein Selbstwert

Manche Menschen machen ihre Selbsteinschätzung abhängig vom Zustand der horizontalen Achse. Wenn die Dinge gut laufen, dann geben sie sich einen hohen Wert (Punkt 1). Wenn die Dinge nicht gut gehen, geben sie sich einen niedrigen Wert (Punkt 2). Schon die Bewertung an sich ist falsch bei diesem Konzept. In Wirklichkeit ist das Sichhochjubeln ebenso irrational wie die Selbsterniedrigung. Der Versuch einer Selbstbewertung ist ein dummes Unterfangen, denn sobald die äußeren Bedingungen sich verschlechtern, rutschen sie auf der irrationalen Diagonale nach unten. Viel rationaler ist es, am Nullpunkt der vertikalen Achse zu bleiben, unabhängig von Ihrer Position auf der Horziontalen. Denn wenn Sie sich höher einschätzen, schließt das die Möglichkeit ein, daß Sie sich auch wieder niedriger einschätzen werden, und so ist die elegantere Lösung, Ihre Selbsteinschätzung überhaupt aufzugeben.

Eine Methode, die darauf abzielt, die Klienten dazu zu bringen, selber die harte Arbeit in der Therapie zu leisten, ist die folgende. Statt zu versuchen, ihnen zu beweisen, daß sie keine Versager sind, lassen Sie die Klienten Ihnen beweisen, daß sie Versager sind. Diese Methode ist nicht nur einfacher für den Therapeuten, sondern sie vermittelt dem Klienten auch oft auf eine besonders deutliche Weise die Einsicht, daß er selbst nicht sein Verhalten ist. Wiederum geht es darum, Selbstbewertungen zu vermeiden und sie durch Selbstannahme oder Selbsttoleranz zu ersetzen.

T: Gut, beweisen Sie mir, daß Sie ein Versager sind.
K: Aber ich hab' Ihnen eben all das aufgezählt, worin ich versagt habe.
T: Das stimmt, aber wie macht Sie das zu einem Versager?
K: Ich hab' so viele Dinge verdorben!
T: Ich weiß, aber können Sie nicht sehen, was Sie tun, wenn Sie sich selbst einen Versager nennen? Sie stellen eine Prognose. Ein Versager zu sein bedeutet, daß Sie diese Charaktereigenschaft haben und daß Sie immer und ewig dazu verdammt sind zu versagen, was immer Sie auch zu tun versuchen.
K: Das ist es ja, was mich aufbringt, daß ich immer versage.
T: Aber Sie können nicht ein Versager sein, weil Sie nicht wissen, daß Sie immer versagen, und wir haben Beweise, daß Sie nicht immer versagt haben in der Vergangenheit. Sie sehen, wenn Sie ein Apfel wären, wären sie immer ein Apfel gewesen und würden auch in Zukunft immer ein Apfel sein und alle Eigenschaften eines Apfels haben. Sie könnten sich nicht ändern, und das trifft auf Versagen nicht zu. Also beweisen Sie mir, daß Sie stets versagt haben und immer versagen werden!
K: (lacht) Ich nehme an, das kann ich nicht.
T: Gut, Sie sehen, versagen ist etwas, das Sie gelegentlich tun, es ist nicht, was Sie sind.

Ein schwieriges Problem für viele Klienten ist die Annahme ihrer äußeren Erscheinung. Dies ist überraschenderweise bei Männern ebenso häufig wie bei Frauen. Der Versuch, die Klienten davon zu überzeugen, daß ihre äußere Erscheinung nicht ihrer Wahrnehmung entspricht, ist vergebliche Liebesmühe. Wenn Klienten in den Spiegel schauen und ihnen nicht gefällt, was sie sehen, treffen sie in Wirklichkeit ein ästhetisches Urteil. Nun läßt sich über Geschmack schwer streiten. Das Problem aber besteht darin, daß diese Klienten nicht nur unzufrieden sind mit ihrem Spiegelbild, sondern daß sie sich in Katastrophenvorstellungen ergehen und sich weigern, sich selbst zu akzeptieren. Hier ist ein Musterbeispiel, wie mit dieser Weigerung therapeutisch umgegangen werden kann. Beachten Sie, daß der Therapeut die Wahrnehmung des Klienten nicht in Frage stellt.

T: Gut, Sie haben tiefliegende Augen. Was fangen Sie mit dieser Information an? Sagen Sie sich selbst, daß Sie sich deswegen elend fühlen müssen?

K: Nun, ich könnte immer noch jemand finden, der tiefliegende Augen mag (lacht).

T: Und was sagen Sie jetzt? Wiederum schauen Sie nach äußerlicher Bestätigung Ihrer selbst. Können Sie sich akzeptieren mit tiefliegenden Augen?

Die Klientin sagte zunächst, daß tiefliegende Augen akzeptabel wären, wenn sie jemand finden würde, der sie möchte. Das wäre allerdings eine billige Lösung, weil es eine bloß bedingungsweise Selbstannahme bedeuten würde. Der Therapeut ermutigte die Klientin, die Arbeit zur Selbstannahme weiterzuführen, unabhängig von der Zustimmung anderer.

Die äußere Erscheinung kann somit ein Bereich sein, bei dem die Prüfung des A nicht sehr ergiebig ist. Die Annahme von Eigenschaften, die sich nicht ändern lassen, ist wichtig. Da sich allerdings gewisse Aspekte der äußeren Erscheinung etwa durch kosmetische Operationen korrigieren lassen, kann der Therapeut seine Klienten natürlich dazu ermutigen zu ändern, was sich ändern läßt.

Eine besondere Unterklasse dieses irrationalen Konzepts ist das Problem des Wettbewerbs. Manche Klienten glauben nicht nur, daß sie den Anforderungen des Lebens in jeder Hinsicht gewachsen sein müßten, sie sind auch noch der Meinung, daß sie ihnen mehr gewachsen sein müssen als andere. Ihre Fähigkeit, sich wohl zu fühlen, hängt deshalb davon ab, daß sie mehr Erfolg haben als andere, und hat somit nicht nur mit Selbst-, sondern auch mit Fremdbewertung zu tun. Wenn sie mit jemand anderen in Konkurrenz treten und verlieren, dann sind sie nicht nur deprimiert, sondern auch eifersüchtig. Sich mit andern zu vergleichen gehört durchaus zum normalen Leben, und es mag wünschenswert sein, um seine eigenen Leistungen zu verbessern. Es wird allerdings problematisch, wenn der Klient anfängt zu generalisieren, und wenn Vergleiche mit anderen zur Selbstherabsetzung führen. Solche Klienten kann man darauf hinweisen, daß sie sich kaum irgendwie ändern werden, wenn sie sich immer wieder mit andern vergleichen. Z. B.:»Wenn Sie 1,62 m messen und Sie treffen auf jemand, der 1,80 m mißt, macht Sie das dann kürzer, als Sie sind?« Oder:»Wenn jemand anderer eine bessere Note als Sie bekommen hat, wie kann Sie das dumm machen?« Eine noch elegantere Lösung allerdings wird wiederum darauf hinzielen, die Selbstbewertung überhaupt aufzugeben. Der Therapeut wird darauf hinweisen, daß schließlich das grundlegende Ziel im Leben darin besteht, sich selbst zu freuen, und nicht, sich selbst, andern oder den himmlischen Heerscharen sich als toller Kerl beweisen zu wollen.

Wir fügen hier einige Disputationen an, die einen mehr didaktischer, die anderen mehr provokativer Art, die sich um das Thema des Selbstwertes drehen.

Eine didaktische Disputation

Ich werde jetzt etwas für Sie sehr Überraschendes behaupten. Wissen Sie was? Sie sind weder ein wundervoller, kluger, bezaubernder, intelligenter Mensch, noch sind Sie das Gegenteil: schrecklich, entsetzlich, dumm, unverantwortlich, ein Trottel.

Sie sind nichts von alledem. Sie sind ein Mensch. Und Sie gehören zur menschlichen Rasse. Und menschlich zu sein bedeutet, daß Sie einige Stärken und einige Schwächen haben. Daß Sie in mancher Beziehung vermutlich ziemlich intelligent sind und damit verbunden auch wieder die Neigung haben, menschliche Fehler zu machen. Denn das heißt es, zu leben und ein Mensch zu sein.

Und wenn es mit Ihnen besser werden soll, dann müssen wir uns um Ihr Überzeugungssystem kümmern. Sie halten an einem fest, das darauf besteht, Sie als gut – nicht gut; dumm – intelligent einzuordnen. Sie glauben, Sie seien irgendein kleiner Gegenstand, den man in dieser oder jener Schublade unterbringen könne.

Und ich behaupte, daß es keine Schublade gibt, in die Sie hineinpassen – Sie sind eine komplexe Person; jeder Mensch ist es. Daß Sie eine gute Prüfung machen könnten, und daß Sie nicht daraus den Schluß zu ziehen brauchen, daß Sie wundervoll, klug, intelligent und vollkommen sind. Denn Sie sind nichts von alledem.

Wenn Sie eine weniger gute Arbeit einreichen würden, könnten Sie wenigstens zwei Dinge tun. Sie könnten sagen:»O Gott, bin ich dumm. Ich hab's gewußt. Ich hätte diese Arbeit niemals abgeben dürfen. Das ist jetzt der Beweis für das, was ich stets gedacht habe, ich bin nichts wert. Ich gehöre in die Schublade für die Dummen.« Oder Sie könnten sagen:»Nun, ich lerne bloß, Geschichten zu schreiben. Deswegen bin ich hier. Ich bin noch nicht vollkommen, sonst wäre ich Professor. Und der ist auch nicht vollkommen, sonst wäre er ein berühmter Autor! Das heißt nicht, daß ich von ihm nichts lernen könnte, so daß meine nächste Arbeit besser ausfallen wird.«

»Na und« könnten die zwei kleinen Lieblingsworte sein, die Sie sich in die Tasche stecken, um in der nächsten Woche hundertmal zu sich selbst sagen zu können:»Na und, wenn es keine Eins war?«Was heißt das schon, wenn es keine vollkommene Arbeit war? Es heißt nur, daß es keine vollkommene Arbeit war, und darüber hinaus überhaupt gar nichts.»Na und« meint allerdings nicht: »Es ist überhaupt nicht wichtig«, sondern: »Es ist nicht wahnsinnig wichtig, erfolgreich zu sein.«

Eine provozierende Disputation

T: Sie glauben wirklich, daß Sie ein durch und durch wertloser Mensch sind. Das heißt, daß Sie jederzeit schlecht abschneiden. Können Sie mir beweisen, daß das zutrifft?

K: Aber ich habe so oft versagt.

T: Wie oft genau?

K: Ich habe meinen Job verloren, meine Frau droht mich zu verlassen, ich komme mit meinen Kindern nicht zurecht – mein ganzes Leben ist im Eimer!

T: Nun, lassen Sie mich mal zwei Dinge klarstellen. Zum einen sind das nicht alle Bereiche Ihres Lebens. Zum zweiten übernehmen Sie die totale Verantwortung für all diese Ereignisse statt nur für einen Teil.

K: Aber selbst wenn ich nicht vollständig verantwortlich bin, bin ich immer noch ein Versager.

T: Nein, Sie haben in diesen Dingen versagt, es gibt andere Dinge, in denen Sie nicht versagt haben.

K: Zum Beispiel?

T: Sie schaffen es immer noch, jeden Morgen aufzustehen, Sie achten auf Ihr Aussehen, Sie kommen mit Ihrem Geld zurecht, wenn man Ihre finanzielle Lage berücksichtigt; da sind eine Menge Dinge, die Sie gut bewältigen.

K: Aber sie zählen nicht!

T: Sie zählen für Sie in diesem Augenblick nicht, weil Sie nur mit Ihren Problemen befaßt sind, aber sie zählen ganz gewiß. Es gibt eine ganze Menge Leute, die mit diesen Dingen nicht zurechtkommen. Sind Sie ein Versager?

K: Nein, aber . . .

T: Wissen Sie, daß Sie einer der eingebildetsten Leute sind, die mir je begegnet sind?

K: Was meinen Sie damit? Ich habe Ihnen ja gerade gesagt, wie lausig ich bin.

T: Die Tatsache, daß Sie zwei verschiedene Maßstäbe haben, sagt mir, daß Sie eingebildet sind. Sie lassen für sich selbst einen viel strengeren Maßstab gelten als für irgend jemand sonst, d. h. wohl, daß Sie von sich selbst viel besser denken als von andern. Es ist durchaus in Ordnung für diese dummen Trottel, Probleme zu haben, aber nicht für solch einen tollen Kerl wie Sie. Widerspricht das nicht Ihrer Ansicht, daß Sie wertlos sind?

K: Hm.

T: Wie wär's, wenn Sie es aufgeben würden, sich selbst abzuwerten. Sie akzeptieren einfach diese Mißerfolge und tun Ihr Bestes, sie so gut als möglich wieder auszubügeln?

K: Das hört sich vernünftig an.

T: Dann wollen wir einen dieser Problembereiche angehen und sehen, wie wir die Dinge verbessern können . . .

151

Unbedingte Bedürfnisse

Unbedingte Bedürfnisse sind Sollte-Forderungen ähnlich, denn der Betreffende ist nicht imstande, zwischen dem zu unterscheiden, was er *gerne haben möchte*, und dem, was er glaubt, *haben zu müssen*, um zu leben oder glücklich zu sein. Die hauptsächliche Disputationsmethode im Umgang mit diesen Behauptungen besteht darin, dem Klienten zu zeigen, wie er seine eigene Sprache ernst und wörtlich nehmen kann. Es gibt verhältnismäßig wenig Dinge, die wir auf dieser Welt wirklich brauchen: Ein bißchen Nahrung, Flüssigkeit, Luft und ein Dach überm Kopf sind biologisch zum Überleben nötig. Niemand weiß, welche Annehmlichkeiten für das psychische Wohlergehen nötig sind, obwohl Klienten mit Beziehungsschwierigkeiten schnell zur Hand sind mit der Behauptung »All you need is love«. In der psychologischen Literatur gibt es einige Beweise dafür, daß Kinder und Jungtiere besser gedeihen, wenn sie etwas Liebe und Zuneigung erfahren, aber wir haben keine Beweis dafür, daß auch nur ein einziger Erwachsener gestorben ist, weil er keine Liebe oder Zuneigung bekommen hat. Liebe ist gewiß sehr wünschenswert, sowohl Liebe zu schenken als auch Liebe zu bekommen, aber wir *benötigen* sie nicht. Solange die Klienten der Meinung sind, daß sie sie benötigen, und so reden, als ob sie darauf angewiesen wären, werden sie sich auch entsprechend benehmen, und dort beginnen die Schwierigkeiten. Der erste Schritt besteht deshalb darin, dem Klienten bei der Säuberung seiner Ausdrucksweise zu helfen. Wünsche von Bedürfnissen zu unterscheiden ist eine Fähigkeit, die unsere Gesellschaft nicht vermittelt, aber eine, die schon kleine Kinder lernen können. Im folgenden Therapieauszug ist die Klientin ein 7 Jahre altes Mädchen, welches Schwierigkeiten hat, in der Schule Freunde zu gewinnen:

T: Brauchst du Freunde, um mit ihnen zu spielen?

K: Was heißt »brauchen«?

T: Es gibt bestimmte Dinge, die wir brauchen. Man braucht Wasser. Was geschieht, wenn du kein Wasser hast?

K: Man stirbt.

T: Das stimmt. Man braucht Luft. Was geschieht, wenn du keine Luft hast? Es ist dasselbe.

K: Man kann sterben.

T: Das stimmt. Was geschieht, wenn du keine Nahrung hast?

K: Man stirbt.

T: Richtig. Kann man sagen, du brauchst Nahrung?

K: Ja.

T: Und Wasser?

K: Ja.
T: Und Luft?
K: Ja.
T: Stimmt. Brauchst du Fernsehen?
K: Nein.
T: Aber manchmal sagst du, du brauchst Fernsehen, nicht wahr?
K: Ja, weil ich möchte.
T: Ja, du möchtest und du willst, aber du brauchst nicht, nicht wahr?
K: Nein.
T: Nein. Brauchst du Süßigkeiten und Eis?
K: Nein.
T: Du brauchst sie nicht, aber du willst sie, nicht wahr?
K: Ja.
T: Aber du brauchst sie nicht, nicht wahr?
K: Nein.
T: Gut, brauchst du ein neues Fahrrad?
K: Nein, ich hab' eben eines bekommen.
T: Aber wenn dein Fahrrad kaputt ist, dann würdest du ein neues Fahrrad brauchen?
K: Ja.
T: Nein, du würdest ein neues Fahrrad haben wollen, aber du würdest keines brauchen. Ich meine, du würdest nicht sterben ohne ein neues Fahrrad, nicht wahr?
K: Nein.
T: Du könntest weiterleben ohne ein neues Fahrrad?
K: Ja.
T: Es wäre vielleicht nicht so lustig wie mit einem neuen Fahrrad, aber du könntest leben, nicht wahr? Brauchst du ein neues Paar Turnschuhe, wenn die alten ein Loch haben?
K: Nein.
T: Du siehst also den Unterschied zwischen *etwas haben wollen* und *etwas brauchen*? Was ist der Unterschied? Versuch mal, ihn mir zu erklären.
K: Man braucht etwas, was einem hilft, zu leben.
T: Etwas brauchen heißt etwas haben müssen, weil man sonst nicht leben kann.
K: Und etwas wünschen heißt etwas haben wollen.
T: Genau. Du *möchtest* es haben, es ist angenehm. Nun, wie ist es aber damit: Lisa will, daß die Kinder in der Schule sie mögen. Will sie das jetzt bloß haben, oder braucht sie das?
K: Sie will es bloß haben.
T: Genau. Richtig. So, jetzt haben wir ein wenig über den Unterschied zwischen haben wollen und brauchen gesprochen. Was passiert jetzt, wenn du zu dir selbst sagst: »Oh, ich *brauche* die und die zum Spielen; ich *brauche* es, daß sie mich mag.« Wie glaubst du, wirst du dich fühlen, wenn sie dich nicht mag?
K: Traurig.
T: Traurig, sehr traurig oder nur ein wenig traurig?

K: Sehr traurig.

T: Sehr traurig. Wie wäre es dann, wenn du sagen würdest: »Ich brauche es, daß Carola mich mag. Ich muß unbedingt ihre Freundin sein.«

K: Ich *will* ihre Freundin sein.

T: »Ich will ihre Freundin sein.« O, das ist aber ein Unterschied? Wenn du sagen würdest: »Ich *muß unbedingt* ihre Freundin sein«, und sie wird nicht deine Freundin, wie würdest du dich dann fühlen?

K: Und sie würde nicht meine Freundin sein wollen?

T: Nein. Und du würdest sagen: »Ich *muß* ihre Freundschaft *bekommen*, ich brauche sie unbedingt, um zu leben! Und sie will nicht meine Freundin sein.«

K: Traurig.

T: Du würdest dich sehr aufregen. Was wäre es also, wenn du dir statt dessen sagen würdest: »Ich möchte, daß Carola mich liebt. Ich will ihre Freundin sein, aber wenn sie nicht meine Freundin sein will, dann kann ich auch ohne das leben.« Wärest du dann ein klein wenig traurig oder sehr stark traurig?

K: Ein bißchen traurig.

Niedrige Frustrationstoleranz

In einer neueren Veröffentlichung bezeichnete *Ellis* einige charakteristische Eigenschaften einer irrationalen Hauptüberzeugung, die sich um das Bedürfnis nach Behaglichkeit und Annehmlichkeit dreht. Achten Sie im Gespräch mit Klienten auf folgende Wendungen, die ein Anzeichen für *Angst vor Unbehagen* sind (*Ellis*, 1978 a):

Ich kann es nicht ertragen.
Ich kann damit (oder ohne dies) nicht leben.
Ich kann es nicht aushalten.
Ich kann es nicht dulden, usw.

Es gibt Menschen, die der Ansicht sind, daß sie Schmerz, Unbehagen oder andere Widrigkeiten nicht ertragen können. Ihre Bereitschaft, Unbehagen auszuhalten, steht nicht unbedingt in einer direkten Beziehung mit der Unannehmlichkeit des aversiven Ereignisses. Normalerweise behaupten sie einfach, daß sie nicht aushalten könnten, was sie nicht mögen. Wir haben auf dieses Problem früher hingewiesen und nannten es niedrige Frustrationstoleranz oder einfach NFT.

Es stehen zwei Wege offen, die NFT anzugehen: ein sprachlich- und ein erlebnisorientierter Weg. Die *verbale Methode* verlangt vom Klienten zu beweisen, daß er etwas nicht aushalten kann. Offensichtlich gibt es einen derartigen Beweis nicht. Zu sagen, daß jemand etwas nicht aushalten kann, ist dumm, weil er es sehr wohl kann (obwohl er es nie mögen wird) und sogar trotz der Unannehmlichkeit glücklich sein kann. Diese Meinung ist in Wirklichkeit eine Forderung ähnlich jener, die zu den oben erwähnten Sollte-Behauptungen führte. Klienten bestehen darauf, ohne Unannehmlichkeiten oder Frustrationen zu leben, und wenn das nicht möglich ist, ist das entsetzlich. Der folgende Dialog illustriert eine Infragestellung dieser Meinungen:

K: Ich kann es nicht aushalten, wenn sich meine Mutter so neurotisch benimmt.
T: (Mit übertriebener Sprechweise) »Ich sollte als Erwachsener glücklich leben können. Ich habe es wirklich verdient. Ich sollte ein glückliches Leben haben.« Aber sie wird sich vielleicht nie ändern. Was haben Sie dann im Sinn?
K: Nichts.
T: Könnten Sie sich selbst sagen: »Ist es nicht interessant, daß sie wieder ihre Nummer abzieht?« Sie könnten Ihr Denken umstellen und keine unsinnigen Forderungen stellen. Schauen Sie, es ist, als ob Sie am Fenster stehen würden und verlangten, daß es nicht regnet. Genauso wie Umweltereignisse lassen sich auch Verhaltensweisen von Menschen nicht kontrollieren. Wenn Sie darüber ärgerlich werden, ändert sich überhaupt nichts. Es wäre das beste, die Realität einfach zu akzeptieren.

Erlebnisorientierte Disputationen niedriger Frustrationstoleranz werden mit Hilfe von Hausaufgaben durchgeführt, bei denen sich der Klient den Ereignissen aussetzt, die er als unerträglich definiert hat. Dies kann die Form einer generalisierten Übung annehmen:

T: Konzentrieren Sie sich jetzt auf ein Jucken irgendwo an Ihrem Körper und versuchen Sie, sich 30 Sekunden lang nicht zu kratzen – und dann noch einmal 30 Sekunden lang ...

Oder Sie entwerfen eine Übung, die genau auf das Problem des Klienten paßt. Wenn ein Klient z. B. in bestimmten Situationen ärgerlich wird, kann man von ihm z. B. verlangen, daß er in der Ärger erregenden Situation verharrt und sich darin übt, sie auszuhalten; oder er kann sich absichtlich der Person aussetzen, über die er ärgerlich wird. Auch rational-emotive Imagination kann hier hilfreich sein, wie das folgende Beispiel zeigt:

T: Gehen wir die Szene einmal durch. Gut, stellen Sie sich vor, Sie stehen vor der Haustür Ihrer Mutter. Beim ersten Zeichen einer Emotion fragen Sie sich, was Ihnen durch den Kopf geht.
K: Ich muß so tun, als ob ich nicht ärgerlich wäre.
T: Nun, statt einfach auf den Gefühlen zu sitzen und sie zu verleugnen, fragen Sie sich selbst: Was würde es mich kosten, *wirklich* ruhig zu werden?

Auf diese Weise kann der Klient sowohl die Desensibilisierung einüben und sich gleichzeitig ein Repertoire rational-kognitiver Bewältigungsstrategien aneignen.

Eine kognitiv verankerte NFT kann einen Klienten von der Erreichung vieler Ziele im Leben abhalten, weil er oder sie vor der notwendigen Anstrengung zurückscheut. Der Therapeut kann darauf hinweisen, daß es ohne Fleiß keinen Preis gibt, und daß er lernen kann, Widrigkeiten besser ins Auge zu sehen, größere Risiken einzugehen und sich mehr anzustrengen, um seine Leistung und seine Erfolge zu maximieren, wenn es ihm gelingt, zu lernen, Unannehmlichkeiten auszuhalten. Die Verminderung niedriger Frustrationstoleranz und die Bekämpfung des Bedürfnisses nach Annehmlichkeit kann dazu helfen, ein neues Buch zu schreiben, sich von einem Partner zu trennen, ein neues Unternehmen in Angriff zu nehmen oder was immer die persönlichen Ziele eines Klienten sein mögen.

Achtes Kapitel
Die Disputation: Probleme und ihre Lösungen

Ursachen für Schwierigkeiten bei der Disputation

Nachdem wir einige Disputationstechniken vorgestellt haben, ist es uns klar, daß Sie mit einigen Schwierigkeiten zu kämpfen haben, sich Ihren Klienten verständlich zu machen. In diesem Abschnitt wollen wir deshalb einige der häufigsten Probleme besprechen, die neuen Therapeuten bei der Disputation begegnen, und wir zeigen Ihnen, wie Sie damit umgehen können. Die meisten dieser Probleme drehen sich um Klienten, die Argumente in der Disputation entweder nicht verstehen oder davon nicht überzeugt sind. Wenn Sie also ein irrationales Konzept disputiert haben, prüfen Sie, ob Ihr Klient den Prozeß verstanden hat oder nicht.

Fragen Sie sich selbst: »Sagt der Klient bloß sein Sprüchlein herunter, ohne wirklich an das zu glauben, was er sagt? Versucht mich der Klient bloß einzuhüllen, um meine Zustimmung zu bekommen?« Wie können Sie feststellen, ob der Klient Ihnen bloß nachplappert? Wir empfehlen Ihnen die folgenden vier Methoden:

1. Wenn Klienten mit offensichtlichen emotionalen Belastungen in die Therapie kommen, oder wenn Sie irgendeine emotionale Reaktion hervorrufen können, indem Sie belastende Situationen mit einem Klienten wieder durchgehen, entweder durch rationale Argumentation oder Vorstellungsübungen, dann können Sie das Verständnis eines Klienten überprüfen, indem Sie nach Anzeichen für eine Spannungsreduktion schauen. Prüfen Sie, ob ein Klient sich während der Sitzung beruhigt oder nicht. Eine hervorragende Möglichkeit dazu bieten Einschätzskalen für Streß. In Kapitel 4 haben wir eine derartige Skala vorgestellt, mit deren Hilfe die Streßbelastung eines Klienten zu Beginn der Sitzung gemessen werden kann. Ein Absinken der Zahlenwerte kann für Sie und den Klienten ein guter Beweis sein, daß die Disputation effektiv war.

2. Manchmal aber werden Sie nicht in der Lage sein, dies in einer bestimmten Sitzung festzustellen. Statt dessen wird der Beweis sich erst nach einiger Zeit einstellen. Dazu müssen Sie auf eine *Konsistenz* in den Gedanken, Gefühlen und Verhaltensweisen des Klienten über mehrere Sitzungen hinweg achten. Wenn ein männlicher Klient z. B. behauptet, daß er weiß, von einer Frau einen Korb zu bekommen, sei nicht schrecklich, aber gleichzeitig fortfährt, Frauen aus dem Weg zu gehen, wird der Therapeut diese Diskrepanz schließlich direkt angehen müssen, indem er auf den Unterschied zwischen »Wissen« und »überzeugt sein« bzw. »glauben« hinweist. Es kann einer um die Theorie des Marxismus oder ein katholisches Dogma wissen und doch nicht daran glauben oder sich dazu entschließen, danach zu leben.

3. Eine dritte Überprüfungsmethode besteht darin, signifikante Bezugspersonen aus dem Leben des Patienten in der Sitzung beizuziehen. Natürlich darf so etwas nur mit Zustimmung des Klienten geschehen, nachdem man sich versichert hat, daß er oder sie den Grund für dieses Vorgehen versteht. Bei solch einem Treffen kann der Therapeut Fragen wie die folgenden stellen: »Können Sie einige Veränderungen im Verhalten von X feststellen?« oder »Wie benimmt sich X wirklich?« Das Auseinanderklaffen der Berichte der anderen mit dem Selbstbericht des Patienten versetzt den Therapeuten in die Lage, den Klienten vor die folgende Tatsache zu stellen: »Sie sehen, es sieht so aus, als ob Sie dies nicht wirklich glauben. Da müssen wir uns noch mehr anstrengen.«

4. Da manche Patienten während der Therapie relativ passiv bleiben (oft, weil ihr Therapeut zu aktiv ist), wird der Therapeut nach Anzeichen dafür suchen, daß sie eine Disputation selbst führen können. Als Möglichkeit, das Verständnis eines Klienten zu prüfen, läßt man ihn als Hausaufgabe Selbsthilfeblätter ausfüllen (siehe Seite 233). Wenn ein Klient ein Arbeitsblatt nicht richtig ausfüllen kann, dann hat er vermutlich noch nicht verstanden. Dann empfiehlt es sich, in der nächsten Sitzung die Fehler durchzugehen und zu korrigieren. Eine weitere Technik, um das Verständnis zu überprüfen, besteht im *rationalen Rollentausch* (*Kassinove* und *DiGuiseppe*, 1975). Dabei tauscht der Klient mit dem Therapeuten die Rolle. Er kann so zeigen, wie er einem andern helfen würde, der ein ähnliches Problem hat wie er selbst. Auf diese Weise kann der Therapeut in etwa einschätzen, wieviel von einer Disputation sein Klient verstanden hat und wie sehr ihm daran gelegen ist, seine irrationalen, beunruhigenden Vorstellungen aufzugeben.

Die Mißverständnisse von Klienten fallen nicht immer ins Auge. Um sie herauszufinden, achten Sie sehr sorgfältig auf Wortwahl und Intonation der Klienten. Achten Sie z. B. auf »Ich bin . . .«-Sätze wie »Ich bin ungeschickt.« Die Klienten mögen sich dessen nicht bewußt sein, aber wenn sie sagen:»Ich bin X«, dann implizieren sie eine Einheit und Identität zwischen Subjekt und Prädikat ihres Satzes. Helfen Sie dem Klienten, ihre Behauptungen neu und genauer zu formulieren (z. B.:»Ich habe mich ungeschickt benommen«).

Das Feedback, welches Klienten von ihrer eigenen Sprache erhalten, kann dazu beitragen, ihr irrationales Denken zu fördern, wenn der Therapeut ihre Redeweise nicht korrigiert. Ähnlich kann man Klienten dazu bringen, das Feedback von Wörtern mit depressiven Konnotationen, wie »Leid«, »Schmerz«, »verrückt« und »schlecht«, zu vermeiden, indem sie diese Worte durch andere ersetzen. Statt »Ich fühle mich elend« sagt ein Klient z. B. besser:»Ich fühlte mich in der Tat nicht so gut wie ich möchte.«

Achten Sie ebenfalls auf die Untertöne in der Stimme eines Klienten, besonders auf Anzeichen von Affekt. Eine Klientin kann etwa sagen:»Ich habe Männern nicht viel zu bieten.« Sagt sie das mit flacher Stimme, kann solch eine Feststellung von Klientin und Therapeut leicht übergangen werden, und das entscheidende irrationale Konzept dahinter bleibt unwidersprochen. Wird die Klientin aber unterbrochen und gebeten, ihre Feststellung mit mehr Gefühl zu wiederholen, kann ihr der Therapeut helfen, sich mit einem verdeckten Thema auseinanderzusetzen und damit umzugehen.

Sie können diese subtilen Hinweise auf verdeckte irrationale Überzeugungen eines Klienten überhören, wenn Sie die Kunst des aktiven Zuhörens nicht entwickelt haben. Anfänger unter den Therapeuten sind oft nicht in der Lage, ihre Fähigkeit zum Zuhören voll einzusetzen, weil sie stärker damit beschäftigt sind, ihr eigenes Therapeutenverhalten zu beobachten als das Verhalten des Klienten. Es kann sein, daß Sie zu stark auf sich selbst achtgeben, etwa mit Fragen wie:»War nun die Intervention, die ich eben machte, gut? Was soll ich jetzt noch Kluges sagen?« usw.

Hier ist ein Übungsbeispiel, mit dem Sie Ihre Fähigkeit zum aktiven Zuhören überprüfen können. Nehmen Sie die Aufzeichnung einer neueren Therapiesitzung und halten Sie das Band alle zwei Minuten an. Dann fragen Sie sich:»Was hat der Klient jetzt eben gesagt?« Dann gehen Sie zurück und prüfen Sie, ob Sie alle Feinheiten im Gespräch des Klienten zuverlässig aufgenommen haben. Merken Sie sich also, konzentrieren Sie sich nicht in erster Linie auf Ihr Verhalten in einer Sitzung, sondern darauf, genau auf die Äußerungen des Klienten zu achten.

Sehr oft äußern Klienten ihre Gedanken nicht *vollständig*. Sie benutzen eine Art sprachlicher Stenografie. Hinter solchen Abkürzungen können sich irrationale Konzepte verbergen. So wurde ein männlicher Klient z. B. gebeten, vor eine große Gruppe hinzutreten, die mit einer Arbeit beschäftigt war, und ein spontanes Gespräch über ein bestimmtes Thema anzufangen. Als ihn der Therapeut fragte, was er sich gedacht habe, während er vorgestellt worden sei, antwortete der Klient:»Ich dachte:Oh, mein Gott, was soll ich sagen?« Hören Sie hier die Ansätze einer irrationalen Überzeugung? Normalerweise fleht einer Gott nicht an, wenn er sich in Gedanken nicht irgendeine Katastrophe vorstellt. Allein schon die Frage»Was werde ich sagen?« weist darauf hin, daß er sich Sorgen darüber macht und nicht weiß, was er sagen soll. Das»Oh, mein Gott« ist ein zusätzlicher Hinweis auf seine Angst und auf die Überzeugung, daß er tun muß, was von ihm verlangt wird, daß er durch die Situation gefangen und zum Opfer gemacht wird. Sie sehen, wie viel versteckte Information ein ganz einfacher Satz enthalten kann.

Wie bringen Sie jemand dazu, diese unausgesprochenen Konzepte zuzugeben? Der Therapeut kann dazu schrittweise helfen; er kann den Klienten z. B. die Frage neu formulieren lassen:»Was soll ich sagen?« in »Ich weiß nicht, was ich sagen soll.« An diesem Punkt kann der Therapeut viel eher fragen:»Was haben Sie dazu für Gefühle?« Denn bevor eine Prämisse nicht aufgestellt ist, kann der Klient nicht wirklich herausfinden, wie er auf sie reagieren soll. Sobald aber ein Klient festgestellt hat:»Ich bin ängstlich«, hat der Therapeut ein A und ein C. Um an die fehlende Überzeugung heranzukommen, kann der Einwurf»weil« sehr hilfreich sein:

T: Sie sind ängstlich, weil Sie nicht wissen, was Sie sagen sollen, weil . . .
K: Ich könnte mich blamieren.
T: Und wenn ich mich blamiere . . .
K: Das wäre entsetzlich!

Auch wenn Sie in Ihrem Gespräch mit dem Klienten nicht das formelle ABC-Modell benutzen, tun Sie gut daran, es beim Zuhören zu benutzen. Nehmen Sie sich ein neueres Therapieband vor und hören Sie zu, wie ein Klient seine Geschichte entwickelt; notieren Sie sich das A, B und C, wenn sie auftauchen; am Rand Ihres Blattes schreiben Sie sich alle ungewöhnlichen Worte auf. Wenn Sie glauben, daß Sie die versteckten B's gefunden haben, planen Sie Ihren nächsten Schritt in der Disputation.

Zu Beginn unserer Arbeit mit RET waren wir überrascht und bekümmert, wenn die Klienten, nachdem wir mit ihnen eine – unserer Meinung nach – beispielhafte Disputation durchgeführt hatten, in der kommenden Woche kamen und dieselben irrationalen Konzepte wiederum zeigten. Es dauerte eine Weile, bis wir merkten, daß die RET keine magische Therapie ist. Auch wenn gradlinige Fortschritte gelegentlich vorkommen, sind sie doch nicht die Regel. Die meisten Klienten haben eine lange Verstärkergeschichte für ihre irrationalen Überzeugungen, und sie werden diese nicht so schnell aufgeben oder verändern. Ein Erfolg stellt sich vielleicht erst ein, nachdem dieselbe Disputation mehrmals wiederholt, zahllose Hausarbeitsblätter ausgefüllt und eine irrationale Überzeugung immer wieder in Frage gestellt wurde. Neulinge in der RET machen oft den Fehler, daß sie eine RET-Strategie zwei oder drei Sitzungen hindurch anwenden, dann entmutigt werden, wenn sich ein Erfolg nicht unmittelbar einstellt, und sich einer andern theoretischen Ausrichtung zuwenden, um von dort her die magische Antwort zu bekommen. Wenn wir auch nicht der Meinung sind, daß die RET die notwendige und zureichende Therapie für jeden Fall ist, ist es doch empfehlenswert, ihr eine faire Chance zu geben. Wenn z. B. eine Psychoanalyse mehrere Jahre dauern muß, bevor man eine Veränderung erwarten kann, dann sind ein paar Sitzungen, die man mit Disputationen verbringt, auch nicht zuviel. Der Therapeut wird vielleicht Monate darauf verwenden, dasselbe Konzept in Frage zu stellen, bevor der Patient ein Licht am Ende des Tunnels sehen kann. Fürchten Sie sich deswegen nicht vor Redundanz; Redundanz ist wichtig bei jeder Kommunikation, in der Psychotherapie kann sie gerade unerläßlich sein.

Im weiteren Verlauf der Therapie mit einem Klienten ist es wichtig, die Betonung nicht nur auf die rationalen Überzeugungen zu legen, sondern sich auch um einen Fortschritt in der Disputation zu bemühen. Wenn Sie eine oder zwei Sitzungen hindurch irrationale Überzeugungen eines Klienten in Frage gestellt haben, können Sie leicht in die Gewohnheit verfallen, den Klienten einfach mit rationalen Alternativen zu füttern. In einer Disputation werden Fragen zu irrationalen Überzeugungen eines Klienten gestellt, diese werden nicht einfach mechanisch durch rationale Behauptungen ersetzt. Hier geht es in erster Linie um die Vermittlung wissenschaftlichen Denkens, darum zu lernen, wie eine Hypothese durch Beweise gestützt werden kann. Wer einfach eine irrationale Überzeugung durch eine rationale ersetzt, läßt diesen wichtigen Schritt aus. Wenn die Klienten nicht selber gelernt haben, sich selbst zu befragen, dann sind sie nicht in der Lage, Generalisierungen über den Bereich ihres unmittelbaren Problems hinaus vorzunehmen.

Einen anderen Fehler bei Anfängern in der RET nennen wir die *Kniereflexdisputation*. Jedesmal, wenn der Therapeut ein »Muß«, »Sollte« oder »schrecklich« hört, fragt er schnell: »Wo liegt der Beweis?« Diese Methode schießt oft am Ziel vorbei. Vergessen Sie nicht, daß Worte wie diese aufgrund der Konzepte, die sich hinter ihnen verbergen, schädlich sind und nicht wegen ihrer oberflächlichen Bedeutung. Diese Worte werden oft in der alltäglichen Sprache in einem sehr oberflächlichen und harmlosen Sinn gebraucht. Wir haben an anderer Stelle schon darauf hingewiesen. Deshalb kann der Therapeut, der mit der Kniereflexmethode arbeitet, Pseudoprobleme bekämpfen. Es kann durchaus sein, daß Klienten unbedingt Kaffee trinken *müssen* oder ihr Steak *entsetzlich* finden, aber dies sind unter Umständen nicht die klinisch bedeutsamen Überzeugungen, die eine Beziehung zu ihrer psychischen Störung haben. Deshalb versichern Sie sich zuerst, daß Sie die relevanten irrationalen Überzeugungen festgestellt haben, bevor Sie zum D übergehen, damit Sie nicht einfach unsinnige neue Tabuwörter schaffen. Hat es vielleicht einen Sinn, daß das Wort »Scheiße« in Ordnung ist, das Wort »Sollte« aber nicht gebraucht werden darf?

Verhaltensweisen von Klienten, die Veränderungen blockieren

Manche Klienten stellen den Neuling in der RET vor besondere Probleme. Wir wollen uns einige dieser Typen anschauen.

1. *Der argumentierende Klient:* Merken Sie Widerspruch bei Ihren Klienten? Tönen sie gereizt? Haben Sie das Gefühl, Sie würden eher kämpfen statt disputieren? Werden Sie durch die Interaktion ermüdet? Wie können Sie mit solchen Klienten umgehen? Als erstes merken Sie sich: Hören Sie auf zu kämpfen. Wenn Sie spüren, daß Sie und Ihr Klient an den entgegengesetzten Enden des Stricks ziehen, dann lassen Sie Ihr Ende los. Versuchen Sie, eine ganze Sitzung lang darauf zu verzichten, den Klienten von irgend etwas zu überzeugen, und sehen Sie zu, was geschieht. Oder spielen Sie den Teufelsadvokaten und stimmen Sie solchen Klienten zu (z. B.: »Ganz recht, Sie sind wirklich nicht kompetent«). Wenn Sie versuchen, Ihre Vorstellungen einem solchen Klienten aufzudrängen, wird es nur dazu führen, seinen Widerstand Ihnen gegenüber zu verstärken. Konzentrieren Sie sich statt dessen auf die Stärke des Klienten, indem Sie vor allem mit Fragen intervenieren (z. B.: »Was glauben Sie tun zu können, um Ihr Problem zu überwinden?«).

2. *Der Ja-aber-Klient:* Eine andere Form argumentativen Widerstands zeigen solche Klienten, die auf jede Ihrer Anregungen mit einem »Ja-aber« antworten. Ein »Ja-aber« ist normalerweise gleichbedeutend mit einem »Nein«. Solche Klienten geben sich hilflos und machen damit oft den

Therapeuten hilflos. Sehen Sie zu, ob ihr Widerstand mit Ihrem eigenen Verhalten zu tun hat. Gehen Sie vielleicht am Problem vorbei? Oder konzentrieren Sie die Diskussion auf unbedeutende Themen? Wenn nicht, dann will solch ein Klient vielleicht ganz einfach nicht zuhören, weil er Ihnen Eigenschaften zuschreibt, die er von anderen belastenden Menschen in seinem Leben generalisiert hat. So ist es für einen Klienten vielleicht schwierig, Anregungen von jemand zu akzeptieren, den er als Autoritätsfigur betrachtet. In solch einem Fall sollten Sie vielleicht eine glaubwürdige Bezugsperson des Klienten beiziehen, dem er bereitwilliger zuhört, etwa einen Partner, ein Geschwister oder einen nahen Freund, und Sie sollten diese als Disputationsmodell verwenden. Wenn die Botschaft von dieser kommt oder zumindest durch diese außerhalb der Therapie verstärkt wird, erhöht sich möglicherweise die Chance, daß der betreffende Klient die Botschaft annehmen wird.

Eine andere mögliche Erklärung für das »Ja-aber-Verhalten« eines Klienten kann darin bestehen, daß er ganz einfach eine Veränderung nicht wünscht. In solch einem Fall können Sie sich selbst die folgende Frage stellen: »Welchen Nutzen zieht der Klient aus seinem gegenwärtigen Problemverhalten?« Mit anderen Worten, welche positiven oder negativen Konsequenzen tragen dazu bei, dysfunktionale Überzeugungen oder Verhaltensweisen aufrechtzuerhalten? Eine unserer Klientinnen z. B. beschuldigte ihre Freundinnen wortreich und wütend, daß sie sie nicht so oft anriefen wie sie das wollte; jeder unserer Einfälle wurde mit einem »Ja-aber« abgeschmettert. Es schien uns, daß sie daran festhielt, andere zu beschuldigen, weil es sie davor bewahrte, sich selbst zu beschuldigen. Eine Technik, solche Motivationen aufzudecken, besteht darin, vom Klienten immer wieder zu verlangen, den folgenden Satz zu vervollständigen: »Das Gute daran (andere zu beschuldigen, in diesem Fall), ist . . .«

3. *Der rationalisierende Klient:* RET kann schwierig werden mit sehr intelligenten Klienten, deren Verteidigung gegen Selbstprüfung in der Rationalisierung besteht. Sie schlagen den Therapeuten mit vernünftigen Argumenten, sie können ihn in der deduktiven Logik übertrumpfen und dabei auch noch ganz rational tönen. Wieso kommen sie dann trotzdem weiterhin in die Therapie? Weil sie *emotionale* Probleme haben, obwohl sie dies nicht deutlich anerkennen oder verbalisieren. Der Therapeut tut gut daran, sich auf die Emotionen zu konzentrieren und zu anderen Methoden, wie erlebnisorientierte Übungen oder Imaginationstechniken, zu greifen, statt sich auf ein didaktisches Vorgehen zu verlassen. Solche Klienten werden aber sehr wahrscheinlich auch solche Schachzüge durchkreuzen und sich weigern, irgend etwas zu tun, was ihrer Meinung nach dumm ist. Der Therapeut könnte diesem Argument dadurch begegnen, daß

er darauf hinweist: »Nun, nervös und aufgeregt durch die Welt zu gehen ist auch ganz schön dumm. Ist diese Übung etwa dümmer als das?«

4. *Der intellektuell beschränkte Klient:* Es muß darauf hingewiesen werden, daß eine Disputation auf eine elegante Lösung hin nicht für alle Klienten angemessen sein kann. Als Ausnahmen würden wir die folgenden betrachten: (a) ganz junge Kinder, (b) Klienten mit beschränkten intellektuellen Fähigkeiten, (c) Klienten mit ernstlichen Hirnschäden, (d) Klienten mit einer schweren Psychose, deren pathologische Gedankenprozesse ein logisches Denken verunmöglichen, und (e) sehr ängstliche Klienten, die zu verstört sind, um klar denken zu können. Mit solchen Klienten arbeitet der Therapeut effektiver, wenn er ihnen einfach bestimmte rationale Bewältigungsäußerungen eindrillt, wie sie von *Meichenbaum* empfohlen werden (1979) und die wir im nächsten Kapitel besprechen werden, und indem er operante Techniken verwendet, um die Klienten zur Anwendung dieser rationalen Fähigkeiten zwischen den Therapiesitzungen zu ermutigen.

5. *Der Es-funktioniert-nicht-Klient:* Probleme kann es auch mit Klienten geben, die anfangen, die RET zu lernen und es nicht erwarten können, daß sich Veränderungen einstellen. Es folgen einige beispielhafte Therapeut-Klienten-Interaktionen, die dieses Problem illustrieren und einige Anregungen für den Umgang damit bieten:

K: Ich sage mir selbst: »Ich *muß* nicht, ich will«, aber es beruhigt mich überhaupt nicht.

T: Nun, das zeigt nur, daß Sie das *Muß* nicht wirklich aufgegeben haben.

K: Wie mache ich das?

T: Indem Sie Ihre irrationalen Überzeugungen suchen und sie disputieren. Fragen Sie sich selbst: »Wo ist der Beweis?« Gehen Sie wissenschaftlich vor. Wir akzeptieren nicht einfach das Faktum, daß die Welt rund ist, weil es sich gut anhört, sondern aufgrund der verfügbaren Daten. Wo liegt der Beweis, daß Sie in der Schule Erfolg haben müssen?

Ein weiteres Beispiel:

K: Ich weiß es im Kopf, aber bei meinen Gefühlen ändert sich nichts.

T: Wenn Sie sagen, Sie wissen es »im Kopf«, meinen Sie damit in Wirklichkeit, daß Sie gelegentlich eine *schwache Ahnung* davon haben. Aber die meiste Zeit halten Sie an Ihrer irrationalen Überzeugung *eisern* fest. Disputieren Sie *überzeugend* für sich selbst?

K: Ich glaube, ich könnte mir mehr Mühe geben.

T: Genau. Und Sie werden es nicht eisern glauben, bevor Sie es nicht zu *leben* beginnen, danach zu *handeln* beginnen. Nun, was können Sie diese Woche tun, um sich selbst zu beweisen, daß Sie Mary's Liebe nicht brauchen?

Ein weiteres Beispiel:

K: Ich weiß, daß die rationalen Überzeugungen einen Sinn ergeben, aber ich kann es nicht fühlen, wenn ich in der konkreten Situation bin.

T: Sie können sich nicht entspannter fühlen, wenn Sie nicht sehr viel üben, *bevor* Sie in die Situation kommen. Wir wollen jetzt üben, wie Sie mit Ihrer Angst umgehen können, um ein Modell für sich zu setzen.

Und schließlich:

K: Ich verstehe all dieses Zeug mit der Disputation, aber ich weiß nicht, wie ich es anstellen soll, wenn ich nicht mit Ihnen bin. Ich werde immer noch ängstlich, und dann beginne ich wieder mit meinen zwanghaften Gedanken.

T: Nun, der Trick besteht darin, daß Sie Ihr Symptom als Auslöser für die folgende Gedankenkette benutzen:»Ich habe zwanghafte Gedanken. Wieso habe ich zwanghafte Gedanken? Um Angst zu vermeiden. Wovor habe ich Angst? Wegen bestimmter Überzeugungen, an denen ich festhalte. Welches sind meine irrationalen Überzeugungen? Nun will ich damit beginnen, sie zu disputieren.« Sehen Sie jetzt, wie Ihre Symptome zusammenhängen? Ihre Zwangsgedanken sind zum Teil ein Vermeidungsverhalten, das Sie von Ihrer Angst ablenken soll. Statt sich selbst abzulenken, benutzen Sie sie als einen Auslöser, Ihrer Angst ins Auge zu schauen und an ihre Wurzel zu gelangen, in Ordnung? Jetzt wiederholen Sie, damit ich sehe, ob Sie verstanden haben.

Der springende Punkt bei all diesen Beispielen ist der, daß die Klienten oft an einem falschen Gegensatz festhalten, sie glauben, es gebe intellektuelle und emotionale Einsichten. Das Konzept einer emotionalen Einsicht läuft dem grundlegenden Prinzip der RET zuwider, welches besagt, daß Gedankenprozesse die *Hauptursache* für Emotionen sind. Wenn der Klient behauptet, daß er zwar etwas intellektuell, aber nicht emotional einsieht, dann muß der Therapeut diese Behauptung dahingehend uminterpretieren, daß der Klient entweder eine rationale Überzeugung weiß, aber nicht glaubt, oder daß eine rationale Überzeugung im Verlauf der Zeit nicht durchgehalten wird. In jedem Fall besteht die Lösung in einer Klärung und in mehr Arbeit von Klient und Therapeut.

Nachdem wir nun den Prozeß der Disputation in den Grundzügen skizziert haben, haben Sie ein Schema zur Hand, das sich weiter ausbauen läßt. Die Arbeit des RET-Therapeuten endet allerdings nicht mit der Disputation. Das Schlußergebnis einer Disputation besteht nicht darin, das streßverursachende aktivierende Ereignis zum Verschwinden zu bringen, sondern dem Klienten zu helfen, oder ruhig und methodisch zu versuchen, eine Veränderung herbeizuführen, wenn dies möglich ist. So ist unter Umständen noch sehr viel mehr Arbeit nötig sowohl in als zwischen den Sitzungen. Im nächsten Kapitel werden wir uns auf einige Verhaltensweisen innerhalb der Therapiesitzungen konzentrieren.

Warnungen

Wenn Ihre Klienten ihre emotionale Belastung einigermaßen unter Kontrolle gebracht haben, warnen Sie sie, jetzt nicht mit perfektionistischen Erwartungen an ihre Fähigkeiten heranzugehen. Wenn deshalb eine Klientin sagt, sie glaube, jetzt in der Lage zu sein, ihren Ärger unter Kontrolle zu halten, dann fragen Sie sie: »Wie lange, glauben Sie, wird es dauern, bis Sie erneut ärgerlich werden?« Solch eine Frage ist nicht bloß eine vorsichtige Warnung, sie kann der Klientin auch helfen, sich auf diese Wahrscheinlichkeit einzustellen. Wenn Sie diesen Schritt unterlassen, kann die Klientin entmutigt werden, wenn sie das nächstemal ärgerlich wird, und selbst wertvolle Therapiegewinne können dadurch entwertet werden, so daß sie nicht länger disputieren wird, wenn sie sich in einer belastenden Situation befindet. Der Leser wird sich daran erinnern, daß eine der hauptsächlichen Ansichten in der rational-emotiven Therapie ist, daß jedermann sowohl rational wie auch irrational denkt. Mit harter Arbeit können wir den Anteil rationalen Denkens vergrößern, aber wir können nie erwarten, absolut oder vollständig rational zu denken.

Zusätzlich kann die Äußerung starker Affekte gelegentlich mit Vorteilen verbunden sein, und selbst wenn ein Klient rational denkt, muß er diese Vorteile nicht aufgeben. Wenn sich Klienten die Einsichten der RET zu eigen machen, können sie gelegentlich absolute Forderungen an ihre neuen rationalen Überzeugungen stellen und z. B. beschließen, daß sie nie wieder ärgerlich sein dürfen. Sehr oft aber ist es ratsam, wie man es auch in Selbstsicherheitstrainings lernt, selbstsichere Verhaltensweisen zu übertreiben, damit man erreicht, was man will. *Ellis* berichtet von einem persönlichen Erlebnis, bei dem sich selbstsichere Verhaltensweisen als unwirksam erwiesen, während drohende, barsche Äußerungen dazu führten, andere seinen Forderungen gefügig zu machen. Als er sein Büro wechselte, bestellte er neue Überzüge, die sechs Wochen später geliefert werden sollten. Der Zeitpunkt kam und ging vorüber, aber keine Überzüge kamen. Als er nachdrücklich nachfragte, wurde ihm die Lieferung zugesagt. In der folgenden Woche wiederholte sich diese Szene und ein weiterer nachdrücklicher Telefonanruf konnte die Laschheit der Firma auch nicht ändern. Als Wochen später die Firma darauf bestand, daß *Ellis* seine Überzüge, die nun bereit standen, sofort abholen solle, drohte *Ellis* dem Anrufer, ihn zu kastrieren, wenn der gewünschte Artikel nicht innerhalb einer Stunde angeliefert würde. Die Überzüge kamen. Die Pointe dieser Geschichte liegt darin, daß *Ellis* sich wütend benahm, ohne wirklich wütend zu sein. Er wußte, daß er den gewünschten Artikel vermutlich prompt geliefert bekommen würde, wenn er eine Show abzog. So tat er, als sei er wütend, ohne in Wirklichkeit Ärger zu empfinden. Klienten, die es nicht schaffen, diese Unterscheidung zwischen Gedanken und Handlungen zu treffen, werden unter Umständen oft nicht bekommen, was sie wollen, da eine starke Ausdrucksweise ein wichtiges Werkzeug sein kann, wenn man mit schwierigen Partnern, wie Kreditinstituten, einer Firma oder mit Behörden, zu tun hat.

Auf eine andere Verzerrung trifft man gelegentlich, wenn Klienten ihr schädigendes soziales Verhalten mit dem Hinweis auf ihre persönliche Verantwortung für die eigenen emotionalen Reaktionen rechtfertigen. Bei einer Eheberatung weigerte sich z. B. der Mann, sich mit Beziehungsthemen zu befassen, er wollte keine Zugeständnisse in bezug auf sein Verhalten machen und fuhr fort, seine Frau zu ärgern. Er rationalisierte sein Verhalten, indem er sich darauf berief, daß seine Frau für ihre Reaktionen und Probleme selbst verantwortlich sei. Wenn sie sich aufrege, dann sei sie selbst daran schuld. Die Frau auf der anderen Seite bewertete sein Verhalten durchaus rational und (nach Meinung des Therapeuten) war ihr Ärger durchaus angemessen. Obwohl der Mann die Grundprinzipien der RET verstand, begriff er nicht, daß rational denkende Menschen negative Gefühle haben konnten und den Wunsch, ein aktivierendes Ereignis zu verändern. Obwohl der Mann nicht die Ursache für das C seiner Frau war, war er doch ein Teil des aktivierenden Ereignisses und hatte eine Verantwortung für die Ehe. Der RET zufolge ist jemand zwar nicht die Ursache eines C's, aber er kann doch dazu beitragen, indem er sich in schädigender Weise einem andern gegenüber am Punkt A verhält. In Wirklichkeit verlangte dieser Mann, daß seine Frau gegen sein Verhalten keine Einwände hatte, und er mißbrauchte die rational-emotive Therapie als Rechtfertigung für seine Position. Die therapeutische Reaktion auf solch eine Fehlinterpretation der RET bestand u. a. darin, dem Klienten beizubringen, daß jedermann in einer sozialen Gemeinschaft lebt und daß er sich ethisch und verantwortlich zu verhalten hat, wenn auch nicht aus Notwendigkeit, so doch, weil es klare Vorteile mit sich bringt. Die Ratsamkeit, soziale Übereinkünfte zu respektieren, gehört zu den Schlüsselelementen der rational-emotiven Philosophie.

Obwohl der Klient im obigen Beispiel RET Prinzipien mißbrauchte, hält die rational-emotive Therapie doch daran fest, daß wir nicht völlig für die Gefühle anderer Menschen verantwortlich sind. Ein Klient kann durchaus für ein aktivierendes Ereignis einer anderen Person verantwortlich sein, aber trägt nicht die volle Verantwortung für die emotionale Belastung des anderen. Unser Verhalten kann anderen nicht gefallen, aber es sind ihre bewertenden Feststellungen, welche die direkte Ursache für ihr Elend sind. Wenn ein Klient schon begreift, daß andere nicht die Ursache des eigenen Elends sind, kann dieses Verständnis der direkteste Weg dazu sein, jede der folgenden Behauptungen in Frage zu stellen, die umgekehrt anzeigen, daß der Klient die direkte Ursache für das Elend anderer Menschen sei. Zum Beispiel:

K: Ich fühle mich schuldig, weil er sich so aufregt.

T: Nun, warten Sie mal. Sie müssen sich schon entscheiden. Wenn Sie für Ihre schlechten Gefühle verantwortlich sind, dann ist er es für seine. Er mag nicht mögen, was Sie getan haben, aber wenn er sich darüber so sehr aufregt, wie können Sie dann vollkommen dafür verantwortlich sein?

Die Ansicht von der *totalen Verantwortlichkeit* ist ein Schlüsselkonzept und kann dem Klienten ausführlicher dargelegt werden wie im folgenden Therapieausschnitt:

T: Machen Sie sich selbst total verantwortlich für die Probleme irgendeines anderen? Wenn es sich um ein kleines Kind handelt, sind Sie teilweise verantwortlich; aber wenn z. B. ein 19jähriger drogensüchtig wird, würden Sie besser die folgende Haltung einnehmen: »Jetzt hat er sich mit Drogen eingelassen und wird die Konsequenzen tragen müssen.« Wenn es sich um zwei Erwachsene handelt, kann die verrückte Vorstellung die folgende Form annehmen: »Wenn ich dies tue, dann wird er glücklich sein, wenn ich es nicht tue, wird er sich elend fühlen. Ich habe deswegen so zu handeln, wie er will, um zu verhindern, daß er sich elend fühlt.« Was ist an einer solchen Meinung falsch?

Auch hier können wieder kleine Experimente dazu verhelfen, das Gemeinte zu verdeutlichen. Das folgende Beispiel stammt von *Norma Hausermann*, einer RET-Therapeutin aus Baltimore, und es dreht sich um eine junge Witwe, die ihre kleine Tochter in den Weihnachtsferien nach Europa mitnehmen wollte, um einen Matrosen zu besuchen, den sie kennengelernt hatte, als ein italienisches Schiff im Hafen lag. Ihr Vorhaben traf auf das große Mißvergnügen ihrer Schwiegermutter, die ihr tüchtig die Leviten las: »Was bist du doch für ein schlechter Mensch! Dein Mann ist noch nicht einmal kalt in seinem Grab, wie wagst du es, das Kind in den Ferien zu Fremden mitzunehmen?« usw. Die Schwiegertochter ertrank fast in Schuldgefühlen, weil sie glaubte, daß ihr Vorhaben direkt für die Erregung der alten Frau verantwortlich und daß sie deswegen ein schlechter Mensch sei. Dies wurde in folgender Weise in Zweifel gezogen:

T: Wir wollen jetzt ein Experiment machen. Sie sagen mir, daß Sie auf eine Reise gehen, und sehen, wie ich reagiere.

K: (tut es)

T: Das ist prima! (Pause) Sie sehen, die Tatsache, daß Sie auf eine Reise gehen, kann einen andern nicht aufregen. Es ist die *Wahrnehmung* Ihrer Schwiegermutter, beeinflußt durch deren irrationale Überzeugungen, was sie in Erregung versetzt. Sie können nicht vollständig verantwortlich sein für ihren Zustand.

Beachten Sie, daß sich das Dilemma der jungen Frau in moralischen Begriffen darstellen läßt, die wir früher im Zusammenhang mit der rational-emotiven Philosophie besprochen haben. Die optimale Wahl ist jene, die sowohl auf das eigene wie auf das fremde Wohl ausgerichtet ist. Dies würde heißen, daß die junge Frau es sowohl sich selbst wie ihrer Schwiegermutter recht machen muß. Es gibt allerdings Fälle, wo eine solche Wahl ganz einfach nicht möglich ist, wie im vorliegenden Fall. Was kann die Klientin dann tun? Sie kann entweder zu Hause bleiben und es ihrer Schwiegermutter recht machen, oder nach Italien gehen und es sich selbst recht machen. Wenn sie die totale Verantwortung für die Gefühle ihrer Schwiegermutter übernimmt, dann wird sie wahrscheinlich zu Hause bleiben; wenn sie aber realisiert, daß die Schwiegermutter sich selber unglücklich macht, indem sie sich aufregt, kann dies ein anderes Licht auf die Entscheidung werfen und ihr helfen, eine Wahl zu treffen, die sowohl ethisch wie rational ist.

Wir sind *nicht* dafür, daß Klienten die Gefühle anderer Menschen hartherzig vernachlässigen. Wir sind allerdings der Ansicht, daß es sowohl unrealistisch wie für das Individuum unbefriedigend ist, die eigenen Entscheidungen nur danach zu treffen, was andere deswegen empfinden, und die totale Verantwortung für deren Gefühle zu übernehmen. Das Ziel der RET besteht darin, mit andern auszukommen, aber nicht sich ihnen zu unterwerfen.

Auch etwas weiter hergeholte Analogien können hilfreich sein. Der Therapeut kann einen Klienten bitten, sich vorzustellen, wie er auf hundert verschiedene Menschen zugeht und jedem sagt: »Ach, sind Sie häßlich!« Glaubt der Patient, daß jeder der hundert Menschen sich deswegen elend fühlen wird? Sehr wahrscheinlich nicht. Eine Vielzahl von Reaktionen ist sehr wahrscheinlich möglich, die von Depression, Mitleid bis zu Belustigung reichen.

Als Übung notieren Sie sich die Kognitionen, welche zu den folgenden drei unterschiedlichen emotionalen Konsequenzen führen können. Dann schauen Sie, ob Sie die Liste noch erweitern können (Antworten s. Seite 300).

Kognitionen, welche Depression ausdrücken:

Kognitionen, welche Mitleid ausdrücken:

Kognitionen, welche Belustigung ausdrücken:

Andere:

Schlußbemerkungen

Wir beschließen die drei Kapitel über die Disputation mit einem detaillierten Therapiebeispiel. In dieser Sitzung erarbeiteten Therapeut und Klientin das ABC einer problematischen Emotion, und der Therapeut hilft der Klientin, ihre irrationalen Forderungen zu disputieren.

T: Wir wollen noch einmal miteinander durchgehen, worüber wir in der letzten Sitzung gesprochen haben. Wir sprachen über Ihre Mutter. Können Sie von Fortschritten berichten?

K: Am Tag, nachdem ich hier bei Ihnen war und Ihnen sagte, daß ich mich von meiner Mutter nicht mehr drangsalieren lasse, daß ich einfach versuchen würde, ihr Verhalten zu ignorieren und nicht darauf zu reagieren, genau am Tag danach kam es in der Frühe zu einer regelrechten Explosion. Ich weiß nicht, ob es einen Sinn hat, in alle Einzelheiten zu gehen, aber es endete damit, daß meine Mutter mit den Fäusten auf mich losging. Mein Bruder trat dazwischen, die Mutter tat, als ob sie ohnmächtig würde, ließ sich zu Boden fallen, schlug mit den Beinen um sich und raufte sich die Haare.

T: Ein regelrechter Wutanfall?

K: Genau. Zwei Tage lang nahm sie keine Notiz von mir, dann tat sie, als ob nichts geschehen sei. Nun, das ist überstanden, ich wohne bei meiner Mutter; sie ist hochgradig neurotisch und wird auf mir herumhacken, bis ich ausziehe; dem ist nicht zu entkommen. Das ist ein Faktum. Ich habe versucht, meine Aufregung darüber und vieles andere zu kanalisieren, indem ich mich stärker auf mein Studium konzentrierte. Einfach so, da, je härter ich arbeite, ich umso schneller von zu Hause wegkomme, umso schneller ich Geld verdienen werde können. Ich sehe darin eine Möglichkeit, viele Schwierigkeiten zu lindern, nicht alle zwar, aber eine ganze Menge. Wenn ich einfach dasitze und studiere, studiere, studiere, dann kann ich mir meinen Weg aus dieser Situation herausarbeiten.

T: Lassen Sie mich eine Frage stellen. Hilft es Ihnen, wenn Sie sich das sagen? Sehen Sie, wenn Sie es immer noch zulassen, daß Sie sich über das Verhalten Ihrer Mutter übermäßig erregen, und Ihre Lage immer noch als Horror empfinden, dann werden Sie vielleicht mit verzweifelter Hektik arbeiten. Sie können sich dann sagen: »Ich muß schneller arbeiten, ich muß schneller arbeiten – der Schrecken ist noch zu nahe!« Trifft das für Sie zu? Leisten Sie gute Arbeit, wenn Sie sich zum Studieren hinsetzen?

K: Nun . . .

T: Oder arbeiten Sie mit verzweifelter Hektik?

K: Verzweifelt und hektisch. Ich sage mir: »Ich muß mich beeilen und hier rauskommen.« Genau so ist es. Das Herumhacken auf mir ist es, was mich wirklich schafft. Es ist, wie wenn sie nicht damit herausrücken könnte: »Herrgott, ich kann dich nicht leiden und wünschte, du wärst nicht da.« Obwohl sie das auch sagt, wenn sie wütend ist; wenn sie es nicht sagt, drückt sie es auf andere Weise aus.

T: Es ist nicht angenehm, mit jemand zusammen zu leben, der Sie los sein will. Sie erinnern sich, wir haben letztes Mal darüber gesprochen, über die drei verschiedenen Arten, auf die sie sich benimmt. Manchmal sagt sie: »Ich mag dich nicht, ich wollte, du würdest abhauen.« Manchmal macht sie bloß Anspielungen, und auf manches, was sie sagt oder tut, würde jemand anders vielleicht gar nicht reagieren, Sie aber tun es, weil Sie darauf eingestimmt sind.

K: Ich versuche, es auseinanderzuhalten. Schließlich sitze ich jetzt lange genug bei Ihnen herum, um mindestens zu versuchen, mich meinen Problemen gegenüber rational zu verhalten. Aber das verhindert nicht, daß zunächst immer Wut und Schmerz hochkommen. Das Gefühl taucht auf, und dann sage ich mir: »Gut, selbst wenn sie mich nicht mag, selbst wenn sie ganz offen zeigt, daß sie meinen Bruder vorzieht . . .« oder so ähnlich . . .

T: Dann was? Führen Sie den Satz zu Ende.

K: Das heißt nicht, daß ich nicht doch ein guter Mensch bin.

T: Ihre Meinung ist bloß ihre Meinung.

K: Aber gleichzeitig ist der Ärger immer noch da, und wenn ich allein bin, wenn ich im Zug sitze und die Gedanken mir einfach so durch den Kopf gehen, dann kommt der Ärger wieder über mich bis zu dem Punkt, wo ich wirklich sehr bösartige Phantasien über sie habe.

T: Lassen Sie uns hier einmal anhalten. Es hört sich an, als ob Sie etwas Gutes tun. Wenn sie ihre Platte auflegt, und Sie merken, wie Sie darauf reagieren, tun Sie etwas sehr Gutes: Sie benutzen Ihre emotionale Reaktion als Alarmzeichen. Sie sagen sich: »Hoppla, jetzt reagiere ich wieder zu stark.«

K: Das tu ich. Ich hab's auch nach dieser Auseinandersetzung getan. Aber am nächsten Morgen (sie erzählt von einer anderen Auseinandersetzung mit ihrer Mutter) . . . dann warf sie mir an den Kopf: »Hau ab! Ich hasse dich!« Und dann wurde ein Riesenkrach daraus. Ich verlor die Beherrschung, und in dem Fall war ich menschlich. Denn ich war wütend. Es hatte sich eine Woche lang aufgestaut.

T: Gut, so sind Sie also nicht vollkommen.

K: Nein.

T: Aber lassen Sie mich auf das zurückkommen, was meiner Meinung nach eines der Probleme ist. Wenn ich Ihnen zuhöre, scheint mir, daß Sie das rationale Selbstgespräch manchmal ganz gut beherrschen, und manchmal funktioniert es nicht. Lassen Sie uns sehen, wann es nicht funktioniert und wieso. Sie sagten, daß Sie sich durchaus sagen konnten: »Gut, soll sie meinen, was sie will. Wenn sie mich für einen Dreck hält, macht mich das noch nicht dazu«, als Ihre Mutter verrückt spielte. Derlei Selbstgespräche sind sehr nützlich, einem bestimmten Gefühl entgegenzuwirken. Haben Sie eine Ahnung, welches Gefühl das sein könnte?

Der Therapeut hilft der Klientin, die B's und C's zweier verschiedener emotionaler Probleme zu unterscheiden.

K: Ich nehme an, das Gefühl des Verletztseins oder die Neigung, sich selbst herunterzumachen, wenn jemand einen kritisiert.

T: Genau. Sich selbst herabzusetzen ist ein Zeichen von Depression. Aber diese inneren Einsichten, diese äußerst hilfreichen Gedanken helfen nicht bei Zorn. Zorn und Wut wird von anderen irrationalen Überzeugungen ausgelöst als Depression. Es ist, wie wenn man die falsche Medizin nehmen würde.

K: Nimmt man in dieser Art von Therapie auch an, daß aus unterdrückter Wut Depression wird? Ich habe diese Ansicht gehört.

T: Ich auch. Lassen Sie es mich so sagen: Ich glaube nicht, daß Ärger, den man *äußert*, nützlicher ist als Ärger, den man *unterdrückt*. Die Lösung liegt nicht darin, ob Sie etwas sagen oder es hinunterschlucken, ob Sie einen Wutanfall haben oder nicht. Die Lösung besteht darin, an die Wurzeln Ihres Ärgers oder Ihrer Wut zu kommen, wie Sie es mit Ihrer Depression getan haben. Sie müssen herausfinden, was Sie sich in Ihrem Kopf sagen. Sie haben wirklich gut Bewältigungstechniken für Ihre Depression entwickelt. Jetzt wollen wir einige entwickeln für Ihre Wut, ja?

K: Einverstanden.

T: Zuerst wollen wir das ABC klarkriegen. A, die Mutter tut etwas, und C, Sie werden wütend, nicht deprimiert. Welche B's können Sie sich dazu vorstellen?

K: Wenn ich wütend bin?

T: Wütend, nicht deprimiert.

K: Einverstanden.

T: Suchen Sie wieder ein »Sollte«.

K: Ich sollte nicht einer Situation ausgeliefert sein, in der jemand so ungerecht ist zu mir.

T: Gut. Es ist gut, wenn Sie diesem Gedanken Ihre Aufmerksamkeit zuwenden. Provoziert er Wut und Ärger? Er hört sich an wie: »Ach, ich Arme!«

K: Ja.

T: Das macht Sie nicht wütend.

K: Meine Mutter sollte Verständnis haben.

T: Das ist's. Ärger und Wut richten sich nach außen, nicht gegen Sie selbst, nach außen. Es ist ein »Mutter sollte«. Meine Mutter sollte mich nicht anschreien, sie sollte keine häßlichen Dinge zu mir sagen. Fällt Ihnen sonst noch etwas ein?

K: (Erzählt eine andere kurze Begebenheit von zu Hause).

T: Warten Sie mal! Was ist hier die irrationale Überzeugung?

K: So behandeln sie mich nun mal. Das ist die Realität, mein Bruder wird eindeutig vorgezogen.

T: Und welches ist die irrationale Überzeugung?

K: Daß das nicht heißt, daß ich so bin, wie die mich sehen.

T: Nein, welches ist die irrationale Vorstellung in Ihrem Kopf? Wissen Sie das?

K: Irgendwie so: Weil ich es zulasse, daß man mich so behandelt, macht mich das auch wirklich zu einem solchen Menschen. Und wenn ich wirklich Stolz, Selbstachtung, gesunden Menschenverstand oder was immer hätte, könnte ich es so drehen, daß es anders wäre.

T: Das ist Ihre Depression, das sind diese Gedanken: »Ach, ich Arme. Was bin ich doch schlecht«. Lassen wir das mal beiseite für den Augenblick. Welches ist die

Überzeugung, die zur Wut führt? Nicht nur nicht anschreien sollte sie Sie und Ihnen schlimme Dinge sagen, sondern wie sollte sie Sie behandeln?

K: Nun, sie sollte mich als gleichberechtigtes Familienmitglied behandeln.

T: Sie *sollte* Sie gerecht und anständig behandeln. Das sind ein paar von Ihren Sollte. Aus der Theorie wissen wir, daß die Probleme bei den Sollte zu suchen sind. Ihre Überzeugung ist, daß Ihre Mutter all dies nicht tun sollte, daß sie Sie gerecht behandeln sollte.

K: Ich habe auch *Sollte* für mich selbst. Ich *sollte* meine Mutter nicht anschreien. Ich *sollte* meinen Unwillen und meine Unzufriedenheit nicht auf eine Weise zum Ausdruck bringen, die für andere unangenehm ist. Wenn ich in Wirklichkeit zu ihr gehen möchte, um es ihr wirklich zu geben und zu sagen:»Was soll der Scheiß! Da liegt er tagein, tagaus im Bett, und du sagst, er gibt dir Geld, und dann sagst du zu ihm, er bekommt alles zurück.«

T: Das wäre in Ordnung, wenn Sie nicht wütend wären, aber wir wollen nur ändern, was sich ändern läßt. Wenn Sie dies selbstsicher sagen könnten, dann hätte es die größere Wirkung. Aber gehen wir noch einmal zurück: Wir haben jetzt ein A, ein B und ein C.

K: Gut.

T: Wir haben die Wut und die Wut-Gedanken, alle diese *Sollte*. Jetzt wollen wir ein D machen. Was möchten Sie sich dazu fragen?

K: Warum kann ich ihr nicht sagen, was ich denke? Das ist eine große Frage für mich. Ich bin so wütend, daß ich nicht einmal die Worte finde, um zu sagen: »Du machst mich fertig.« Ich weiß nicht, wie ich es anpacken soll, egal ob ich mit meinem Bruder oder mit meiner Mutter zu tun habe.

T: Warten Sie. Das ist ein anderer Punkt. Da geht es um Sie. Wir wollen die andern. Diese Leute, die Sie ungerecht behandeln und auf die Sie wütend sind. Zuerst: Sind Sie einverstanden damit, Ihre Wut aufzugeben? Nicht Ihre Entschlossenheit, sondern Ihre Wut.

K: An diesem Punkt habe ich das Gefühl, daß es verrückt wäre, all das nicht zu empfinden und darüber wütend zu sein. Es ist gerechtfertigt.

T: Wenn Sie mich fragen:»Wollen Sie mich dazu bringen, nichts zu empfinden oder diese Scheiße freudestrahlend zu akzeptieren?«, dann sage ich:»Nein, das ist verrückt.« Sie wären verrückt, wenn Sie glücklich darüber wären. Aber ich sehe nicht, was es Ihnen bringt, wenn Sie wütend darüber sind. Deshalb halte ich es für das beste, wenn Sie Ihre Wut loswerden und so weit kommen, daß Sie sagen können:»Ich mag dies nicht und werde tun, was ich kann. Ich werde versuchen, die Situation zu ändern ...« Was nützt Ihnen denn Ihre Wut? Sie schlägt Ihnen auf den Magen und schadet Ihrer Gesundheit.

K: Sicher; eine Woche lang habe ich mich jetzt wirklich sehr elend gefühlt. Und ich habe versucht, mich zusammenzunehmen, so daß ich wirklich ruhig werde. Und ich habe mit niemandem reden wollen, damit sie merken, daß es mir schlechtgeht.

T: Gut, jetzt wollen wir an Ihrer Wut arbeiten. Es ist eine Weile her, seit wir ein formelles ABCD durchgeführt haben, deshalb wollen wir einiges wiederholen. Bei D nehmen Sie sich Ihre verschrobenen Vorstellungen vor, eine nach der anderen, und stellen sich selbst Fragen.

173

K: Warum sollte meine Mutter mir gegenüber gerecht sein?

T: Richtig. Wo liegt der Beweis, daß Ihre Mutter nett zu Ihnen sein sollte?

K: Ich weiß nicht. In der Schule sehe ich so manche, bei denen zu Hause alles in Ordnung ist. Sie haben nie Probleme mit dem Taschengeld, und sie können tun und lassen, was sie wollen. Sie werden hinten und vorne bedient und sie finden's einfach toll.

T: Ich bin vollkommen mit Ihnen einverstanden, daß das angenehm wäre. Aber warum *sollte* Ihre Mutter das tun?

K: Warum *sollte* sie? (Pause). Ich denke, sie *sollte*! Sie *sollte* gerecht sein.

T: Warum?

K: Einfach weil ich es will. (Lacht)

Der Therapeut bestreitet nie die Behauptung der Klientin, daß es wünschenswert wäre zu haben, was sie will, sondern nur die Forderung danach.

K: Es kann sein – sie ist nicht so dumm –, daß sie realisiert, was sie tut, und dann kann *sie* sich nicht wohl fühlen dabei. Ich meine, wie kann eine Mutter sich wohl fühlen, ungerecht zu sein?

T: Richtig. So könnte es sogar für *sie* angenehmer sein, wenn sie Sie gerecht behandeln würde.

K: Genau. Es könnte sein.

T: Aber wieso *muß* sie? Selbst wenn es gut wäre für Sie und für Ihre Mutter. Warum *muß* sie tun, was angenehm für Sie wäre?

(Die Disputation wird wiederholt).

K: Gut, sie muß nicht.

T: Ich habe nicht den Eindruck, daß Sie davon überzeugt sind.

K: Es hilft mir, wenn ich mir sage: »Gut, es ist nicht mein Fehler, daß sie das tut.« Und auch die Tatsache, daß sie nicht gerecht zu sein *hat* und es nicht meine Aufgabe ist, sie gerecht zu machen, und ich nicht dazu auf der Welt bin, meine Mutter zurechtzurücken und ihr zu zeigen, wie wichtig es ist, gerecht zu sein.

T: Das ist richtig. Aber wenn Sie nicht wirklich hart daran arbeiten, dieses »sie *hat zu*« aufzugeben, werden Sie ständig von ihr enttäuscht sein und versuchen, sie zu beeinflussen . . .

K: Einmal habe ich mit meinem Vater darüber gesprochen. Sie hat ihn sein ganzes Leben lang beherrscht und auf ihm herumgehackt. Und er sagte mir ganz offen: »Ich habe herausgefunden, daß man mit ihr am besten zurechtkommt, wenn man sich unterwirft. Das ist meine Methode.« Und das stimmt. Wenn jemand drei Tage bei uns wäre und meinen Vater sehen würde, der würde sagen, daß er servil und unterwürfig ist und sich erniedrigt, statt ihr entgegenzutreten.

T: Gut, lassen Sie mich etwas fragen. Regt er sich auf? Ist er äußerlich ruhig und kocht innerlich, oder hat er wirklich so etwas wie eine stoische Haltung erreicht?

K: Ich glaube, es ging ihm jahrelang genauso wie mir. Er pflegte seinen Schmerz in sich drin und ließ nichts raus.

T: Und jetzt?

K: Jetzt scheint er ihr Verhalten zu akzeptieren und findet, seine Reaktion darauf sei der bequemste Weg, damit umzugehen. Meine Art, damit umzugehen – ich finde, daß Unterwürfigkeit sehr schlecht ist. Wenn sie sich sehr dominierend verhalten muß, heißt das noch nicht, daß ich dann sehr unterwürfig sein muß. Das ist unerfreulich.

T: Ich höre Sie sagen: »Es ist gut, daß sich mein Vater wegen ihrer Verrücktheit nicht mehr aus dem Gleichgewicht bringen läßt. Er lehnt sich zurück und es rollt an ihm ab.« Er versucht nicht mehr, sie zu ändern oder umzuformen, indem er sich ihr entgegenstellt.

K: Richtig.

T: Das ist natürlich ein guter Grund für sie, sich nicht zu ändern. Sie hat sich über Jahre in ihrem Verhalten geübt und ist dafür belohnt worden.

K: Genau! Jedermann in der Familie war ihr zu Willen.

T: Wenn Sie sich also dazu entscheiden, dieses System anzugreifen, dann wird das bestenfalls eine harte Arbeit sein. Sie wollen versuchen, diese Frau umzuformen, die mehr als sechzig Jahre lang für diese Art von Verhalten belohnt wurde. Das wird eine harte Arbeit für Sie. Dieses Wissen kann Ihnen bei Ihrer Entscheidung helfen, ob Sie es mit ihr aufnehmen wollen oder nicht. Lohnt es die Mühe?

K: Richtig.

T: Aus Ihrer Wortwahl höre ich noch etwas anderes heraus. Sie nennen das Verhalten Ihres Vaters unterwürfig, sklavisch. Sie sagen damit, er sei ein Schlemihl – die Leute trampeln auf ihm herum. Das ist eine *Wahrnehmung*, die Sie da formulieren.

K: Ja. Dies hat einen großen Einfluß darauf, zu welcher Art von Männern ich mich hingezogen fühle. Ich konnte die Kerle nie ausstehen, die stets taten, was ich sagte. Ich sah zu, wie mein Vater das jahrelang tat, und ich bekam diesen Eindruck von ihm.

T: Sicher. Aber das ist eine Wahrnehmung. Worauf ich hinauswill, ist dies: Wenn Sie das Verhalten Ihres Vaters ganz *objektiv* beschreiben müßten, ohne Worte zu gebrauchen wie unterwürfig, die eher negativ oder pejorativ sind, wie würden Sie dann ganz objektiv beschreiben, was er tut?

K: Hm. Objektiv. Wenn meine Mutter Vater ohne einen gerechten Grund angreift, verteidigt er sich nicht und geht nicht zum Gegenangriff über.

T: Was *tut* er?

K: Er bleibt entweder ganz ruhig oder sagt ganz sanft: »Nun, nun, mein Liebes«, aber dann tut er, was sie von ihm verlangt.

T: Und wenn die Sache vorbei ist?

K: Es geht vorbei, aber dann folgt etwas Neues. Nicht nur einmal am Tag, sondern von dem Augenblick, wo Sie den Raum betreten, bis Sie sie wieder allein lassen. Es ist ein Sperrfeuer von Befehlen.

T: Und Ihr Vater läßt es ihr durchgehen, er fügt sich ihren Forderungen, aber er regt sich darüber auch nicht auf. Er kocht nicht innerlich. Er hat also seinen eigenen Weg gefunden, sich den Umständen anzupassen.

K: Ja.

T: Wir müssen da zwei Komponenten bei der Anpassung unterscheiden. (1) Was innerlich in ihm vorgeht, seine emotionale Erregung, und (2) was er äußerlich tut, wie er mit seinem Verhalten reagiert.

Der Therapeut hilft der Klientin, Verständnis für das Verhalten ihres Vaters zu gewinnen.

K: Gut.

T: Ich höre Sie sagen, daß vielleicht seine emotionale Reaktion in Ordnung ist. Seine offensichtliche Fähigkeit, sich über seine verrückte Frau nicht aufzuregen, ist etwas, daß Sie auch fertigbringen möchten. Sie mit stoischer Gelassenheit spinnen lassen.

K: Genau. Aber nicht dasselbe Verhalten an den Tage legen.

T: Richtig.

K: Denn ich finde, dieses Bild von mir ist unerfreulich. Ich zahle ihr einfach oft mit gleicher Münze heim. Wenn sie auf mir herumhackt, dann hacke ich zurück.

T: Vielleicht können wir, bevor wir aufhören, die Verhaltensweisen getrennt betrachten. Als eine Reihe von *Strategien*, die wir ausprobieren könnten. Der erste Schritt ist immer derselbe. Die Wut ist zu überwinden. Wenn Ihnen das erst gelingt, bekommen Sie möglicherweise die Probleme besser in den Griff. »Mal sehen. Ich kann einige Experimente machen. Ich kann versuchen, ihr zu widersprechen, und sehen, wie das funktioniert. Ich kann sie für besseres Verhalten belohnen und sehen, wie das funktioniert. Ich kann es wie mein Vater machen, den Mund halten und tun, was sie verlangt, und sehen, wie das funktioniert. Ich kann versuchen, sehr selbstsicher zu sein und ihr entgegenzutreten. Ich könnte ihr einen Vortrag halten. Ich könnte ihr Bücher geben.« Sie können verschiedene Strategien ausprobieren. Wenn eine Strategie nach einem ernsthaften Versuch nicht funktioniert, beenden Sie das Experiment und sagen: »Nun, das hat keinen Einfluß auf ihr Verhalten gehabt. Da werde ich etwas anderes versuchen.« Das sind alles Strategien, Strategien sind einfach bestimmte Verhaltensweisen.

K: Aber sie sind gut, denn sie geben mir ein gutes Gefühl. Ich könnte dieses oder jenes versuchen.

T: Ja, wie eine Wissenschaftlerin. Aber ein Wissenschaftler wird nie ein guter Wissenschaftler sein, wenn er verlangt, daß die Ergebnisse so ausfallen, wie er will!

Der Therapeut zeigt, weshalb die unelegante Lösung nicht gut wäre.

K: Ja.

T: Solange Sie *fordern*, daß Ihre Mutter ihr Verhalten ändert, werden Sie wütend auf sie sein.

K: Ja.

T: Der erste Schritt ist deshalb die Aufgabe der Forderung und die Aufgabe des Ärgers. Dann können Sie es mit Strategien und Experimenten versuchen. Das Beste ist also die Aufgabe der »Sollte«. Wenn Sie wirklich glauben, was Sie sagten, daß sie sich nicht ändern muß – sie wird sich vielleicht nie ändern . . .

K: Das stimmt. Sie wird sich ganz sicher nicht ändern!

T: Vielleicht nicht und vielleicht doch. Wir können's versuchen. Aber wenn Sie Ihre »Sollte« und Ihre *Forderungen*, daß sie sich ändert, aufgeben und etwas von der gelassenen Haltung Ihres Vaters übernehmen: So ist sie jetzt – es sieht nicht danach aus, als ob sie sich ändern wollte – sie ist nicht dazu motiviert, und wenn ich mich zurücklehne und verlange, daß sie sich ändert . . .«

Der Therapeut verwendet den Vater als rationales Modell.

K: Wenn Sie das sagen, dann sehe ich es! Ich kann es fühlen.

T: Dann können Sie sich vorstellen, daß es Ihnen gutgeht, wenn Sie sich einfach an diese Dinge erinnern und sie zwischen den Sitzungen zu sich sagen. Hier habe ich ein tolles Buch, Overcoming Frustration and Anger von *Paul Hauck*. Ein anderes hilfreiches Buch ist How to Live With – and Without Anger, von *Albert Ellis*. Wenn Sie das eine oder das andere lesen können, wird es das verstärken, was wir heute besprochen haben.

K: Ich fühle mich wirklich besser. Wirklich. Zuerst war alles ganz schrecklich – und jetzt, nun, sie ist einfach sie und fertig!

T: Bravo! Das ist großartig! Das ist der emotionale Beweis, daß die Disputation bei Ihnen funktioniert.

K: Ja.

T: Es wird allerdings gut sein, daß Sie sich alle Mühe geben, das Disputieren auch zwischen den Sitzungen nicht zu vergessen.

K: Ja.

T: Deshalb ist es gut, ein gutes Buch zur Hand zu haben.

Neuntes Kapitel
Therapeutische Strategien
Variationen für Fortgeschrittene

Aktiv-direktiver Therapiestil

RET-Therapeuten unterscheiden sich in ihrem Interaktionsstil mit Klienten untereinander sehr stark, aber als Gruppe trennt sie von anderen Schulen ihr *aktiv-direktiver* Stil. Weil es ihre Aufgabe ist, selbstschädigende Gedankenmuster ausfindig zu machen und in Frage zu stellen, achten RET-Therapeuten besonders aufmerksam auf spezifische Hinweise auf diese Gedanken. Schlüsselworte, Satzwendungen, Intonationen und nonverbale Aspekte im Verhalten des Klienten stellen solche Hinweise dar, und der Therapeut wird versuchen, diese nicht zu übersehen. Deswegen wird es ein RET-Therapeut sehr oft vermeiden, allgemeine offene Fragen zu stellen, die dem Klienten weitausholende Antworten erlauben, denen dann wiederum eine andere Frage des Therapeuten folgt. Statt dessen versucht der RET-Therapeut, direkte spezifische Fragen zu stellen, so daß die Interaktion stärker ein Dialog als ein Monolog des Klienten ist, wobei der Therapeut sehr sorgfältig die Worte und Konzepte verfolgt, die in den Antworten des Klienten auftauchen. Wir sehen den Therapeuten als eine Art Schäferhund, der den Klienten durch ein offenes Feld führt, das voller Ablenkungen ist, und ihn auf seinem Weg hält.

Sehr leicht kann der Therapeut in eine Falle gehen und seinen Klienten Ratschläge zu ihren Problemen geben oder zumindest den Anschein erwecken, daß er eine bestimmte Lösung empfiehlt. Es ist entscheidend, daß die Klienten erkennen, daß sie selber Optionen und Alternativen haben. Noch wichtiger ist es allerdings, den Klienten die Einsicht zu vermitteln, daß Brainstorming oder Problemlösungstechniken Fertigkeiten sind, die sie erlernen können, insbesondere wenn sie gesehen haben, wie sie sich selbst nicht mehr in Aufregung versetzen können. Dieses Konzept steht natürlich in einem Zusammenhang mit dem Ziel, den Klienten schließlich vom Therapeuten unabhängig zu machen. Dies wird ausführlicher in Kapitel 10 besprochen.

Ähnlich wird der Therapeut sorgfältig darauf achten, irrationale Behauptungen, die er aus dem Gespräch mit dem Klienten herausgehört hat oder welche laut RET-Theorie zu erwarten sind, nicht einfach als gegeben hinzustellen. Wenn der Therapeut sich dem Klienten gegenüber in dieser Richtung äußert, wird er dies zurückhaltend tun und die Vorstellungen zusammen mit dem Klienten verifizieren. So kann ein Therapeut etwa sagen: »Das hört sich an, als ob Sie sagen würden, Sie sollten X tun; habe ich das richtig gehört?«

Noch besser ist es, irrationale Überzeugungen hervorzulocken, indem man Leitfragen stellt, zum Beispiel:

Nicht: *Warum wurden Sie ärgerlich?*
Sondern: *Was sagten Sie sich selbst, um sich ärgerlich zu machen?*
Oder: *Wurden Sie ärgerlich, weil Sie sich selbst sagten: »Diese Schweine hätten mir das nicht antun dürfen«?*

Nicht: *Was haben Ihre Probleme mit Machtkämpfen zu tun?*
Sondern: *Was sagen Sie sich selbst, um sich aufzuregen, wenn Sie merken, daß Sie in einem Machtkampf befangen sind?*
Oder: *Regen Sie sich auf, weil Sie sich sagen, daß Sie gewinnen müssen?*

Nicht: *Also glauben Sie, daß er Sie lieben sollte?*
Sondern: *Was denken Sie darüber, daß er Sie nicht liebt?*
Oder: *Sagen Sie: »Es ist entsetzlich, daß er mich nicht liebt?«*

Statt einem Klienten Vorstellungen zu suggerieren (z. B.: »Sie stellen Forderungen«), versuchen Sie, ihn mit Hilfe von Fragen dahin zu führen, daß er seine Vorstellungen selber entdeckt, etwa: »Was sagen Sie zu sich selbst?« Fragen sind eher geeignet als Antworten, die Verantwortung für die Therapie wirklich dem Klienten zu übertragen.

Nicht: *Das ist nicht wahr!*
Sondern: *Wie wissen Sie, daß das wahr ist?*
Oder: *Welchen Beweis haben Sie, daß das wahr ist?*
Oder: *Was kann der Grund sein, daß Sie überzeugt davon sind, daß dies nicht stimmt?*

Vortrag kontra Sokratischer Dialog

An dieser Stelle wollen wir darauf hinweisen, daß es zwei verschiedene Wege gibt, RET-Grundsätze vorzustellen: (1) den Vortrag und (2) den Sokratischen Dialog. In einem Vortrag wird dem Klienten die Information darüber, was er tut, um seine eigene Störung zu verursachen, direkt vermittelt und mit Hilfe von Gleichnissen, Analogien und Metaphern verdeutlicht. Im Sokratischen Dialog verläßt sich der Therapeut stärker auf evokative Fragen, die den Klienten zu einer Einsicht oder zu einer angemessenen Schlußfolgerung führen sollten, ähnlich wie es der berühmte Philosoph tat. Allerdings ist diese zweite Methode langsamer und methodischer. Beide Techniken haben ihren pädagogischen Wert, aber der kluge Praktiker kennt auch ihre Grenzen.

Die Verwendung von Referaten ist bis zu einem gewissen Grad ratsam, weil dies der effizienteste Weg zur Vermittlung von Information ist. Kurzreferate können besonders in den ersten Sitzungen angebracht sein, um den Klienten mit einigen der grundlegendsten Prinzipien der RET vertraut zu machen. Auch bei Klienten mit niedrigem sozio-ökonomischen Status, die vom Therapeuten eine aktive Rolle erwarten, oder bei Klienten mit niedrigen intellektuellen Fähigkeiten oder Hirnverletzungen, die ein stärker strukturiertes Vorgehen verlangen, kann der Einsatz von Referaten sinnvoll sein. Diese Methode empfiehlt sich natürlich auch, wenn das Problem des Klienten von dessen Unwissenheit über ein bestimmtes Thema (z. B. bei einer Klientin, die sich für frigid hält, weil sie während des Geschlechtsverkehrs nicht zum Orgasmus kommt) herrührt. Allerdings ist Vorsicht geboten, wenn man sich für Kurzreferate entschließt. Denn was tut der Klient mit der Information, selbst wenn Sie einen ausgezeichneten Vortrag halten? Wahrscheinlich das, was die meisten Studenten tun: die Information in ein (geistiges) Notizbuch eintragen und zur Seite legen bis zur nächsten Prüfung – in diesem Fall bis zur nächsten Therapiesitzung. Verlieren Sie diese Gefahr nicht aus dem Auge und planen Sie kleine Prüfungen, ohne sie so zu nennen, innerhalb der Sitzungen, mit deren Hilfe Sie sich vergewissern, daß der Klient wirklich verstanden hat. Gehen Sie nicht zum nächsten Punkt über, bevor Sie nicht sicher sind, daß der Klient den vorangegangenen verstanden hat. Geben Sie auch auf das Verhalten bezogene Hausaufgaben, um sicherzugehen, daß der Klient das Material, das Sie ihm in einer Vorlesung angeboten haben, auch aktiv nützt (vergleiche Kapitel 11).

Der Sokratische Dialog hat seine eigenen Vorteile, ganz besonders als Hilfsmittel zum Lernen und Wiederholen. Jahrelange psychologische Untersuchungen zur Gedächtnisforschung haben gezeigt, daß ein Klient, der sich etwa mit Hilfe eines Sokratischen Dialogs bestimmte Kenntnisse selber vermittelt, diese besser im Gedächtnis behält, als wenn sie ihm in einem Vortrag mitgeteilt werden. Im zweiten Fall wird er die entsprechenden Kenntnisse zwar wiedererkennen, wenn er auf sie trifft, während er sie im ersten Fall aktiv reproduzieren kann. Während eine

Vorlesung oder ein Referat aus Monologen unterschiedlicher Länge besteht, ermöglicht die Sokratische Methode einen wirklichen Dialog. Zusätzlich kann der Klient den Inhalt in seinen eigenen Worten ausdrücken und sich auch in dieser Form wieder daran erinnern, was ein sicheres Behalten der Information garantiert. Beobachten Sie Ihr eigenes Verhalten, wenn Sie einem Referat zuhören. Was tun Sie? Nicht viel, nicht wahr? Sie sitzen stumm da, nicken vielleicht Zustimmung und machen sich gelegentlich Notizen. Das sind alles sehr passive Aktivitäten, und sie zeigen, daß es ratsam ist, Ihre therapeutischen Interventionen nicht allein auf diese Methode zu beschränken.

Jetzt hören Sie sich eine Sitzung an, in welcher Sie ein Referat gehalten haben. Versuchen Sie festzustellen, ob der Klient Ihre Ausführungen begriffen hat oder nicht. Was hätten Sie tun können, um dieses Verständnis zu testen?

Vergleichen Sie die folgenden zwei Präsentationen miteinander:

Vortrag:

Es scheint Sie sehr zu beschäftigen und Sie sind ängstlich, weil Ihre Mutter mit Ihnen nicht einverstanden ist. Lassen Sie mich kurz erklären, was Menschen dazu bringt, ängstlich zu sein. Die meisten Leute glauben, daß sie durch die Dinge, die ihnen geschehen, ängstlich gemacht werden. Sie sind der Überzeugung, daß ihre Ängstlichkeit durch die Mißbilligung ihrer Mutter verursacht wird. Wir aber sind der Meinung, daß das in Wirklichkeit nicht stimmt. Jemand erregt sich normalerweise über Dinge, weil er darüber in bestimmter Weise denkt. Wenn z. B. 100 verschiedene Leute dieselbe Mißbilligung von ihrer Mutter erfahren würden, dann würden nicht alle in derselben Weise empfinden. Einige würden glücklich sein oder erleichtert, daß ihre Mutter sich nicht um sie kümmert und sie in Ruhe läßt, andere würden sich schrecklich aufregen und sogar an Selbstmord denken, wieder andere würden ganz anders empfinden. Es ließe sich ein ganzes Spektrum verschiedener Reaktionen feststellen. Demnach ist das aktivierende Ereignis, wie wir das, was Ihre Mutter tut, nennen, nicht die Ursache all dieser unterschiedlichen Reaktionen. In Wirklichkeit ist es das, was Sie denken, Ihr Überzeugungssystem. Nun verursachen unterschiedliche Arten von Überzeugungen unterschiedliche Arten von Emotionen. Unlogische und irrationale Überzeugungen, welche die Dinge übertreiben, führen zu sehr gestörten Emotionen, während rationale logische Überzeugungen angemessenere und weniger gestörte Emotionen zur Folge haben.

Sokratischer Dialog:

T: Gut, ich verstehe, daß Sie ängstlich sind, wenn Ihre Mutter auf Ihnen herumhackt, oder wenn Sie daran denken, wie Ihre Mutter auf Ihnen herumhackt. Nun, woher kommt Ihrer Meinung nach diese Angst?

K: Natürlich von meiner Mutter. Wenn sie aufhören würde, auf mir herumzuhacken, dann würde ich mich nicht ängstlich fühlen!

T: Gut, es kann so aussehen, aber wenn Ihre Mutter auf mir herumhacken würde, würde ich mich nicht ängstlich fühlen. Wieso aber würde ich keine Angst empfinden, während Sie Angst empfinden?

K: Weil Sie nicht mir ihr leben müssen!

T: Nehmen wir einmal an, ich würde mit ihr zusammenleben. Ich würde mich trotzdem nicht ängstlich fühlen, was wäre denn der Unterschied?

K: Vielleicht bedeutet sie Ihnen nicht so viel, wie sie mir bedeutet.

T: Das könnte sein. Das Wort »Bedeutung« ist sehr wichtig, nicht wahr? Denn es ist die *Bedeutung*, die wir Situationen zumessen – in diesem Fall dem Verhalten Ihrer Mutter –, die zu unseren emotionalen Reaktionen führt. Was glauben Sie, welche Bedeutung Sie dem Verhalten Ihrer Mutter beimessen?

K: (Pause) Das ist eine schwierige Frage.

T: Aber ganz offensichtlich sagen Sie nicht: »Oh, das ist toll, daß sie sich so benimmt. Ich bin wirklich erfreut.« Oder?

K: Ach nein, keineswegs!

T: Was sagen Sie zu sich selbst?

K: Das ist überhaupt nicht toll! Es ist schrecklich, daß sie sich so benimmt!

T: Genau! Sie sagen, es ist entsetzlich oder schrecklich, daß sie sich so benimmt. Das nennen wir Schwarzmalerei, und es ist ein Beispiel einer irrationalen Vorstellung. Und irrationale Vorstellungen führen zu beunruhigenden dysfunktionalen Emotionen.

Hören Sie sich eines Ihrer neueren Therapiebänder an und achten Sie darauf, wer den größeren Teil des Gespräches bestreitet, Sie oder der Klient. Dozieren Sie zuviel? Sprechen Sie zuwenig? Was beabsichtigen Sie damit?

Nun greifen Sie sich einen bestimmten Klienten heraus, entscheiden Sie sich für einen spezifischen Therapiestil, entweder den Sokratischen Dialog oder das Referat, um einen Punkt zu verdeutlichen. Planen Sie Ihre nächste Sitzung und nehmen Sie sie auf. Später hören Sie sie sich wieder an, um zu sehen, ob Sie Ihre Ziele erreicht haben.

Wenn Sie vorwiegend dozieren, statt Fragen zu stellen, gehen Sie zwei größere Risiken ein. Einerseits können Sie in die Rolle des Experten schlüpfen, dem dann die Verantwortung aufgebürdet wird, z. B. die Ehe des Klienten zusammenzuhalten. So kann der dozierende Stil des Therapeuten Klienten überrumpeln, so daß sie unbedacht das Urteil des Therapeuten akzeptieren oder sich darauf verlassen, daß dieser ihre Probleme löst. Ein anderer Nachteil besteht darin, daß Sie Behauptungen über irrationale Ideen des Klienten aufstellen, die dieser bestreitet oder in Frage stellt, selbst wenn Ihre Behauptung durchaus korrekt ist. Normalerweise eignen sich Fragen besser dazu, vom Klienten Material zu

bekommen und ihm zu helfen, wie er lernen kann, sich selbst zu helfen.
Um mit dem Sokratischen Dialog umgehen zu können, ist es wichtig zu
lernen, wie man gute Fragen stellt.

Die Form der Fragen

Die Form der Fragen ist wichtig, und ein verbreiteter Irrtum, der von
Anfängern in der RET gemacht wird, besteht darin, zu viele Fragen zu
stellen, die mit »warum« beginnen. Warum-Fragen lassen sich schwer
beantworten. Die Antworten sind oft redundant und wiederholen meistens
nur, warum der Patient in die Therapie kam. Beispiele:

Nicht: *Warum sind Sie ängstlich?*
Sondern: *Was, denken Sie, macht Sie ängstlich?*
Oder: *Sind Sie sich der Tatsache bewußt, daß Sie Ihre Angst*
          kontrollieren können?

Als einem brauchbaren Ersatz für das Warum kann der Therapeut stets
zum »Wie« greifen.

Hypothetische Fragen sind ebenso ein sehr hilfreiches Mittel. Einen
Patienten, der sich vor bestimmten Ereignissen im Leben fürchtet, kann
der Therapeut z. B. fragen: »Was würden Sie tun, wenn Sie morgen früh
aufwachen würden und verheiratet wären (oder Ihren Job verloren hätten,
usw.)?« Diese auf die Zukunft gerichteten Fragen können nicht nur dazu
helfen, kognitive Muster zu erhalten, sondern sie können auch direkt dazu
führen, das Vermeidungsverhalten des Klienten vor gefürchteten
Ereignissen zu vermindern. Ein anderes Beispiel handelt von einem
depressiven Patienten, der unter Kopfschmerzen leidet:

T: Nehmen wir an, Sie gehen heute zu einem Neurologen, und er gibt Ihnen eine
   Wunderdroge, die Ihre Kopfschmerzen verschwinden läßt. Morgen früh wachen
   Sie auf, und Sie haben keine Kopfschmerzen mehr. Wie würde das Ihr Leben
   ändern? Wie würden Sie damit fertigwerden?

Solche Fragen können auch zum Löschen bestimmter Reaktionen
dienen. Sie ähneln darin den Items am unteren Ende einer Desensibilisie-
rungshierarchie, d. h., Patienten, die ein bestimmtes Thema oder
Unternehmen in ihrem konkreten Leben vermeiden, stellen sich ihm auf
einer verbalen Stufe, die weniger angsterregend ist, als wenn sie sich mit
direkteren Verhaltensweisen damit auseinandersetzen müßten.

Machen Sie eine Übung, welche Garcia bei vielen Supervisionen
durchgeführt hat: Versuchen Sie eine ganze Therapiesitzung nur mit Fragen

zu bestreiten, und vermeiden Sie jede deklarative Äußerung. Nehmen Sie die Sitzung auf, und prüfen Sie, wie nahe Sie diesem Ziel gekommen sind. Beachten Sie, daß wir Ihnen nicht empfehlen, die ganze Therapie nur mit Hilfe von Fragen zu bestreiten. Zu viele Fragen können Anlaß für Irritationen sein, wenn ein Klient glaubt, Sie hätten etwas zu sagen und würden um den heißen Brei herumstreichen, statt es direkt zu sagen. Diese Übung soll bloß dazu dienen, die Technik des Fragens in Ihrem Repertoire zu verankern.

Einfädelnde Fragen

Um Monologe des Klienten, welche das Thema nur am Rande berühren, zu unterbrechen oder um einen Schwall unnötiger Informationen zurückzuhalten, ist es hilfreich, Fragen sorgfältig in die Rede des Klienten einzufädeln. Stellen Sie die nächste Frage, sobald der Klient die vorangegangene beantwortet hat, selbst wenn das heißt, daß Sie den Redefluß des Klienten unterbrechen müssen. Es ist schwierig, den Dialog zu leiten, wenn der Therapeut nicht willens ist, sich selbstsicher zu benehmen.

Achten Sie darauf, daß Ihr Klient Ihre Fragen beantwortet. Wenn er oder sie eine Frage nicht beantwortet, kann dies wertvolle diagnostische Informationen liefern. Warum beantworten Klienten Fragen nicht? Vielleicht (1) haben sie nicht aufgepaßt; (2) sie haben Ihre Frage nicht verstanden oder sie haben sie mißverstanden; (3) wenn sie sie nicht verstanden haben, sind sie vielleicht zuwenig selbstsicher gewesen, um nachzufragen; (4) ihr Verhalten kann vom Wunsch bestimmt sein, ein schmerzliches Thema nicht zu berühren; (5) sie beherrschen vielleicht die Gabe der Konversation nicht; oder (6) ihr Denken ist schlecht trainiert und sie denken gewöhnlich unlogisch oder nicht zur Sache.

Es hat einen therapeutischen Sinn, eine Frage zu wiederholen. Das lehrt einen Klienten Fertigkeiten, die ihm offenbar fehlen, und hilft ihm, seine Aufmerksamkeit zu konzentrieren oder angsterregenden Situationen ins Auge zu sehen. Eine Antwortverweigerung zu ignorieren verstärkt bloß die Pathologie. Wenn Klienten wiederholt auf Fragen keine Antworten geben, besteht eine hilfreiche Methode darin, ihre herumschweifenden Gedanken zu unterbrechen und sie zu fragen, ob sie sich an die Frage erinnern. Dann fragen Sie, welche Beziehung ihre Antwort dazu hat. Dies wird Sie mit Informationen darüber versehen, ob es sich um mangelnde Aufmerksamkeit, Vermeidungsverhalten oder das Fehlen sozialer Fertigkeiten handelt.

Manche Anfänger fühlen sich unwohl, wenn sie die Abschweifungen eines Klienten unterbrechen und eine unbeantwortete Frage wiederholen sollen. Sie wenden ein, daß es unhöflich sei, den Klienten wieder zur Sache zu bringen, und machen sich Sorgen, daß dieser beleidigt oder sogar verletzt sein könnte. Vielleicht hilft es, sich daran zu erinnern, daß der Klient es ist, der unhöflich ist, wenn er Ihre Fragen ignoriert. Auch haben die meisten Klienten nichts dagegen einzuwenden, wenn man sie wieder auf das Thema zurückführt, und für diejenigen, die sich beleidigt fühlen, kann der Sinn dieses Vorgehens ausführlich erklärt werden. Wichtig ist es einzusehen, daß eine Therapie keine soziale Interaktion ist. Wenn man nur ungefähr 45 Minuten Zeit hat, um an einem Problem zu arbeiten, dann ist es nicht mehr als billig, beim Thema zu bleiben.

Eine andere Gelegenheit, Ihre Frage zu wiederholen, ergibt sich dann, wenn Sie die Antwort des Klienten nicht verstehen. (Z. B.: »Ich bin mir nicht sicher, ob ich Ihnen hier folge; könnten Sie das noch einmal erklären?«) In der direktiven Therapie ist es wichtig, daß Klient und Therapeut einander verstehen. Wenn Sie den Klienten nicht verstehen, kann ihm Ihr Schweigen das Gegenteil vermitteln. Später wäre der Klient ärgerlich, wenn es herauskäme, daß Sie ihn nicht verstanden haben. Sie vergeuden damit also wertvolle und teure Zeit, wenn Sie dem Klienten erlauben weiterzufahren, wenn Sie sich über die Botschaft nicht klar sind. Noch einmal, unsere Erfahrungen haben uns gezeigt, daß die meisten Klienten sich nicht beleidigt fühlen, wenn Fragen wiederholt werden, um eine Klärung zu erzielen, sondern daß sie im Gegenteil den Therapeuten viel positiver wahrnehmen, weil er sich ehrlich benimmt. Beide Teile ziehen Nutzen aus einer effektiven Kommunikation.

Auf das Problem konzentriert bleiben

Zu den wichtigsten und oft schwierigsten Aufgaben des Therapeuten gehört es, beim Thema zu bleiben. Manche Therapeuten sind der Meinung, daß Abschweifungen im Gespräch ein Zeichen pathologischen Widerstands sind. Dies kann gelegentlich der Fall sein, es ist aber wahrscheinlicher, daß Ihr Klient ganz einfach sein normales soziales Verhalten an den Tag legt. Um sich diesen Punkt vor Augen zu führen, vergegenwärtigen Sie sich einige Gespräche in sozialen Situationen und achten Sie darauf, wie viele verschiedene Themen innerhalb von 20 Minuten angesprochen werden. In der Therapie allerdings ist eine solche Abschweifung unangebracht.

Sie erhöhen die Konzentration auf ein bestimmtes Thema, wenn Sie pro Sitzung nicht zu viele ABC's aufgreifen. Es ist besser, einen einzigen Problembereich herauszugreifen und sich darauf zu konzentrieren, bis zur

Disputation oder bis irgendein Abschluß erreicht ist, bevor Sie weitergehen.

Den Klienten bei der Sache zu halten hat zusätzliche Vorteile. Wenn der Klient gern abschweift, verstärkt der Therapeut dieses Verhalten nicht noch und kann dem Klienten auch wichtiges Feedback über sein Problem des Abschweifens vermitteln. Konfrontieren Sie den Klienten echt und empathisch damit; z. B:

> T: Ich bin verwirrt. Sie haben angefangen, über X zu reden, und Sie sind zu Y übergegangen. Was ist die Beziehung zwischen den beiden? (Oder: Über welches der beiden Themen möchten Sie sprechen?)

Die Fähigkeit, sich an einem Gespräch über ein bestimmtes Thema zu beteiligen und über längere Zeit dabei zu bleiben, ist zudem eine vordringliche Fähigkeit, die für die Wirksamkeit der Psychotherapie nötig ist. Wenn diese Fähigkeit schwach ist oder gar ganz fehlt, wird der Therapeut unter Umständen ein Aufmerksamkeitstraining mit seinem Klienten machen müssen. Dieses Problem ist verwandt mit der Arbeit mit einem überaktiven Kind. Sie werden nichts erreichen, bevor Sie das Kind nicht dazu gebracht haben, bei einer Aufgabe zu bleiben. Die folgenden Techniken können zur Durchführung dieses Trainings von Nutzen sein:

1. Hören Sie sich Aufnahmen von Therapiesitzungen mit Klienten an, damit Sie Ihre Fähigkeit trainieren, auf Abschweifungen aufmerksam zu werden.

2. Lassen Sie Ihren Klienten dasselbe tun, damit er lernt, ein Problemverhalten festzustellen.

3. Sie können das Gespräch sehr stark strukturieren und damit die Diskussion auf einige wenige Punkte begrenzen.

4. Verwenden Sie Methoden des Verhaltenstrainings einschließlich der Belohnung für Verbleiben beim Thema und Bestrafung für Abschweifungen. Z. B. können Sie einem Klienten sagen:»Prima, Sie haben Ihr Problem sehr gut dargestellt. Sehr gut, wie Sie beim Thema geblieben sind; das hilft uns.« Andererseits können Sie darauf hinweisen:»Sie wissen, Sie haben den Faden verloren, und ich kann den Zusammenhang wirklich nicht mehr sehen. Erklären Sie mir das noch einmal!« Wie beim Verhaltenstraining empfehlen wir, das Schwergewicht auf Belohnung zu legen.

Ein solches Vorgehen teilweise oder ganz durchzuhalten wird nicht leicht sein und Wachsamkeit und strikte Selbstbeobachtung des Therapeuten verlangen.

Nehmen wir aber an, der Klient kommt in die Sitzung mit der offenkundigen Absicht, die Führung an sich zu reißen mit einem Thema, von dem Sie glauben, daß es nicht zur Sache gehört und nicht so wichtig ist wie ein anderes ungelöstes Problem. Was sollen Sie tun? Als erstes können Sie sich selber erlauben, die Leitung der Sitzung in die Hand zu nehmen, da Sie annehmen dürfen, daß Sie sich mit der Therapie am besten auskennen. Aber wie können Sie das Heft wieder in die Hand bekommen? Eine Technik besteht darin, den Klienten an die Ziele dieser Sitzung zu erinnern und das *Premack*-Prinzip* anzuwenden. Zum Beispiel:

T: Sie können am Ende der Sitzung über Ihre Wurzelbehandlung sprechen; wir werden Zeit dafür vorsehen. Zuerst habe ich aber einige wichtige Punkte im Zusammenhang mit Ihrer Ehe mit Ihnen zu besprechen.

Eine andere Möglichkeit, die zumindest den Abschweifungen des Klienten Grenzen setzt, ist die folgende:

T: Ihre Wurzelbehandlung scheint sehr wichtig zu sein für Sie. Besprechen wir also die ersten fünf Minuten lang Ihre Probleme mit den Zähnen, und dann wollen wir die nächsten 40 Minuten meinem Thema widmen, nämlich Ihrer Ehe.

An diesem Punkt können Sie den Klienten fragen, wie er Ihre Intervention findet. Wenn er wütend ist, kann es hilfreich sein, ihn zu fragen, ob er auch in ähnlichen anderen Situationen Ärger empfunden habe, ein Punkt, der vielleicht eine Beziehung zum hauptsächlichen therapeutischen Problem haben kann.

Wenn Sie fühlen, daß das neue Thema des Klienten ein Abweichungsmanöver darstellt, können Sie den Klienten wie folgt damit konfrontieren:

T: Ich habe das Empfinden, daß Sie sich vor irgend etwas fürchten.

Noch direkter können Sie den Klienten fragen, wie dieses Thema mit dem zusammenhängt, dem er ausweicht:

T: Was hat Ihre Wurzelbehandlung mit den Problemen in Ihrer Ehe zu tun?

Schließlich können Sie dem Klienten auch Ihre Interpretation seines Verhaltens mitteilen.

T: Es hat den Anschein, daß Sie Woche für Woche mit einer ganzen Liste von Themen hier erscheinen, die uns vom ursprünglichen Problem wegführen, von Ihrer Ehe! Mir scheint, daß Sie versuchen, diesem Problem auszuweichen. Wovor könnten Sie Ihrer Meinung nach Angst haben?

Wenn der Klient hartnäckig bei seinem Verhalten bleibt, können auch härtere Maßnahmen notwendig sein. Sie können den Klienten etwa unterbrechen mit dem Einwurf: »Seien Sie mal kurz still!« Bei schwierigen

---

* Das *Premack*-Prinzip besagt, daß ein sehr wahrscheinliches Verhalten mit einem wenig wahrscheinlichem Verhalten gekoppelt wird, damit die Häufigkeit des letzteren zunimmt.

Klienten muß der Therapeut vielleicht Zuflucht nehmen zu Fragen, die nur Ja-Nein-Antworten erlauben. Wenn Sie merken, daß Sie das Hauptproblem schon aus den Augen verloren haben und das Gespräch weit davon abgekommen ist, können Sie unterbrechen und sich selbst zwei Fragen stellen: Was ist, mit wenigen Worten gesagt, das Hauptproblem des Patienten? Welches sind die hauptsächlichen irrationalen Überzeugungen? Eine andere hilfreiche Taktik, Klienten bei der Sache zu halten, besteht darin, sie nach spezifischen Beispielen für ihr Hauptproblem zu fragen.

Redundanz

Die Therapie verlangt wie ein Unterricht oft ein gewisses Maß an Redundanz. Sie werden mit dem Klienten immer wieder rational-emotive Konzepte durchgehen müssen, selbst wenn Sie den Eindruck haben, daß sie wie eine Schallplatte sich anhören, die einen Sprung hat. Es gibt in der RET-Philosophie Punkte, die ein Patient sich nur schwer zu eigen machen kann. Wiederholung ist deshalb sehr wichtig. Vergessen Sie nicht, daß Sie den Klienten als Modell dienen für eine Reihe von Fertigkeiten: Aufmerksam-Werden auf Schlüsselworte, Hören auf das innere Selbstgespräch usw. Bei den meisten Klienten werden Sie immer wieder auf diese Fertigkeiten zurückkommen müssen. Besonders in der Disputationsphase möchten Sie vielleicht nicht immer und immer wieder dasselbe wiederholen. Es ist interessant zu sehen, wie *Ellis* selbst es fertiggebracht hat, in den vielen Jahren, in denen er die RET praktizierte, unzähligen Patienten immer wieder dieselben Botschaften zu vermitteln. Wenn man *Ellis* zuhört, dann merkt man, worauf es ankommt. Es ist die dramatische Variierung in Stimme und Ton, die dazu beiträgt, das Interesse und die Spannung sowohl des Therapeuten wie des Klienten wachzuhalten. Bei der Disputation (Sie haben es in Kapitel 6 und 7 gesehen) haben Sie viele Möglichkeiten, die Art Ihrer Sätze zu variieren, obwohl Sie im Grunde nichts anderes tun, als dem Patienten beizubringen, sich stets dieselben Fragen zu stellen. (Z. B.: »Wo liegt der Beweis?« »Wieso ist das schrecklich?« »Wer sagt, daß Sie müssen . . .?«)

Der Sprachstil

Natürlich müssen Sie Ihre Sprechweise dem Bildungsstand Ihrer Klienten anpassen. Nehmen Sie z. B. den Fall einer jungen Frau, die eben mit ihrem

Universitätsstudium begonnen hat und einer Studentinnenverbindung beitreten möchte. Sie klagt über ihre Scheu, erklärt, daß sie z. B. Angst davor hat, auf die älteren und besser gekleideten jungen Frauen zuzugehen und ein Gespräch anzufangen. Für Sie tönt es so, als ob sie die Menschen katalogisiert und eingeordnet und sich selbst am Ende einer imaginären Hierarchie eingeordnet hätte. Ihre Weltanschauung scheint zu sein: »Manche Menschen sind besser als andere«, was in ihrem Überzeugungssystem zum Ausdruck kommt: »Ich sollte so gut wie die sein! Wenn sie mich nicht akzeptieren, beweist das, daß ich es nicht bin, und das wäre entsetzlich!« Bei solch einer Klientin ist es vielleicht nicht sehr sinnvoll, sich in Diskussionen über »irrationale Überzeugungen« oder »philosophische Grundhaltungen« einzulassen. Es ist vielleicht hilfreicher, wenn Sie hier direkt und informell vorgehen. Deshalb könnte die erste Frage etwa lauten: »Was glauben Sie, daß die andern tun würden, wenn Sie auf sie zugingen?«

Oft wird die Frage gestellt, ob es nötig sei, den Jargon von *Ellis* zu benutzen (z. B.: »Sollte«, »muß«, »entsetzlich« usw.). Doch gerade *Ellis* hat darauf hingewiesen, daß Klienten ihre privaten irrationalen Überzeugungen in ihrer eigenen unverwechselbaren Sprache zum Ausdruck bringen. Zusätzlich haben heute auch die verschiedenen Altersstufen und Generationen ihre ganz spezifische Sprache und ihren ganz spezifischen Jargon. Warten Sie also nicht darauf, bis Ihr Klient sagt: »Es ist entsetzlich.« Er hat vielleicht schon längst mit seinen eigenen andern Worten gesagt. Es ist deshalb vorzuziehen, sich der Sprache des Klienten anzupassen, wenn immer es möglich ist. Wenn allerdings ein Klient schon Bücher über RET gelesen hat und die entsprechende Terminologie verwendet, dann kann sich der Therapeut auch dem anpassen.

Der Gebrauch der Vulgärsprache

Ellis selber ist bekannt für seine ungeschminkte Ausdrucksweise. Manche RET-Therapeuten meinen, sie müßten es ihm in dieser Hinsicht gleichtun. Manchmal kann man Anfänger in der RET von fortgeschrittenen Therapeuten daran unterscheiden, daß erstere eine besondere Vorliebe für die Fäkalsprache zu haben scheinen. Es ist allerdings nicht einzusehen, daß man sich auch ohne Abstriche an Konzept und Methode der RET nicht auch einer zivilisierten Sprache bedienen kann, wenn man z. B. selbstherabsetzendes Verhalten eines Klienten kurz und treffend beschreiben will. Bezeichnungen wie »Niete«, »Laus«, »Wurm«, oder Wendungen wie »sich zur Schnecke machen« dienen dem Zweck genauso. Hier hängt es von Ihrem eigenen Urteilsvermögen ab, welche Terminologie dem jeweiligen Klienten am besten entspricht.

Ellis ist wegen seiner saloppen Ausdrucksweise oft kritisiert worden und hat sein Vorgehen deswegen öffentlich gerechtfertigt. Er meint, daß die meisten Leute ihre schwarzseherischen Vorstellungen für sich selbst in sehr derbe Worte und Wendungen kleiden, wenn sie diese auch in einem Gespräch selten verwenden. Manchmal glauben sogar sehr zurückhaltende Personen, daß sich eine derbe Ausdrucksweise am besten dazu eignet, ernsthafte Widrigkeiten ihres Lebens anschaulich zu beschreiben. Derlei Wendungen lösen Blockierungen und haben eine starke emotionale und motivierende Qualität.

Achten Sie auf Ihre eigenen stillen Monologe, wenn Sie sich das nächste Mal zu einem Termin verspätet haben und entdecken, daß Ihr Reifen ohne Luft ist.

Der Gebrauch einer burschikosen Sprechweise kann auch dem Aufbau der Beziehung zwischen Therapeut und Klient dienen. Es mag seltsam klingen, daß Klienten einen Therapeuten mögen, der flucht, aber Sie müssen bedenken, daß die meisten Menschen sich nur innerhalb eines engsten Kreises von Gleichgesinnten einer freieren Ausdrucksweise bedienen. Man bedient sich nur im Umgang mit solchen Menschen einer informellen Ausdrucksweise, bei denen man sich entspannen kann und vor denen man nicht auf der Hut sein muß. Es ist eine Beobachtung, die von vielen Therapeuten gemacht wird, daß sich ihre Klienten freier fühlen, sobald sie selbst sich größere Freiheiten in ihrer Ausdrucksweise erlauben und so dem Klienten die Möglichkeit geben, dasselbe zu tun.

Als Beweis dafür, daß eine derbe Ausdruckweise dem Aufbau einer Beziehung förderlich sein kann, achten Sie auf Ihre eigenen Worte und prüfen Sie, im Umgang mit welchen Menschen Sie sich die größten Freiheiten in Ihrer Sprechweise erlauben.

Allerdings empfiehlt sich ein differenzierter Umgang mit dieser Art der Kommunikation. Am besten verwendet man derbe oder vulgäre Ausdrücke im Zusammenhang mit den irrationalen Überzeugungen eines Klienten, um dessen Selbstherabsetzung zu charakterisieren (»Sie hören sich an, als ob Sie denken würden, Sie seien der letzte Dreck!«). Sie mögen sich auch ganz gut eignen, um bestimmte wichtige Punkte drastisch hervorzustreichen. Es ist allerdings nicht zu vergessen, daß eine solche Sprache sich nie gegen den Klienten selbst richtet.

Der Tonfall

Ein weiterer wichtiger Aspekt, auf den der Therapeut achten wird, ist der Tonfall seiner Stimme. Ohne es zu wollen, gibt der Sprecher dadurch viel über seine Einstellungen preis. Der Therapeut wird ganz besonders bemüht sein, nicht auf diese Weise Entsetzen oder irgendwelche Werturteile zu vermitteln. Nehmen wir an, ein junger Klient spricht mit dem Therapeuten über seine Schuldgefühle, weil er seine Eltern nicht so oft besucht, wie diese es wünschen würden. Ein unvorsichtiger Therapeut könnte darauf erwidern: »Sie besuchen Ihre Eltern nur *einmal pro Woche?*« oder »Sie besuchen sie nicht *regelmäßig?*« Die Untertöne in der Stimme des Therapeuten können einen großen Einfluß darauf haben, wie der Klient auf solche Fragen antwortet.

Umgekehrt können Stimmfall und Intonation auch dazu verwendet werden, dem Klienten den Unterschied zwischen rationalen und irrationalen Überzeugungen zu vermitteln. Wenn Sie *Ellis* auf einer Kassette oder ›in vivo‹ zuhören, werden Sie bemerken, daß er seine Stimme bewußt zur Klärung einsetzt. Immer wenn er eines der Worte ausspricht, die irrationale Konzepte widerspiegeln (z. B.: »schrecklich«, »entsetzlich«, »sollte« oder »muß«), fällt seine Stimme in eine tiefere Tonlage, er dehnt das Wort, wird lauter und gibt dem Wort einen düsteren, dramatischen Klang. Z. B.: » . . . und es ist schreeecklich, daß er mich nicht mag!« Wenn er dann das »schrecklich« in ein »unangenehm« oder das »Bedürfnis« in einem »Wunsch« ändert, spricht *Ellis* diese Worte, die nun ein rationales Konzept widerspiegeln, wieder in einer ganz anderen Weise aus. Er spricht das Schlüsselwort langsam und deutlich aus und steigt sowohl im Tonfall wie in der Lautstärke. So werden verschiedene auditorische Stimuli mit verschiedenen Konzepten assoziiert, damit sie besser hervorstechen und hoffentlich auch besser erinnert werden. *Howard Kassinove* von der Hofstra Universität ermuntert seine Studenten nachdrücklich, diesen Stil von *Ellis* nachzuahmen. Er weist darauf hin, daß Abwechslung im Sprechstil in jeder therapeutischen Begegnung sehr wichtig ist. Eine bedeutsame Veränderung von Tonfärbung und Lautstärke kann die Wahrscheinlichkeit erhöhen, daß der Klient aufmerksam wird und vom Therapeuten lernt.

Die Aufmerksamkeit eines Klienten zu gewinnen ist entscheidend, wenn der Therapeut einen wichtigen Punkt herausstreichen will. Achten Sie auf Ihren typischen Sprechstil. Wenn Sie schnell und laut sprechen und etwas Wichtiges hervorstreichen wollen, senken Sie Ihre Stimme merklich und werden Sie langsamer. Wenn Sie eher zurückhaltend sprechen, werden Sie die Aufmerksamkeit des Klienten dadurch gewinnen, daß Sie lauter und schneller werden. Mit anderen Worten, lernen Sie Ihren eigenen Sprechstil kennen und seien Sie dafür gewappnet, die Gänge zu wechseln, wenn es angebracht ist.

Eine weitere Technik, um den Klienten auf einen wichtigen Inhalt in Ihrer Rede aufmerksam zu machen, besteht darin, daß Sie Ihre Worte besonders wählen und durch Gesten unterstreichen. Wie im Selbstsicherheitstraining sind auch hier Sich-Vorbeugen, Den-Klienten-am-Arm-Fassen und Für-einen-guten-Augenkontakt-Sorgen wirksame, nonverbale Hilfsmittel, um die Aufmerksamkeit des Partners zu gewinnen. Zusätzlich können Sie noch durch besondere Wortwahl die Bedeutung dessen unterstreichen, was folgt, z. B.:

T: Ich werde jetzt etwas sehr Riskantes tun und Ihnen etwas sagen, das sich die meisten nicht zu sagen getrauten . . .

Oder:

T: Dieses ist ein wirklich wichtiger Punkt. Achten Sie aufmerksam auf das, was ich Ihnen jetzt sagen werde . . .

Wenn Klienten die Gewohnheit haben, Sie zu unterbrechen, lassen Sie sich von ihnen versprechen, daß sie Sie während fünf Minuten nicht unterbrechen. Nageln Sie sie auf diese Übereinkunft fest.

Schweigepausen

Auch Schweigen kann kommunikativ sein. Wenn Sie schweigen, kann Ihr Verhalten als Übereinstimmung mit dem Klienten ausgelegt werden. Wenn der Klient das Problem aus dem Blick verliert und sich in langatmigen Geschichten ergeht, kann ihm Ihr Schweigen anzeigen, daß das, was er tut, einen Sinn ergibt und er konstruktive Arbeit leistet, oder daß Sie seiner Geschichte folgen.

Ähnlich können auch inkonsequente Schweigepausen des Therapeuten wenig hilfreich sein. Nehmen wir einen depressiven Klienten, der häufig Bemerkungen wie die folgenden macht: »Mit mir wird es nie besser werden.« Wenn nun der Therapeut auf diese Bemerkung hin einmal mit Schweigen reagiert und dann wieder nicht, wirkt dies als intermittierende Verstärkung, die sich dadurch im kognitiven System des Klienten festsetzt. Viel besser wäre es, dieser Bemerkung entschieden entgegenzutreten und sie zu diskutieren, oder sie spiegelnd rational umzuformen. (Z. B.: »Es hört sich an, als ob Sie sagen würden, für Sie sei es schwer, sich zu ändern.«)

Es kommt uns darauf an zu zeigen, daß auch Schweigen eine Mitteilung bedeutet. Das Problem besteht darin, daß wir nicht immer wissen, was wir mitgeteilt haben. Klienten können unser Schweigen als Mißbilligung, Indifferenz oder Zustimmung interpretieren. Es ist deshalb klug zu prüfen, wie ein Klient Ihr Schweigen auffaßt, und jede Fehlwahrnehmung, die Sie entdecken, zu korrigieren.

Einige weitere Bemerkungen

Im Abschnitt zuvor haben wir verschiedene stilistische Variationen bei der Durchführung der RET besprochen. Es ist gut, wenn Sie mit allen umgehen können. Brauchen Sie verschiedene Variationen, und wechseln Sie den Gang, wenn Ihnen Ihr klinisches Urteil dazu rät. Wichtig ist nicht, sich möglichst rigide zu verhalten, etwa stets schnell zu reden, stets langsam zu reden, immer dieselbe Intonation einzuhalten, stets lustig oder schlagfertig zu sein, immer darauf zu achten, daß keine Pausen entstehen, usw. Wenn Sie stets am selben Verhalten festhalten, kann dies für den Klienten wenig produktiv und für Sie sehr langweilig werden. Ihr Kommunikationsstil ist eines Ihrer Werkzeuge, und es wäre dumm, stets bei einer Variante zu verbleiben. Ähnlich wie ein Chirurg, der unabhängig von den Beschwerden einer Patientin stets eine Unterleibsoperation durchführt, oder einem Arzt, der in jedem Fall dasselbe Medikament verschreibt.

Diese Empfehlung ergibt sich auch aus der RET-Philosophie, die besagt, daß es keine absoluten Gebote und damit auch keine absoluten Vorschriften in der Psychotherapie gibt. (Selbst die Überzeugung, daß nichts absolut sein kann, was nicht eine RET-Auffassung ist, ist dogmatisch und absolutistisch.) Es folgen hier einige Dogmen aus anderen Bereichen der therapeutischen Praxis:

In einer Ehetherapie darf es keine Geheimnisse geben.

Bei der Familientherapie müsssen alle Familienmitglieder bei jeder Sitzung anwesend sein.

In der Sexualtherapie wird immer eine vollständige Anamnese der Sexualität erhoben.

Die Übertragung muß immer analysiert werden.

Wenn auch bestimmte therapeutische Techniken und Methoden häufig den Fortschritt eines Klienten beschleunigen, kann man nur wiederholen, was *Ellis* schon 1962 festgestellt hat: es scheint für die Veränderung der Persönlichkeit keine absolut gültigen Erfordernisse zu geben, nicht einmal rationales Denken ist ein solches Erfordernis.

Rigidität bei anderen Verhaltensweisen des Therapeuten

Eine Therapiesitzung dauert normalerweise zwischen 45 und 50 Minuten, aber diese Länge ist keine heilige Kuh. Es kann für Sie vorteilhaft sein, die Länge der Sitzung zu ändern und eine individuelle Lösung zu finden. Manche Klienten brauchen z. B. eine Doppelsitzung. Vielleicht stehen so viele drängende Themen zur Diskussion an, oder ein Klient wird in seinem kognitiven Prozeß immer wieder unterbrochen, wenn er eine Sitzung abbrechen muß, bevor er eine philosophische Disputation wirklich abschließend verstanden hat. Auf der andern Seite kann es Klienten geben, die es nicht fertigbringen, eine 50-Minuten-Sitzung durchzuhalten. Die Therapie ist vielleicht die erste Gelgenheit in ihrem Leben, die so etwas von ihnen verlangt. Für solche Klienten kann eine allmähliche Verlängerung der Sitzungsdauer wünschenswert sein, bevor Sie eine volle Therapiestunde von 45 oder 50 Minuten mit ihnen arbeiten können. Wenn Sie an einer festen Zeitdauer für Ihre Sitzungen festhalten, werden Sie vielleicht nur einen Teil davon für die intellektuelle Arbeit verwenden, den Rest aber vielleicht für ein Entspannungstraining oder andere Übungen.

Unsere Erfahrungen mit kürzeren Sitzungen haben gezeigt, daß die Dauer, die wir für die Diskussion der entscheidenden Themen verwandt haben, dieselbe blieb, während sich die Zeit, die auf die Vermeidung von bestimmten Fragen oder auf die Diskussion unwichtiger Punkte verwandt wurde, sich vermindert hat. Nicht nur der Klient, auch der Therapeut ist sich dann der begrenzten Zeit deutlicher bewußt und deshalb auch der Wichtigkeit, sich knapp und zur Sache zu äußern. Wir haben festgestellt, daß wir in kürzeren Sitzungen direktiver, aktiver und mehr auf Konfrontation aus sind und uns nicht so leicht ablenken lassen.

Experimentieren Sie mit Sitzungen unterschiedlicher Zeitdauer, um herauszufinden, was für Sie und für Ihre Klienten am hilfreichsten ist. Es kann Therapeuten geben, die in Wirklichkeit überaktive erwachsene Kinder sind und unfähig, ihre Aufmerksamkeit länger als 30 Minuten auf einen Punkt zu richten. Wenn Sie Ihre und Ihres Klienten Grenzen erkennen, können beide Teile nur davon profitieren.

Auch bei der Sitzordnung gibt es keinen Grund, unbesehen immer an derselben Variante festzuhalten. So ist es z. B. nicht nötig, daß Sie immer auf demselben Stuhl sitzen oder der Klient immer Ihnen gegenüber auf dem Sofa. Tatsächlich scheint es keinen therapeutischen Grund zu geben, weshalb jede Sitzung im selben Raum stattfinden müßte. Manchmal können Sitzungen außerhalb der Praxis des Therapeuten die effektivsten sein. So kann es z. B. bei der Behandlung von Klienten mit sozialen Ängsten oder Agoraphobie sehr hilfreich sein, wenn man mit ihnen jene Situation aufsucht, in denen sie tatsächlich Angst erleben, und ihre irrationalen Vorstellungen disputiert, wenn sie sich einstellen. So erinnern wir uns etwa an die erfolgreiche Behandlung eines Klienten mit einer Aufzugsphobie. Während der ersten Sitzung in einem sechsstöckigen Gebäude in Manhatten schlug der Therapeut vor: »Wieso verlegen wir unsere Sitzung nicht hinaus vor den Lift?« Im weiteren Verlauf der Sitzung draußen vor dem Lift erlebte der Klient eine allmähliche Reduktion seiner Angst. Nach einiger Zeit brachte der Therapeut den Klienten dazu, mit ihm in den Aufzug zu steigen, und schließlich fuhren sie rauf und runter, während sie den Rest der Stunde bestritten. Dieses Vorgehen führte dazu, daß sich die situationsspezifische Phobie innerhalb von drei Sitzungen verlor.

Die Rollen des RET-Therapeuten

RET-Therapeuten können sich zum Teil als Lehrer und die RET-Theorie als ein pädagogisches System verstehen. Was lehren sie? Zuerst und vor allem lehren sie geistige und psychische Gesundheit. An zweiter Stelle unterrichten sie in der logisch-empirischen Methode des Schlußfolgerns, da das Ziel der Therapie darin besteht, Klienten dazu zu befähigen, eine ABCDE-Analyse selbst durchzuführen. Gute Lehrer stellen ihren Schülern nicht nur viele Fragen, sondern sie stellen auch ihr eigenes Vorgehen in Frage. Hier sind einige Fragen, die Sie sich von Zeit zu Zeit stellen können:
Versteht der Klient, was ich gesagt habe?
Drücke ich mich klar aus?
Mache ich zuviel Arbeit selber?
Ist der Klient tatsächlich überzeugt von dem, was ich (oder er) gerade gesagt habe?
Wie kann ich den Klienten dazu bringen, rationale Überzeugungen entschiedener auszudrücken?
Gebe ich genügend Hausaufgaben, und bringen sie etwas?

Sie können auch als Verhaltensmodell dienen. Nehmen Sie ein Ehepaar, das zur Beratung kommt und von dem der Ehemann den Wunsch äußert, seine Gefühle besser ausdrücken zu können, ein Ziel, das seine Frau aus ganzem Herzen unterstützt. Sie können nun auf fremde Modelle verweisen (indem Sie z. B. den Ehemann auffordern, sich das Verhalten von

Verliebten in Filmen anzuschauen), Sie können aber auch im Rollenspiel die entsprechenden Reaktionen darstellen (z. B:»Wenn ich in Ihrer Situation wäre, könnte ich sagen . . .«). Oder wenn Sie einem Klienten die hohe Kunst der Selbstannahme beibringen wollen, können Sie ihm zeigen, wie Sie sein gestörtes Verhalten eindeutig akzeptieren. Dadurch dienen Sie als Modell, wie Ihr Klient davon ablassen kann, sich selbst als Person zu bewerten, und dazu übergehen kann, nur seine dysfunktionalen Verhaltensweisen zu bewerten. Wenn Sie allerdings als Modell dienen wollen, müssen Sie natürlich auch wissen, ob Sie das tun können, was Sie vom Klienten verlangen. Im Falle des gehemmten Ehemanns z. B. fragen Sie sich klugerweise selber ganz ernstlich, ob Sie glauben, Sie seien wirklich ein gutes Modell für diese besondere Art des Ausdrucks.

Übertragung und Gegenübertragung

Mit Übertragung meinen wir, daß Klienten sich dem Therapeuten gegenüber so verhalten, wie sie es gegenüber andern signifikanten Menschen in ihrem Leben tun. Es kann sehr hilfreich sein, Äußerungen von Übertragung mit dem Patienten zu besprechen. Die erste Aufgabe besteht darin, die emotionale Färbung der Interaktion herauszubekommen und dann das Überzeugungssystem hinter der Emotion. Wenn Sie diese einmal klar haben, können Sie Ihren Klienten fragen, ob er sich auch gegenüber anderen in seinem Leben in derselben Weise benimmt wie Ihnen gegenüber. Z. B.:»Wissen Sie, jedesmal wenn wir über Sex reden, merke ich, wie sich Ihre Stimme verändert und Sie sehr . . . nun, lässig werden mir gegenüber. Ich frage mich, ob Sie sich auch andern Frauen gegenüber so benehmen?« Eine solche Konfrontation kann neue Problembereiche ans Tageslicht fördern, die bearbeitet werden müssen.

Auch in einem nichtsexuellen Kontext können Haltungen dem Therapeuten gegenüber ein guter Indikator für Haltungen in anderen zwischenmenschlichen Beziehungen sein. Nehmen Sie z. B. an, Sie haben einer Klientin eine Hausaufgabe gegeben. Sie kommt in die nächste Sitzung mit der erfolgreich ausgeführten Aufgabe, sagt aber:»Ach, Herr Doktor, ich habe an Sie gedacht, und ich wußte, wie Sie reagieren würden, wenn ich die Hausaufgabe *nicht* machen würde!« Diese Patientin sagt Ihnen in Wirklichkeit etwas über eine ihrer irrationalen Überzeugungen: Wenn sie versagt, könnten Sie denken, sie sei ein Dreck, und dann *wäre* sie ein Dreck. Damit liefert sie Ihnen einen ausgezeichneten Beweis dafür, daß sie etwas Gutes getan hat, aber aus total falschen Gründen. In Wirklichkeit sagt sie, daß es sich um ihrer selbst willen nicht lohnt, etwas zu tun, wohl aber

Ihretwegen. Solch eine Patientin müßte lernen, daß sie dem Therapeuten nicht zu Gefallen sein muß.

Auch Ihre Einstellung dem Klienten gegenüber, die Gegenübertragung, ist von Bedeutung, und Sie können sich selbst als Maßstab verwenden. Fragen Sie sich selbst: Wie empfinde ich, wenn ich weiß, daß ein bestimmter Klient kommt? Freue ich mich auf die Sitzung oder fürchte ich sie? Aus welchen Gründen? Welche Gefühle dem Klienten gegenüber habe ich während der Sitzung? Welches sind seine oder ihre hauptsächlichen Interaktionsweisen? Da sich der Klient Ihnen gegenüber vermutlich genauso benimmt, wie er es andern Menschen gegenüber tut, sind Sie in einer guten Lage, ihm direktes Feedback zu geben, das andere vielleicht lieber zurückhalten, d. h., ihm zu sagen, wie sein Verhalten Sie beeinflußt. Natürlich versuchen Sie, so konkret wie möglich zu sein und spezifische Verhaltensweisen festzumachen, auf die er später achten kann (z. B.: der klagende Ton seiner Stimme, wenig oder überhaupt kein Lächeln, schlechter Augenkontakt, verzögerte Reaktionen).

Ein scheuer, gehemmter Klient spricht z. B. über seine Probleme, die er hat, wenn er Frauen kennenlernen will; plötzlich schaut er seine Therapeutin an und fragt sie: »Würden Sie mit mir ausgehen?« Wie geht eine RET-Therapeutin mit solch einer Frage um? Direkt! Die Therapeutin kann entweder sagen: »Nein, weil . . .« oder »Ja, wenn ich nicht Ihre Therapeutin wäre.« Dann kann sie mit ihrem Klienten darüber sprechen, wieso jemand wie sie selbst mit ihm ausgehen würde oder nicht. Schließlich kann sie auch darauf zu sprechen kommen, was die Frage bedeutete und ob sie mit einer ernsthaften Absicht gestellt wurde.

Selbstverständlich ist es Ihnen erlaubt, Ihre Gefühle zu zeigen. Als Antwort auf eine ernsthafte Frage, wie die eben erwähnte, könnten Sie z. B. sagen: »Ja, wenn ich Sie unter andern Umständen, oder bevor wir mit dieser Therapie angefangen haben, kennengelernt hätte, dann wäre ich vielleicht gerne mit Ihnen ausgegangen. Das wäre sehr nett gewesen, aber die Realität ist so, daß wir in einer therapeutischen Beziehung sind, und ich will keine persönliche Beziehung mit irgendeinem meiner Klienten haben. Das sind die Fakten, und es ist besser, wenn wir sie akzeptieren.«

Ist diese Übereinkunft einmal erreicht, kann sie dem Klienten helfen, sich frei und vollständig zu eröffnen. Bleibt die Frage ungelöst, wird er unter Umständen Informationen zurückhalten, um sich von der besten Seite zu zeigen, um die Möglichkeit offenzuhalten, daß es doch noch zu einer persönlichen Beziehung mit Ihnen kommt. Wenn Sie auf diese Weise einen Abschluß erreichen, dienen Sie auch als Modell für die Unterscheidung zwischen Gedanken und Handlungen, z. B: »Ich habe eine angenehme sexuelle Phantasie, aber ich entscheide mich, nicht danach zu handeln.« Dies kann eine sehr pädagogische Botschaft sein, wie man mit seinen Wünschen umgeht. Allein die Tatsache, daß Wünsche existieren, heißt noch nicht, daß man auch danach handeln muß.

Nehmen wir an, der Klient fragt die Therapeutin, ob sie sich zu ihm hingezogen fühlt, und die Therapeutin fühlt dies nicht. Was kann sie in diesem Fall sagen? Sie sagt einfach und freundlich: »Nein, ich fühle mich zu Ihnen nicht hingezogen.« Wenn der Klient daraufhin depressiv wird, hat die Therapeutin einen wunderbaren Zugang zu einer wichtigen irrationalen Überzeugung, denn ganz gewiß wird sie nicht die einzige Frau sein, die ihm je einen Korb geben wird. Seine Reaktion kann ihr die Möglichkeit geben, ihn mit einer Feststellung wie der folgenden herauszufordern: »Glauben Sie, daß keine Frau Sie je attraktiv finden wird, weil ich es nicht tue?«

Vielleicht ist der Leser über unsere Empfehlung überrascht, daß ein Therapeut direkt auf solch eine Fage mit einem Ja oder mit einem Nein antworten soll. Eine Absicht dabei ist die, daß durch eine solche Antwort der Therapeut als Modell für eine gute Kommunikation in einer offenen spontanen Beziehung dient. Diese Postition unterscheidet sich natürlich sehr stark von der, die von mehr psychodynamisch orientierten Therapierichtungen eingenommen wird. Ein Analytiker würde vielleicht fragen: »Wieso wollen Sie wissen, ob ich Sie anziehend finde?« Eine solche Frage kann aber dem Klienten als ein unehrliches Ausweichmanöver erscheinen. Die Frage mag gut sein, aber es wäre besser, sie zu einem späteren Zeitpunkt zu stellen. Eine gute vertrauensvolle Beziehung entwickelt sich nicht, indem man sich »therapeutisch« verhält, etwa indem man fragt: »Wieso ist das wichtig? Wieso wollen Sie das wissen?« Vielmehr empfiehlt es sich, die therapeutische Beziehung auf Aufrichtigkeit aufzubauen. Es ist deshalb normalerweise vorzuziehen, Fragen von Klienten direkt und offen zu beantworten, und dann mit den sich daraus ergebenden Gedanken und Gefühlen des Klienten zu arbeiten.

Verlegen wir eine solche Interaktion in eine etwas andere Umgebung und sehen wir zu, was da vorgeht:

Sie sitzen mit einem Freund bei einer guten Tasse Kaffee, und er fragt Sie: »Findest du mich attraktiv?« Eine »therapeutische« Antwort, die der Frage ausweicht, ließe den andern vermutlich denken: »Aha, sie ist nicht wirklich meine Freundin. Sie will meine Frage nicht beantworten!«

Oder Sie gehen zu Ihrem Supervisor und fragen ihn: »Wie mache ich mich?« Wenn er sagt: »Warum wollen Sie das wissen?« was vermuten Sie dann? Sie würden doch sicher denken, daß die Antwort nicht positiv ist?

Klienten stellen einem Therapeuten auch viele persönliche Fragen. Gibt es da eine Grenze für die Selbsteröffnung des Therapeuten? Wahrscheinlich nicht; der RET-Therapeut weiß, daß es nichts gibt, das in sich selbst beschämend wäre, so kann der Klient eigentlich nichts fragen, das nicht einen therapeutischen Sinn hat. Auf der andern Seite kann natürlich ein Sperrfeuer solcher Fragen von wichtigen Problemen ablenken. Wenn Sie also solche Fragen direkt beantwortet haben, können Sie Ihren Klienten fragen, was er nun bei dieser neuen Information empfindet, welche Gefühle er Ihnen gegenüber hat und welches seine Gründe waren, diese Fragen zu stellen. Vielleicht sah Sie der Klient als eine mystische Gottheit und lehnt Sie ab, nachdem er erfahren hat, daß Sie auch nur sterblich sind. Dies kann dem ähnlich sein, was der Klient in seinen alltäglichen Beziehungen tut, und es ist gut, wenn Sie die irrationalen Überzeugungen in Verbindung mit diesem Problem disputieren.

Klienten können auch autoritätsgläubig sein und Anweisungen nur von vollkommenen Menschen akzeptieren. Diese Eigenschaft führt oft zu einer Art von Selbstherabsetzen der Philosophie. Es kann daher gut sein, solche Klienten zu fragen, ob sie sich selbst für ebensogut halten wie Sie. Wenn der Klient antwortet: »Oh, nein, denn Sie sind ein Doktor, und ich bin nur ein kleines Würstchen«, können Sie vermuten, daß dieser Klient dieselbe Einstellung auch andern Menschen gegenüber hat, etwa seinem Chef oder dem Direktor seiner Firma gegenüber. Es wird deswegen wichtig sein, auch diese übrigen Götter im Leben des Klienten zu entthronen.

Wenn Klienten von sich aus Übertragungsprobleme nicht aufwerfen, dann können Sie das tun. Nehmen wir ein Beispiel: Jedesmal, wenn Sie einem Klienten eine Hausaufgabe geben, scheint er zu schmollen und die Aufgabe mit einem resignativen Unterton in seiner Stimme zur Kenntnis zu nehmen. Sie können dann nachfragen: »Jedesmal, wenn ich Ihnen eine Hausaufgabe gebe, höre ich irgendein Befremden in Ihrer Stimme. Was empfinden Sie mir gegenüber in diesem Augenblick?« Sobald diese Gefühle zur Kenntnis genommen werden, können Sie die irrationalen Überzeugungen dahinter ausfindig machen und untersuchen, ob Ihr Klient ähnliche Überzeugungen und Gefühle auch andern Menschen gegenüber hat. Wichtig ist es auch, jene Überzeugungen herauszufinden, die einen direkten Ausdruck dieser Gefühle verhindern. Die Beschäftigung mit Übertragungsproblemen geschieht also nicht aus irgendwelchen therapeutischen Überlegungen, sondern als Hilfe für den Therapeuten, bedeutsame A's, C's und, was am wichtigsten ist, B's zu erkennen.

Wie man eine Therapiesitzung beendet

Gegen Ende einer Sitzung ist es hilfreich, auf zwei Aspekte zu achten:
1. Beenden Sie jede Gruppen- oder Einzelsitzung mit einer Hausaufgabe, oder lassen Sie Ihre Klienten selbst eine solche zusammenstellen. Diese Hausaufgaben können irgendwelche Denkaufgaben sein, eine Lektüre, etwas zum Schreiben oder die Einübung neuer Aktivitäten (vergleiche Kapitel 11). In jedem Fall besteht ihr Zweck darin, Fertigkeiten, die in der Sitzung gelernt wurden, zu verstärken oder auszuweiten und die Zeitspanne zwischen den Sitzungen zu überbrücken.
2. Als Feedback können Sie fragen:»Habe ich irgend etwas gesagt oder getan während der Sitzung, was Sie in irgendeiner Weise beunruhigte?« Oder auch:»Habe ich irgend etwas getan oder gesagt, was für Sie besonders nützlich war?« Und sehr wichtig:»Was haben Sie aus der heutigen Sitzung gelernt?« Fagen wie diese können Ihnen helfen, Ihren Stil dem jeweiligen Patienten anzupassen, sich Informationen zu holen, auf die Sie in der nächsten Sitzung zurückkommen können, Ihnen die Möglichkeit für eine kurze Wiederholung durch den Patienten geben und Sie auf die Spur weiterer B's bringen, welche später aufgegriffen werden können.

Zusammenfassung: Allgemeine Fehler, die zu vermeiden sind

1. *Nicht richtig zuhören:* Wenn es Ihnen nicht gelingt, kritisch zuzuhören, können Sie neben anderen Problemen, die sich daraus ergeben, eine falsche Diagnose stellen. Ein Klient kann z. B. sagen, er sei »wütend«; prüfen Sie sorgfältig, was er mit diesem Ausdruck meint, denn es kann sein, daß er seinen Zustand falsch benennt und die Therapie deswegen in die falsche Richtung läuft. Achten Sie auch sorgfältig auf bestimmte Schlüsselworte und die individuellen Ausdrucksweisen Ihres Klienten, die ein Hinweis auf seine irrationalen Überzeugungen sind.
2. *Es gelingt nicht, Ziele festzulegen:* Es ist wichtig, den Klienten nach seinen Zielen zu fragen und sie nicht einfach vorauszusetzen. Auch werden Sie Erwartungen, welche der Klient an die Therapie stellt, feststellen. Die Kenntnis dieser Erwartungen ist wichtig, damit Sie sie klären oder korrigieren können oder, wenn eine Einigung nicht erreicht werden kann, den Klienten anderswohin überweisen können.
3. *Fehler bei der Informationssammlung:* Neulinge in der RET-Therapie können entweder zu viele Sitzungen darauf verwenden, Informationen

zu sammeln, bevor sie eine Intervention planen, oder es gelingt ihnen nicht, genügend Information zu bekommen, und sie stürzen sich zu schnell auf die Disputation. In beiden Fällen riskieren sie, sich dem Klienten zu entfremden oder ihn zu verlieren oder zumindest ineffizient zu arbeiten.

4. *Fehler bei der Selbstsicherheit:* Auch hier sind Fehler in beiden Richtungen möglich. Entweder läßt man einem Klienten zu viel Freiheit, oder man hält ihn an einer zu straffen Leine. Was geschieht, wenn Sie nicht genügend direktiv sind und dem Klienten zu häufig die Führung überlassen? Vielleicht haben Sie dann Ihre Absicht aus dem Auge verloren und werden von den Erzählungen des Klienten gefangengenommen. Vielleicht auch haben Sie Angst, den Klienten zu verletzen, wenn Sie ihn unterbrechen, und Sie möchten nicht unhöflich erscheinen. Selbstsichere Klienten werden Sie oft auf Ihre Fehler aufmerksam machen, indem sie Sie entweder kritisieren, Sie in der nächsten Sitzung fragen, was Sie dachten, oder sich beklagen, daß sie zu häufig unterbrochen würden. Vergessen Sie allerdings nicht, daß es in einer Sitzung nicht darum geht, entweder zu gewinnen oder zu verlieren; es gibt immer wieder ein nächstes Mal.

5. *Fehler bei der Befragung:* Sie werden darauf achten, die folgenden Fehler zu vermeiden: (a) irrelevante oder zu allgemeine Fragen zu stellen (z. B.: »Wie ist es Ihnen gegangen?«), statt eine direkte Frage zu stellen; (b) zu viele rhetorische Fragen zu stellen (z. B. »Was bringt es Ihnen, wenn Sie sich aufregen?«); (c) zu viele Warum-Fragen zu stellen, die meistens nur zu einer Weil-Entschuldigung führen. Besser wäre es zu fragen, wo liege der Beweis, oder: »Was sagen Sie sich selbst?« oder »Wenn Sie dies tun, was denken Sie dann?«; (d) zu viele Ja-Nein-Fragen zu stellen; Fragen, die eine stärkere Beteiligung oder ausführlichere Anworten erfordern, sind besser; (e) zu viele Fragen auf einmal zu stellen und den Klienten mit drei oder mehr Fragen zu bombardieren, ohne ihm die Beantwortung einer einzigen zu erlauben; (f) die Fragen anstelle des Klienten zu beantworten, statt ihn ein bißchen zappeln zu lassen, oder ihm zu helfen, indem man die Fragen in kleinere Einheiten aufteilt; (g) nicht darauf zu achten, ob der Klient eine Frage tatsächlich beantwortet hat oder bloß in eine Geschichte ausgewichen ist. Wenn die Frage nicht beantwortet wurde, bringen Sie den Klienten zu seiner Aufgabe zurück.

6. *Fehler beim Dozieren:* Vermeiden Sie langatmige Referate, besonders wenn Sie nicht darauf achten, ob der Klient Ihnen folgen kann. Pädagogen sagen, daß der beste Weg, etwas zu lernen, darin besteht, es zu lehren. Der beste Weg für den Klienten, die RET-Prinzipien sich anzueignen, besteht deswegen nicht darin, einem langen Vortrag zuzuhören.

7. *Nicht nachprüfen, ob der Klient verstanden hat:* Es ist wichtig, häufiges Feedback vom Klienten zu bekommen, um sicherzugehen, daß er Sie verstanden hat. Hören Sie sich Aufnahmen von Sitzungen an, die Ihnen Ihrer Meinung nach gut gelungen sind. Vergewissern Sie sich, daß ein Klient Sie nicht durch sein zustimmendes Brummen zu glauben verführt hat, er hätte Sie verstanden. Es ist hilfreich, Klienten von Zeit zu Zeit mit ihren eigenen Worten wiederholen zu lassen, was Sie eben gesagt haben, oder zu fragen: »Wie verstehen Sie das, was ich eben sagte?« oder »Was empfinden Sie bei dem, was wir eben besprochen haben?«

8. *Zu klug sein wollen:* Sie brauchen nicht den weisen Mann oder die weise Frau zu spielen. Statt dessen lassen Sie lieber den Klienten Sie überzeugen, wieso er z. B. eine Niete sei. Vielleicht haben Sie etwas Kluges zu sagen, aber es ist klüger, es nicht zu sagen. In der Regel ist es vernünftiger, den Klienten durch sokratische Fragen zur selben Einsicht zu führen.

9. *Fehler in der Einstellung:* Sie werden darauf achten, folgendes zu vermeiden: (a) tadelnde und verurteilende Bemerkungen (z. B.: »Sie wissen, wie Sie diese Vorstellungen in Frage stellen können«); (b) Einschüchterungstaktiken (z. B.: »Sie haben ein großes Problem; es wird lange brauchen, es zu bearbeiten«); (c) unrealistische Einstellung und Wecken falscher Hoffnungen (z. B.: »Ach, das werden wir gleich haben«); (d) beurteilende und verurteilende Äußerungen (z. B.: »Wieso sind Sie auf die Zustimmung dieses Kriechers angewiesen?«); (e) Übergeneralisierungen (z. B.: »Sie sind ein toller Kerl«); und (f) argumentierende Machtkämpfe, durch die Sie den Klienten dazu zwingen wollen, Ihre Ansichten zu akzeptieren (z. B.: »Ich bin der Therapeut; ich werde Ihnen sagen, was mit Ihnen nicht in Ordnung ist«).

10. *Ungeschickter Umgang mit Humor:* Seien Sie großzügig in der Verwendung von Humor, aber nicht auf Kosten des Klienten. Versuchen Sie nicht, ständig zu kichern, und sehen Sie zu, daß Sie Ihren Humor therapeutisch einsetzen und nicht zum Vergnügen.

Hören Sie sich die Aufnahme einer Therapiesitzung an und prüfen Sie Ihr therapeutisches Verhalten in jeder der obengenannten Kategorien. Sie werden nicht auf alle genannten Fehler gleichzeitig achten können. Deshalb nehmen Sie sich jeden einzeln vor.

Zehntes Kapitel
Integrative Methoden der rational-emotiven Therapie

In seinen früheren Schriften konzentrierte sich *Ellis* fast ausschließlich auf die elegante Lösung und das logische überzeugende Modell der Therapie. Und in dieser Konzentrierung auf philosophische Inhalte unterscheidet sich die RET von andern kognitiven und kognitiv-verhaltenstherapeutischen Therapie-Modellen. Sie werden sich erinnern, daß die elegante Lösung die Annahme einschließt, daß sich am aktivierenden Ereignis nichts ändern läßt und der Klient ermuntert wird, seine Bewertung der vorgegebenen Wirklichkeit zu verändern. In seinen neueren Veröffentlichungen (1973, 1977 d, 1979 b) erweiterte *Ellis* seine Theorie, indem er sowohl elegante wie unelegante Lösungen berücksichtigte, weil er einsah, daß die klinische Realität die Anwendung beider Techniken verlangen kann, um den therapeutischen Erfolg zu maximieren. *Unelegante Lösungen* bestehen darin, daß man dem Klienten hilft, seine Fehlwahrnehmung des A zu ändern und, wenn angebracht, das A zu ändern.

Bis hierhin haben wir Sie durch eine elegante Disputation geführt, und Sie merken jetzt vielleicht, daß Ihr Klient weitere therapeutische Hilfe braucht. Deshalb wenden wir unsere Aufmerksamkeit noch anderen therapeutischen Vorgehensweisen zu, die ein rational-emotiver Therapeut verwenden kann.

Nach Durchsicht der psychotherapeutischen Literatur sahen wir, daß die kognitiven Lerntherapien in vier Kategorien zerfallen:

1. *Die elegante RET* mit ihrer Betonung auf der philosophischen Lösung.

2. *Selbstinstruktionstrainingsprogramme*, welche das Verhalten des Klienten direkt zu beeinflussen versuchen, indem sie den Klienten rationale Sätze beibringen und so einen vermittelnden Einfluß zwischen innerem Selbstgespräch und Verhalten aufbauen.

3. *Analysen der Selbstwahrnehmung des Klienten*, die darauf abzielen, ihm zur Entwicklung eines realistischen Bezugsrahmens für seine Welt zu verhelfen.

4. *Problemlösungsmethoden,* welche dem Klienten bei der Entwicklung effizienter Fertigkeiten helfen und ihn durch den Problemlösungsprozeß leiten, damit er wirkungsvoller mit seiner Welt umgehen kann.

Rational-emotive Therapeuten versuchen, alle vier Modalitäten der kognitiven Lerntherapie in ihre therapeutische Arbeit einzubeziehen. Deshalb bringen wir im folgenden eine kurze Beschreibung der Arbeit in jedem der drei Bereiche, die bisher noch nicht behandelt wurden. Dies kann keine vollständige Darstellung der anderen kognitiven Lerntherapien sein, sondern wir möchten bloß einige repräsentative Beispiele bringen.

Selbstinstruktionstraining

Manche Klienten ziehen vielleicht aus der Disputationsphase der Therapie keinen Nutzen, oder sie verstehen nicht, was darin vorgeht. Zu den Gründen für dieses Problem zählen: Der Klient ist zu jung, er ist in seiner intellektuellen Fähigkeit eingeschränkt, er ist so von seiner Angst gefangen, daß er unfähig ist, klar zu denken, oder er ist durch eine psychotische Störung seines Denkvermögens verwirrt. Mit anderen Worten: RET-Therapeuten sind vielleicht manchmal nicht in der Lage, manchen Klienten die elegante Lösung zu vermitteln, und der Grund für den Mißerfolg wird vielleicht nicht offenbar; auch sind Kontra-Indikationen oft unbekannt. Wenn die Therapie nur wenig oder überhaupt keinen Fortschritt gemacht hat oder ein Mißerfolg eindeutig vorausgesagt werden kann, dann kann der RET-Therapeut als alternative Lösung zu einem *Selbstinstruktions-Training* greifen.

Ein Selbstinstruktions-Training ist ein Vorgehen, das *Donald Meichenbaum* (1979) in seiner Arbeit an Klienten mit Prüfungsangst und Angst vor öffentlichem Reden entwickelt hat. Andere Beispiele sind *Novacos* (1975) Arbeit zur Kontrolle von Ärger, *Camps* (1975) Arbeit mit überaktiven Kindern und *Maultsbys* (1975) Arbeit über rationales Verhaltenstraining. Im wesentlichen wird von einem Klienten verlangt, daß er sich eine belastende Situation vorstellt, die damit verbundenen Gefühle erlebt und sich entsprechende Sätze sagt, um damit umzugehen. *Meichenbaum* führt in seinem Therapeutenmanual (1973) drei Arten von Bewältigungssätzen an:

1. *Sätze, mit denen das streßerzeugende Ereignis angegangen und bewältigt wird:* Diese Sätze helfen dem Klienten, sich stärker auf seine Aufgabe als auf seine Angst zu konzentrieren. Sie gehen vom Grundsatz aus, daß auf die Aufgabe bezogene Kognitionen mit angstproduzierenden Kognitionen inkompatibel sind. Zum Beispiel:

Was habe ich zu tun? Einfach rational zu denken.

Mach dir keine Sorgen; sich Sorgen machen hilft überhaupt nichts.

Ich weiß nicht, wie ich anfangen soll. Nun, ich fang' einfach an, vielleicht wird's dann klarer, wenn ich einmal drin bin.

2. *Umgang mit Gefühlen des Überwältigtwerdens:* Diese Sätze sind dazu bestimmt, dem Klienten bei der Bewältigung seiner Angst zu helfen und sie umzuinterpretieren. Die Botschaft besteht darin, daß Angst für sich selbst nicht schrecklich ist. Zum Beispiel:

Versuch nicht, die Angst vollständig auszuschalten. Laß sie einfach nur so groß werden, daß du damit umgehen kannst.

Dies ist die Angst, die ich erwartet habe. Sie erinnert mich daran, daß ich mich ihr stellen muß.

Langsam! Jetzt nicht hetzen und in Panik geraten. Ich werde meine Angst zwischen 0 und 10 einordnen und sehen, wie sie sich verändert. Jetzt habe ich sie besser unter Kontrolle.

3. *Verstärkende Äußerungen:* Diese Sätze sind ein wichtiger Bestandteil, da die Prozesse im Klienten ablaufen und Außenstehende unter Umständen nicht in der Lage sind, den Klienten für kleine Fortschritte bei der Kontrolle zu verstärken. Beispiele:

Es funktioniert. Ich kann mein Gefühl kontrollieren.

Ich hab's geschafft!

Ich hab' es unter Kontrolle. Ich habe mehr aus meiner Angst gemacht, als sie wert war.

Es wird von Mal zu Mal besser, wenn ich diese Methoden anwende.

Bei der Durchführung einer Form des Selbstinstruktions-Trainings geht man so vor. Zunächst lernt der Klient Entspannungstechniken. Währenddessen erstellen Klient und der Therapeut eine Hierarchie angstprovozierender Situationen, angefangen von der am wenigsten bis zu der am meisten Angst erregenden.

Im Falle eines Studenten mit Prüfungsangst kann das niedrigste Item in der Hierarchie z. B. lauten:»In der Vorlesung sitzen, wenn der Professor ankündigt, daß die nächste Klausur in zwei Monaten stattfinden wird.« Das höchste Item in der Hierarchie kann sein:»Die Klausur schreiben und sehen, wie andere Studenten ihre Arbeit beenden und hinausgehen.« Eine Hierarchie besteht in der Regel aus mindestens 10 Items, welche räumlich, zeitlich oder nach thematischen Gesichtspunkten angeordnet sind. Im Zustand der Entspannung wird dem Klienten dann jedes Hierarchie-Item in der Vorstellung präsentiert, und der Klient übt sich darin, sich zunächst laut und später leise die Selbstinstruktionssätze aus jeder der obengenannten drei Kategorien vorzusagen.

Diese Technik vermittelt dem Klienten kein neues philosophisches Verständnis, und deshalb wird sich die Verhaltensänderung wahrscheinlich nicht auf andere Probleme generalisieren. Statt dessen hat sich der Klient spezifische verdeckte Reaktionen angeeignet, welche durch entsprechende Stressoren aus der Umgebung ausgelöst werden. Diese Techniken verraten ihre Herkunft von einem verhaltensorientierten Modell. *Meichenbaums* Methoden legen weniger Gewicht auf das Denken und die logische Analyse, als es bei der RET der Fall ist, und sie gehen mit verdeckten Stimuli, Reaktionen und Verstärkern in derselben Weise um wie mit externen Stimuli, motorischen Reaktionen und äußeren Verstärkern.

Ein Fallbeispiel: Helene war eine übergewichtige 20jährige Frau, die jedem Kontakt mit Männern aus dem Weg ging. Sie hatte eine traumatische Kindheit hinter sich mit einem Alkoholiker als Vater und war im Alter von 14 Jahren von einem fremden Mann vergewaltigt worden. Erste Versuche mit RET verhalfen ihr zu einer Verminderung ihrer Depressionen und Schuldgefühle im Zusammenhang mit der Vergewaltigung, aber ihre Furcht in der Gegenwart von Männern bestand unvermindert fort. Eine Furchthierarchie wurde aufgestellt. Als erstes Item ging sie allein einen Strand entlang und sah etwa 200 m weiter weg einen Mann. In den nächsten Items stellte sie sich vor, wie der Mann näher und näher herankam. Beim höchsten Item stellte sie sich vor, wie sie in der Cafeteria der Universität saß und mit einem Mann sprach. Nach dem Entspannungstraining stellte sie sich jedes Item vor und begegnete ihm mit dem folgenden Selbstinstruktionssatz: »Es ist unwahrscheinlich, daß mir dieser Mann etwas antun wird. Jetzt verallgemeinere ich wieder. Es sind nicht alle Männer gleich. Entspanne dich; genieße den Spaziergang (oder das Essen). Was könnte ich sagen, um mich vorzustellen? Ich mache meine Sache gut. Ist es nicht großartig, daß ich die Situation in der Hand habe.« Nach fünf Sitzungen war die Klientin in der Lage, mit Männern in die Universitäts-Cafeteria zum Essen zu gehen, ohne noch allzu große Angst dabei zu empfinden.

Versuchen Sie Meichenbaums Methode bei einigen Klienten mit den folgenden Problemen anzuwenden:
- *Umgang mit einem zänkischen Partner.*
- *Kind, das sich fürchtet, im Dunkeln zu schlafen.*
- *Mann, der fürchtet, er könne seine Partnerin sexuell nicht befriedigen.*
- *Klientin, die nicht wagt, ihrem Supervisor zu widersprechen.*
- *Klient, den Sie gerade behandeln.*
Lösungen Seite 300.

Eine einfachere Version von *Meichenbaums* Methode ist in der RET als der rationale Aufhänger *(Kimmel,* 1976) bekannt. Hier versucht der Therapeut absichtlich, ein bestimmtes aktivierendes Ereignis wieder gegenwärtig werden zu lassen. Ein Beispiel soll diese Technik erläutern: Nehmen Sie den Fall eines kleinen Mädchens, das sich darüber ärgert, wenn seine Spielgefährten es hänseln. Der Therapeut kann nun das Kind bitten, ihn zu hänseln. Dann kann er als Modell dafür dienen, wie man sich Selbstinstruktionssätze sagen kann und sich nicht übermäßig aufregt. Sodann kann der Therapeut dem Mädchen etwa sagen, daß er es jetzt auch mit einem Spitznamen neckt (er gibt ihr einen Aufhänger), damit sie dieselben Reaktionen einüben kann. (Z. B.: Nun, du magst meinetwegen denken, ich sei eine blöde Kuh, aber das macht mich noch nicht zu einem blöden Mädchen.)

Wie man mit dem A umgeht

Wenn Klienten die Disputation begriffen und daraus einigen Nutzen gezogen haben, aber merken, daß ihre Welt verschiedene unangenehme aktivierende Ereignisse aufweist (was zutreffen kann), ist die therapeutische Arbeit noch nicht vollendet. Sie können traurig sein (statt deprimiert), ungehalten (statt ärgerlich oder zornig) und besorgt (statt ängstlich) und einen guten Teil ihrer Zeit mit diesem Gefühl verbringen. In solchen Fällen gibt es immer noch bestimmte Aspekte ihres Lebens, die unangenehm sind und einer psychologischen Intervention bedürfen, auch wenn diese Klienten jetzt rational denken und angemessene Gefühle erleben. Der Therapeut kann ihnen nun entweder dabei helfen herauszufinden, wie genau ihre Wahrnehmung von A ist, oder dabei, Strategien und Techniken zu entwickeln, mit deren Hilfe sie jene A's verändern können, die einer Veränderung zugänglich sind.

Die Wahrnehmung des A

Bei unserer Unterscheidung zwischen der eleganten und der nicht eleganten Lösung verwendeten wir das Beispiel eines Klienten, der glaubte, jedermann in seinem Büro würde ihn hassen. Bei der eleganten Lösung gingen wir davon aus, daß seine Wahrnehmung des A zutreffend sei, und wir versuchten, ihn dahin zu bringen, daß er seine Situation weniger schwarz sehen konnte. Selbst bei einem Erfolg der Disputation würde der Klient weiterhin unangenehme Gefühle erleben, und es wäre für ihn zweifellos unangenehm, zur Arbeit zu gehen. Dieser Gefühlszustand wäre unnötig, wenn der Klient seine Situation falsch wahrgenommen hätte. Man müßte dann zu anderen Methoden greifen, um diese Fehlwahrnehmung zu korrigieren. Die zusätzliche Aufgabe der RET besteht darin, den Klienten dazu anzuhalten, wissenschaftlicher zu sein bei seiner Auswertung von Fakten und den Schlüssen, die er daraus zieht.

Psychologen wie *Kelly* (1955) und *Wegner* und *Vallacher* (1977) sind der Meinung, daß wir der Welt um uns in einer wissenschaftlichen Haltung gegenübertreten, auch wenn wir uns dessen nicht bewußt sein mögen. Wissenschaftler sind interessiert an Klassifikationen, Voraussagen und an der Kontrolle von Ereignissen in der physikalischen oder sozialen Umwelt. Jedermann ist an denselben Phänomenen interessiert, weiß aber vielleicht nicht, wie er sich als guter Wissenschaftler verhalten soll. Ohne sorgfältige Selbstbeobachtung kann jemand sehr leicht schlecht beobachten, ungenau klassifizieren, unzutreffende Voraussagen machen und ungeeignete Versuche, die Ereignisse unter Kontrolle zu bringen. Diese Fehler können das Problem, welches einen Klienten zum Therapeuten bringt, erst schaffen, und eine Möglichkeit, Psychotherapie zu verstehen, besteht darin, den Therapeuten als Lehrer einer wissenschaftlichen Methodologie zu betrachten.

Eines der ersten Axiome einer Philosophie der Wissenschaft ist, daß es keine unveränderlichen Tatsachen gibt. Alle Tatsachen werden als Hypothesen betrachtet. In der Logik der Wissenschaft läßt sich eine Hypothese niemals bestätigen. Daten, die eine Theorie nicht entkräften, stützen sie, sind aber niemals ein Beweis dafür. Der Wissenschaftler nimmt zur Kenntnis, daß selbst wiederholt beobachtete Ereignisse in einer Welt des Wandels existieren. So sind selbst Naturgesetze nur zeitlich begrenzt gültig und revisionsbedürftig. Man kann deshalb den Wissenschaftler sehen als einen Menschen, der bereit ist, *seine Meinung zu ändern*, wenn er seine Überzeugungen und sein Verhalten Veränderungen in der Wirklichkeit anpaßt (*Johnson*, 1946). Wir wollen jetzt sehen, wie sich diese Prinzipien auf die Therapie übertragen lassen.

Das erste Prinzip, das dem Klienten beigebracht werden muß, ist die Unterscheidung zwischen Tatsachen und Hypothesen. Bezogen auf unser obengenanntes Beispiel, heißt das, daß wir zuerst die Ansicht des Klienten angehen, daß ihn tatsächlich keiner mag. Diese »Tatsache« ist eine bloße Hypothese. Stimmt unser Klient dem zu, besteht seine Aufgabe darin, die Gültigkeit dieser Hypothese zu bestimmen, indem er Fakten sammelt und daraus die angemessenen Schlüsse zieht. Dies sind genau die Schritte, die von Therapeuten wie *Raimey* (1975), *Maultsby* (1975) und *Beck* (1979) in ihrer kognitiven Therapie gegangen werden. Bei dieser Arbeit machen sich Therapeut und Klient auf die Suche nach zwei hauptsächlichen Formen kognitiver Fehler: Fehler bei der Sammlung von Daten und Fehler beim Schlußfolgern.

Ein guter Wissenschaftler sammelt seine Daten unbefangen. Er versucht, unbefangen und objektiv zu beobachten und seine Beobachtungen mitzuteilen. Ein genauer Umgang mit der Sprache ist deswegen für einen Wissenschaftler von höchster Wichtigkeit. In unserem Beispiel wird der Klient nach Daten gefragt, die seine Hypothese stützen, daß niemand ihn mag, und der Therapeut hört sich diesen Bericht sorgfältig an. Wie weiß er, daß niemand ihn mag? Klienten antworten auf diese Frage in der Regel mit einer Liste von Menschen, von denen sie glauben, nicht gemocht zu werden. Der Beweis dafür ist allerdings kaum je objektiver, und hinter jedem gelieferten Hinweis verbirgt sich die Schlußfolgerung, daß der Betreffende den Klienten nicht mag. Deswegen muß dieselbe Frage immer wieder wiederholt werden: Wie wissen Sie, daß sie oder er Sie nicht mag? Mit andern Worten: Der Therapeut versucht, den Klienten dahin zu bringen, seine Daten objektiv darzulegen, bevor er sie auswertet.

Beck (1979, *Beck* und andere, 1981) hat vor allem auf zwei Möglichkeiten hingewiesen, wie Klienten ihre Daten verzerren: durch *selektive Abstraktion* und durch *Vergrößerung* oder *Verkleinerung*. Selektive Abstraktion »besteht in der Konzentration auf ein Detail, das aus dem Kontext gerissen wird, wobei relevantere Aspekte der Situation übersehen werden und die ganze Erfahrung sich auf dieses eine Element stützt«. *(Beck und andere 1981).* Vergrößerung und Verkleinerung »spiegelt sich in Auswertungsfehlern wider, die so grob sind, daß sie zu einer Verzerrung führen«. Bei beiden Arten kognitiver Fehler übersehen Klienten bestimmte Aspekte der Welt um sich herum, so daß sie vorurteilsbehaftete Daten sammeln. Bei der selektiven Abstraktion konzentrieren sich die Klienten auf eine Kategorie von Daten und ignorieren andere.

Bei der Vergrößerung bzw. Verkleinerung ignorieren Klienten Informationen innerhalb einer Kategorie.

So kann sich unser hypothetischer Klient z. B. selektiv nur mit bestimmten Aspekten im Verhalten seiner Mitarbeiter befassen. Vielleicht übersieht er, daß sie ihn grüßen, ihre nichtverbalen Anzeichen der Zustimmung, wenn über das Geschäft gesprochen wird, oder die Gelegenheiten, wo sie ihn in beruflichen Dingen um Rat fragen. Er kann ungerechtfertigterweise der Meinung sein, daß diese Daten für seine Hypothese irrelevant sind. Zusätzlich kann der Klient verkleinern, wenn er behauptet, daß er nie zum Essen mitgenommen wird. In Wirklichkeit kann es sein, daß man ihn während des letzten halben Jahres zwei- oder dreimal gefragt hat, mitzukommen. Behauptungen wie: »Sie gehen mir immer aus dem Weg« sind ein Hinweis für eine Vergrößerung.

Welche Techniken wenden Sie an, wenn Sie Ihren Klienten dazu bringen wollen, genauere Daten zu sammeln? Zum einen ist es notwendig, daß Sie und Ihr Klient darin übereinstimmen, welche Daten von Bedeutung sind für die Hypothese, und dadurch eine selektive Abstraktion (z. B.: Augenkontakt, Grüßen, zeitliche Dauer von Gesprächen, lockere Gesprächsatmosphäre) vermeiden. Weiter kann die Führung eines Protokolls von Nutzen sein, in dem die Häufigkeiten bestimmter Ereignisse festgehalten werden, um eine Vergrößerung oder Verkleinerung zu vermeiden.

Wenn der Klient mit genaueren Berichten in die Therapie kommt, kann er vielleicht davon berichten, daß in Wirklichkeit vier Mitarbeiter guten Kontakt mit ihm gehalten haben, während dies bei zweien nicht der Fall war. Der verbale Austausch war mit dreien aus der ersten Gruppe sehr kurz und länger mit den übrigen drei. Sodann wurde der Klient während der vergangenen Woche dreimal von einem Mitarbeiter zum Essen eingeladen. Aufgrund dieser genauen Daten hat der Klient seine Hypothese vielleicht schon verworfen, daß niemand ihn mag. Wenn er immer noch daran glaubt, macht er logische Fehler bei den Schlußfolgerungen, die er aus seinen Daten zieht.

Ist die Häufigkeit der sozialen Interaktionen in der Tat niedrig, sind verschiedene Hypothesen als Erklärung denkbar. Der Klient kann sich z. B. im Büro ungesellig benehmen, und seine Mitarbeiter können glauben, daß er sie nicht mag. Eine andere Möglichkeit ist, daß die Rolle des Klienten im Büro eine gesellige Einladung von andern verhindert wegen der Unterschiede im Status. Auch andere Hypothesen sind denkbar, z. B. daß es im Büro die Norm ist, möglichst wenige soziale Kontakte zu unterhalten, sei dies aufgrund des Arbeitsdruckes selbst oder wegen Weisungen von oben. Auch können die Verhaltensweisen der Mitarbeiter mehr mit ihren eigenen innerpsychischen Problemen zu tun haben als damit, daß sie den Klienten nicht mögen. Mit andern Worten, der Therapeut kann dem Klienten helfen, zahlreiche andere Hypothesen aufzustellen, die durch die objektiven Daten gestützt werden. Die Entwicklung der Fähigkeit, Hypothesen zu bilden, wird für den Klienten besonders wichtig sein.

Beck hat auf drei logische Fehler hingewiesen, die üblicherweise gemacht werden, wenn aus Daten Schlüsse gezogen werden. Alle diese Fehler sind Fehler beim induktiven Vorgehen. Eine Induktion ist eine verzwickte Sache, weil es nötig ist, jeden Aspekt eines bestimmten Phänomens, von dem Sie einen Schluß ziehen wollen, zu prüfen, um ein zutreffendes Urteil zu bilden. Wenn Ihre Hypothese z. B. lautet, daß alle kleinen roten Hühner einen hohen IQ haben, dann ist es logisch unerläßlich, den IQ jedes roten kleinen Huhns zu untersuchen. Da solch eine Aufgabe praktisch unmöglich ist, werden induktive Schlußfolgerungen normalerweise auf der

Basis einer Stichprobe gezogen, die statistischen Berechnungen unterworfen wird. Eine solche Schlußfolgerung gilt deshalb immer nur innerhalb bestimmter Wahrscheinlichkeitsgrenzen und kann nicht absolut gültig sein. Klienten allerdings beachten diese Grundsätze wissenschaftlichen Denkens kaum je.

Beck nennt die folgenden Fehler bei Schlußfolgerungen:

1. *Willkürliches Schlußfolgern:* Ein Schluß wird ohne stützende Beweise oder trotz gegenteiliger Beweise gezogen.

2. *Unzulässige Verallgemeinerungen:* Eine allgemeine Schlußfolgerung wird auf der Basis eines einzelnen Vorkommnisses gezogen.

3. *Personalisierung:* Äußere Ereignisse werden auf die eigene Person bezogen, obwohl es für eine solche Verbindung keine Grundlage gibt.

Der Leser kann leicht erkennen, daß unser hypothetischer Klient bei der Bewertung des Verhaltens seiner Mitarbeiter genau diese logischen Fehler begangen hat.

Eine Möglichkeit, den Klienten zu lehren, seine Erkenntnisse als Hypothesen zu betrachten, die getestet werden müssen, besteht darin, daß der Therapeut dieses Verhalten vormacht. *Beck* und andere (1981) schlagen vor, daß der Therapeut seine eigenen Interpretationen für das Verhalten des Klienten als Hypothesen formuliert, die geprüft werden müssen. Im obigen Beispiel kam der Therapeut zur Hypothese, daß der Klient eine Schlußfolgerung zieht (»Niemand mag mich«), sobald soziale Interaktionen bei der Arbeit nicht stattfinden. Diese Theorie kann dadurch getestet werden, indem man den Klienten aufzeichnen läßt, wie oft er diese Schlußfolgerung in der konkreten Situation zieht. Auf diese Weise wird die Schlußfolgerung eines Therapeuten einem Test unterworfen. Endlich lassen sich auch die Erkenntnisse des Klienten validieren. Der Sinn dieses Vorgehens besteht darin, den Klienten dazu zu bringen, seine Wahrnehmung von A auf eine viel rigorosere Weise einem objektiven Test zu unterwerfen, als er dies wahrscheinlich getan hat.

Damit wurden zwei hauptsächliche Vorgehensweisen skizziert:

(1) Mit dem Klienten wurde geübt, außerhalb der Sitzung objektive Daten zu sammeln und sie zutreffend zu etikettieren, und

(2) der Klient wurde daraufhin trainiert, seine automatischen Schlußfolgerungen aus diesen Daten in Frage zu stellen. Die erste Vorgehensweise bestimmt, ob das berichtete A wahr ist oder ob der Klient es kognitiv verzerrt hat. Beachten Sie die folgenden Beispiele in einem Fall von Selbstherabsetzung:

Die Klientin berichtet, daß sie sich sehr selbstsüchtig verhalten habe. Zunächst einmal ist es gut zu untersuchen, was die Klientin wirklich getan hat. Daraus kann sich eine nützliche Diskussion darüber ergeben, wie die Klientin Selbstsucht definiert und wie sie diese von gesundem Eigeninteresse unterscheidet. Sie kann darauf hingewiesen werden, daß Selbstsucht bedeutet, die Interessen anderer Menschen vollkommen außer acht zu lassen, während eigenes Interesse darin besteht, die eigenen Bedürfnisse an die erste Stelle zu setzen, selbst wenn dadurch für andere zeitweise Nachteile entstehen. Unterscheidungen wie diese bringen den Klienten dazu, seine Wahrnehmung des A (in diesem Fall das eigene Verhalten der Klientin) sorgfältig zu prüfen und zu bestimmen, ob es korrekt benannt wurde oder nicht.

Ein Klient, der in einer großen New Yorker Werbeagentur arbeitet, beklagt sich: »Ich bin nicht schlagfertig!« Ist diese Behauptung zutreffend? Wenn ja, kann sein Defizit angeboren oder erworben sein, oder er muß in seiner Firma Werbetexte formulieren, da er seinen Mangel als schrecklich charakterisiert und ängstlich ist. Noch größer aber ist die Wahrscheinlichkeit, daß er die Situation ganz einfach falsch wahrnimmt. Er kann durchaus überdurchschnittlich gut sein, aber dies nicht bemerken, weil er sich mit einer talentierten Bezugsgruppe vergleicht, etwa mit allen New Yorker Werbefachleuten, die von dieser Fähigkeit leben.

Ein anderer Klient berichtet, daß ihn jemand kritisiert habe und er diese Kritik als ein Faktum akzeptiert habe. Hier geht es um zwei Dinge: (1) Zunächst ist zu bestimmen, ob die Bemerkung des andern in der Tat eine Kritik war, und (2), es ist festzustellen, ob sie als Tatsachenfeststellung wirklich einen Sinn ergab. Im ersten Fall könnte der Patient z. B. sagen, daß ihn jemand beleidigt habe. Dazu könnte der Therapeut etwa fragen: »Was geschah wirklich?« »Inwiefern war das eine Beleidigung?« Im zweiten Fall kann es der Therapeut mit einer Analogie wie der folgenden versuchen: »Nehmen wir an, ein kleines Kind kommt nachmittags um 4 Uhr herein und möchte einen Keks haben. Seine Mutter sagt nein. Das Kind wirft sich zu Boden und fängt zu schreien an: »Du bist böse . . . Du bist gemein . . . Du bist blöd!« Das ist ein aktivierendes Ereignis. Glauben Sie, die Mutter wird darauf schlecht reagieren? Vermutlich nicht, denn sie weiß es besser. Benimmt sie sich denn nicht als eine gute Mutter, wenn sie dem Kind eine Süßigkeit verweigert, aus Sorge um seine Zähne und weil sie kurz vor dem Abendessen ihm seinen Appetit nicht nehmen will? Jetzt wollen wir sehen, ob das, was Herr X. zu Ihnen sagte, einen Sinn hat.«

Das zweite Vorgehen, nämlich das Infragestellen der Schlußfolgerungen, die der Klient aus seinen Daten gezogen hat, geschieht am besten mit Hilfe des Sokratischen Dialogs. Schon 1946 wies *Wendell Johnson* in seinem Werk über semantische Therapie darauf hin, daß zwei wichtige Fragen für den Therapeuten die folgenden sind: 1. Was meinen Sie? und 2. Wie wissen Sie das? Sie finden diese zwei Fragen im folgenden Therapieausschnitt, wo es um eine junge Klientin geht, die auf ihren Mann eifersüchtig ist:

T: Wenn er sich mit ihr zum Mittagessen trifft, heißt das dann, daß sie ein Verhältnis miteinander haben?
K: Nein.

T: Wenn Sie einen Menschen lieben, müssen Sie immer damit rechnen, daß er auch an andern Vertretern Ihres Geschlechts in irgendeiner Weise Gefallen findet, oder?

K: Ich kann aber von ihm erwarten, daß er mit keiner andern Frau sexuelle Beziehungen hat!

T: Gut, aber wenn Sie jedesmal mißtrauisch werden, wenn er mit einer andern Frau spricht, wohin wird Sie das bringen? Sie werden ständig auf der Hut sein, oder?

K: Ja, ich nehme es an.

T: Und es kann geschehen, daß er mit einer andern ein Verhältnis anfängt. Aber was bedeutet es für Sie, wenn er einmal mit einer anderen Frau schläft?

K: Daß ihm an mir nichts mehr liegt.

T: Heißt es das wirklich? Wenn ich sage: »Blau ist grün«, ist das dann auch so?

K: Aber wenn er ein Verhältnis mit einer andern hat, heißt das, daß ich ihm nicht genug bin.

T: Nein, so nehmen Sie es wahr und Sie meinen, daß es das bedeutet. Weil Sie das glauben, muß es noch nicht so sein. Sie nehmen an, daß jemand (1) nur eine Person gleichzeitig lieben kann und (2) nur mit jemand schlafen kann, den er liebt und (3) einen Menschen nicht liebt, wenn er mit jemand anderem eine sexuelle Beziehung hat. All diese Annahmen sind in Ihrem Denken enthalten.

K: Es könnte bedeuten, daß ich ihm nicht so wichtig bin, daß er sich meinen Wünschen fügt und keine außerehelichen Beziehungen hat.

T: Richtig. Es könnte ebenso bedeuten, daß er damit durchkommt!

K: Ich will, daß er nur mir allein gehört.

T: Ich würde das bei meinem Partner auch mögen. Aber vielleicht ist das nicht möglich. Das muß aber nicht heißen, daß wir am andern überhaupt nichts mehr haben.

K: Aber wenn er das tut, dann werde ich mich sehr aufregen.

T: Ich glaube, daß es durchaus angemessen ist, wenn Sie enttäuscht sind, aber müssen Sie sich wirklich aufregen?

K: Ich will nicht, daß er es tut!

T: Sie haben meine Frage nicht beantwortet.

K: Ich muß mich nicht übermäßig aufregen, aber bisher habe ich das getan.

T: Was glauben Sie, würde geschehen, wenn Sie sich nicht so aufregen würden?

K: Er würde dann vielleicht nicht so vorsichtig sein, vielleicht würde er nicht tun, was ich von ihm will.

T: Was heißt das?

K: Er geht keine Risiken ein, er weiß, daß ich mich wirklich aufregen werde.

T: Sie wissen das?

K: Er nimmt mich ernst, weil er weiß, daß ich mich wirklich aufregen werde.

T: Sie wiederholen Ihre Feststellung, aber Sie haben mir immer noch nicht gesagt, wie Sie das wissen. Haben Sie beide Möglichkeiten ausprobiert?

K: Nein, aber ich will ganz einfach nicht, daß er es tut.

T: Nachdem, was Sie mir jetzt erzählt haben, sieht es so aus, als ob Sie die meiste Zeit aufgeregt wären, und Ihre Aufregung scheint von den unbegründeten

Annahmen herzurühren, die Sie machen. Wir wollen noch einmal darauf zurückkommen und ausführlich darüber sprechen.

Die meisten RET-Therapeuten, welche ein Vorgehen wie das oben dargestellte wählen, sind sich vermutlich nicht bewußt, daß sie sehr ähnlich arbeiten wie *Beck, Johnson* und andere. Wir hoffen, daß diese Beschreibung Ihnen klarmacht, was sie tun, und daß dadurch auch neue Therapeuten sehen, wie man die Wahrnehmungen des A effizienter klären kann. Es ist darauf hinzuweisen, daß dieses Vorgehen zur Korrigierung eines fälschlich wahrgenommenen A ebenso zur Infragestellung irrationaler Überzeugungen bei B verwendet werden kann, indem man nämlich dem Klienten eine Frage auf unterschiedliche Weise immer wieder stellt: »Wo liegt der Beweis, daß das, was Sie glauben, wirklich wahr ist?«

Die Veränderung des A

Haben Sie dem Klienten dabei geholfen, die Genauigkeit seiner Wahrnehmung von A zu prüfen, wird deutlich, daß ein A selten einfach schwarz oder weiß ist. Absolute Hypothesen (immer, nie, jedermann, niemand usw.) lassen sich selten bestätigen. Deshalb kann unser Klient die Entdeckung machen, daß es zwar einige Leute in seinem Büro geben wird, die ihn mögen, daß aber ihr Prozentsatz immer noch niedriger sein kann, als es für ihn wünschenswert wäre, und daß eine psychologische Intervention angebracht sein kann. Dem Klienten bei der Veränderung jener A's zu helfen, die sich verändern lassen, ist ein legitimes und wichtiges Unternehmen für den rationalen Therapeuten. Wir halten uns dabei an *Ellis,* der in seinen Therapiegruppen einen großen Teil seiner Zeit darauf verwendet, Klienten bei der Entwicklung sozialer und Überlebensfähigkeiten zu helfen. Veränderungen bei A bestehen grundsätzlich aus zwei Arten: (1) in Versuchen, die Umgebung zu verändern, in der der Patient lebt, und (2) in Versuchen, persönliche Aspekte des Klienten zu ändern.

Veränderungen in der Umwelt des Klienten: Klienten werden oft von Widrigkeiten in ihrem alltäglichen Leben bedrängt, die sich ändern lassen. Das können ernsthafte finanzielle Probleme, juristische Probleme, Probleme mit angeheirateten Verwandten, medizinische Probleme, pädagogische Probleme, berufliche Probleme und Ehe- oder Familienprobleme sein. Im Umgang mit solchen Problemen bestehen für den RET-Therapeuten grundsätzlich zwei Möglichkeiten: Er kann, wenn es angebracht ist, Informationen bieten, und, was wichtiger ist, er kann den Klienten Problemlösungsfähigkeiten beibringen.

Eine der ersten Fertigkeiten, die ein Klient nutzbringend anwenden kann, ist vielleicht das Unterscheidungslernen. Das heißt zu lernen, wann ein Klient die Grenzen seiner Kompetenz erreicht hat und sich an einen *außenstehenden Fachmann* wenden sollte. Für manche Klienten kann es schwierig sein, jemand um Rat anzugehen. Vielleicht wissen sie nicht einmal, an wen sie sich wenden sollen. Es wäre gut, wenn jeder Therapeut eine Liste von Spezialisten (Ärzte, Anwälte, Finanzberater usw.) zur Hand hätte, zu der er bei Bedarf greifen kann.

Die zweite Fähigkeit, die sich für Klienten hilfreich erweisen kann, ist der Erwerb einer *problemorientierten Einstellung*. Damit meinen wir drei wichtige Erkenntnisse:
1. Klienten sind nicht hilflos. Sie können etwas zur Verbesserung ihrer Situation tun. Wie wir schon früher gesagt haben, bedeutet eine rationale Lebenseinstellung nicht, daß man unangenehme oder mißliche Ereignisse passiv hinnimmt, und ganz bestimmt nicht, daß man sie billigt. Wenn eine direkte Veränderung einer unangenehmen Umgebung unmöglich ist, kann man der Situation zumindest selektiv begegnen. So ist es z. B. nicht möglich, daß ein Klient die Luftverschmutzung in Manhattan beseitigen kann. Vielleicht aber kann er sich dazu entscheiden, nicht in Manhattan zu leben. Ähnlich ist es vielleicht unmöglich, die widerwärtigen Verhaltensweisen einer Schwiegermutter je zu verändern, aber zumindest kann man den Kontakt mit ihr begrenzen.
2. Klienten müssen zur Kenntnis nehmen, daß in vielen Fällen nur begrenzte Veränderungen wahrscheinlich sind innerhalb einer begrenzten Zeitdauer. Das Festhalten an unrealistischen Erwartungen und Schwarzmalerei, wenn sich diese nicht erfüllen, kann der geistigen Gesundheit abträglich sein.
3. Klienten müssen verstehen, daß es keine perfekten Lösungen gibt, sondern nur bessere oder schlechtere Alternativen.

Viele der schwierigen A's, welche Klienten präsentieren, stellen entweder *Annäherungs-* oder *Vermeidungskonflikte* oder eine Mischung aus beiden dar. Ein Konfliktlösungs-Training greift viele Elemente der rational-emotiven Therapie auf. Ein Teil der Schwierigkeiten, welche Klienten bei der Lösung von Konflikten oder beim Treffen von Entscheidungen haben, besteht in der Unfähigkeit, Risiken einzugehen, in der Überzeugung der unbedingten Notwendigkeit von Gewißheit, dem Glauben, daß man die Zukunft voraussagen kann, und schwarzseherischen Erwartungen in bezug auf die Möglichkeit, falsche Entscheidungen zu treffen. Diese Probleme werden bei der Disputation der irrationalen

Überzeugungen behandelt. Hat ein Klient einmal begriffen, daß es so etwas wie eine vollkommene Lösung nicht gibt, keine Garantie für ein bestimmtes Ergebnis und keine Beschämung, wenn man einen falschen Weg eingeschlagen hat, dann kann ihm immer noch die Fähigkeit zu dem fehlen, was *Ellis* den *hedonistischen Kalkül* genannt hat.

Mit dem etwas anspruchsvollen Begriff des hedonistischen Kalküls ist die Berücksichtigung einer Reihe von Elementen bei der Entscheidungsfindung gemeint: Die Berücksichtigung des relativen Wertes für den Klient, der relativen Wahrscheinlichkeit verschiedener lang- und kurzfristiger Konsequenzen, das Abwägen von Pro's und Kontra's und schließlich der Mut, diesen Gegebenheiten entsprechend zu handeln. Jede dieser Stufen verlangt unter Umständen ausführliche Gespräche zwischen Klient und Therapeut, zwischen Klient und außenstehenden Fachleuten und zwischen dem Klienten und anderen, von der Entscheidung betroffenen Personen.

Nehmen wir z. B. an, daß die Klientin eine geschiedene Frau mit zwei Kindern ist, die beabsichtigt, einen neuen Partner zu heiraten, der in einer mehrere hundert Kilometer entfernten Stadt wohnt. Zusätzlich ist der Erkorene ein verbissenes Arbeitstier mit einer schlechten Gesundheit. Eine Heirat würde für die Frau bedeuten, ihren Wohnsitz zu wechseln, eine sichere Stelle aufzugeben und die Ausbildung der Kinder zu unterbrechen. Diesen negativen Faktoren steht ihre Zuneigung für den Mann gegenüber, ihre gemeinsamen beruflichen Interessen, ihre sexuelle Übereinstimmung und die ausgezeichnete Beziehung des Mannes zu ihren Kindern. Bei der Erstellung ihres hedonistischen Kalküls besprach die Klientin mit dem Therapeuten die relative Wahrscheinlichkeit verschiedener Ergebnisse ihrer Entscheidung, wie die Wirkungen einer Wiederverheiratung auf die Kinder, das wahrscheinliche Ausmaß der Zuneigung ihres Partners, ihr Bedürfnis, sich sicher zu sein, daß die Beziehung dauerhaft sein möge, usw. Mit ihrem Hausarzt besprach sie die Konsequenzen des schlechten Gesundheitszustandes ihres zukünftigen Mannes; mit den Kinder sprach sie über deren Reaktion auf die voraussichtliche Heirat, und mit andern in ihrem Beruf untersuchte sie die Wahrscheinlichkeit, an ihrem neuen Wohnort eine befriedigende Arbeit zu bekommen. Sobald alle diese Daten beieinander waren, erarbeitete sie und der Therapeut den hedonistischen Kalkül, bis es klar war, daß ein größeres Maß an Glück zu erreichen wäre, wenn sie das Risiko der neuen Beziehung auf sich nehmen würde.

Veränderungen lassen sich auch herbeiführen, wenn man den Klienten die Grundbegriffe des *operanten Konditionierens* beibringt. Durch eine kluge Anwendung dieser Prinzipien zur Formung neuer Verhaltensweisen und zum Löschen oder zur Bestrafung unerwünschten Verhaltens lassen sich viele Schwierigkeiten im zwischenmenschlichen Bereich aus dem Weg räumen. Eltern kann eine Einführung in die Verhaltenstherapie helfen, Konflikte mit ihren Kindern zu reduzieren, und Kinder können von denselben Grundsätzen profitieren, wenn sie Interaktionsmuster mit ihren Eltern, Lehrern und Geschwistern verändern wollen. Mit andern Worten, zu lernen, wie man Verstärkersysteme aufbaut, kann für Klienten jeder Altersgruppe in buchstäblich jeder zwischenmenschlichen Situation von Nutzen sein. Für den Leser, der sich in dieser Materie nicht auskennt, finden sich im Anhang hilfreiche Hinweise. Es folgt ein Fallbeispiel über die Anwendung von RET, die auch eine Verhaltensmodifikation einschloß (was bei der RET meistens der Fall ist, da sie beinahe immer sowohl auf den kognitiven, den emotiven und den Verhaltensbereich ausgerichtet ist).

In diesem Fall war die Klientin eine junge Mutter mit drei Kindern, die sich vor kurzem von ihrem Mann getrennt hatte. Zu ihren emotionalen Problemen gehörten Depression, Schuldgefühl wegen der Auflösung ihrer Ehe und deren möglichen negativen Auswirkungen auf die Kinder und ein wachsender Ärger über die Kinder, als diese sich in zunehmendem Maße schlecht zu benehmen begannen. Als sie und ihr Therapeut ihr Erziehungsverhalten unter die Lupe nahmen, zeigte sich, daß sie immer mehr darauf verzichtet hatte, zu bestrafen und unerwünschtes Verhalten ihrer Kinder einzudämmen. Die Motivation für diese Veränderung in ihrem Verhalten lag in der Vermeidung von Schuldgefühlen, und diese ihrerseits rührten von verschiedenen irrationalen Überzeugungen her. So glaubte sie z. B., daß sie die Kinder nun doppelt so stark lieben mußte, da ihr Mann nicht mehr länger zu Hause wohnte. Ihre Definition von Liebe hieß offensichtlich, daß sie das Verhalten ihrer Kinder nicht mißbilligen und diese ganz bestimmt nicht strafen oder anschreien dürfe. Wie zu erwarten war, gerieten ihr die Kinder zunehmend mehr aus der Hand, bis sie schließlich jeweils voller Verzweiflung ihre Beherrschung verlor und sich danach unmittelbar selbst bestrafte, weil sie ihren Kindern gegenüber grausam gewesen war. So machte die Klientin sich durch ein ungeschicktes Verhalten andern und sich selbst gegenüber total fertig. Statt ihre Kinder angemessen zu disziplinieren, bestrafte sie *sich selbst*. Auf der kognitiven Ebene arbeitete der Therapeut mit ihr an ihrer Definition von Liebe, Bestrafung und mütterlichem Verhalten. Es wurde ihr bald klar, daß das Verhalten einer guten Mutter nicht nur darin bestand, Zuneigung zu zeigen, sondern auch in der angemessenen Anwendung von Bestrafung. Es war im langfristigen Interesse der Kinder, zeitweilig die unangenehmen Folgen elterlichen Verhaltens zu erleben, wenn sie wichtige Verhaltensweisen lernen sollten. Schließlich war es wichtig, daß man ein kleines Kind, das über die Straße lief, ohne auf den Verkehr zu achten, unmittelbar tadelte oder bestrafte. So brauchte man auch, wenn man Kindern soziale Verhaltensweisen beibringen wollte, gelegentlich eine feste Hand. Es ist ein Zeichen elterlicher Liebe, wenn eine Mutter Verantwortung übernimmt und es wagt, gegen das Fehlverhalten eines Kindes vorzugehen, ihm direktes Feedback zu geben und Maßnahmen zu treffen, das Verhalten zu ändern. Als sich die Klientin auf diese Weise erlaubt hatte, ihre Kinder zu lenken, erarbeiteten sie und die Kinder mit Hilfe des Therapeuten eine konstruktive Vereinbarung gegenseitiger Verantwortlichkeiten mit entsprechenden Belohnungen und Strafen, um mit den verschiedenen Problemen zurechtzukommen. Die Auszahlung von Taschengeld an die Kinder wurde vom entsprechenden Verhalten abhängig gemacht. Als wirksame Strafe erwies sich der Verzicht aufs Fernsehen für eine bestimmte Zeit. Selbst nachdem sie ihre kognitiven Einstellungen in Frage gestellt hatte, blieb diese Mutter ein »softy«, und es war ihr immer unangenehm, wenn sie längere Strafen verhängen mußte. Deswegen wurde der Vereinbarung ein Zusatz beigefügt, nach dem die Kinder einen Teil ihrer Strafe durch konstruktives Verhalten kompensieren konnten, etwa indem sie zusätzlich im Haushalt mithalfen oder irgend etwas Nettes für jemand andern taten.

Zusammenfassend kann man sagen, daß Versuche, das A zu ändern, die auch eine Veränderung der Umgebung des Klienten mit sich bringen, vorzugsweise auf zwei Arten erreicht werden können: (1) indem man dem Klienten Problemlösungs-Fähigkeiten beibringt, wie das Beschaffen von Information, das Abwägen von Konsequenzen und die Entscheidung für eine bestimmte Handlung; (2) indem man dem Klienten bestimmte Informationen gibt, etwa über die Anwendung operanten Konditionierens, um das Verhalten anderer in der Umwelt des Klienten zu verändern. Eine andere Möglichkeit, das A zu verändern, besteht in der Veränderung von Verhaltensweisen des Klienten, in der Hoffnung, daß dann seine Umwelt anders auf ihn reagieren wird. Wir wenden uns nun dieser zweiten Methode zu.

Die Veränderung des Klienten: Verfügt ein Klient über ein schlechtes Verhaltensrepertoire in bestimmten Lebensbereichen und führt dies zu einer Minderung seiner Selbstachtung, dann hat die therapeutische Arbeit zunächst an der Minderung der Selbstachtung anzusetzen. Wenn die Arbeit aber damit aufhört, dann kann sich der Klient unter Umständen sehr wohl akzeptieren, aber das bleiben, was *Goldfried* und *Davison* (1979) einen »entspannt inkompetenten« Menschen genannt haben. Der Therapeut wird sich deshalb fragen: »Zeigt mein Klient genügend Anstrengung, und hat er genügend Fähigkeiten, sein Verhalten zu ändern?« Wir wenden uns nun einigen Verhaltensdefiziten zu, die einen Klienten an der Erreichung erwünschter Ziele hindern können.

Vielen Klienten fehlt es vor allem an *Problemlösungsfertigkeiten.* Zahlreiche Wissenschaftler und Therapeuten haben zu diesem Thema gearbeitet (z. B.: *Allen* u. a., 1976; *Mahoney,* 1979; *D'Zurilla* und *Goldfried,* 1971). Wir wollen uns in erster Linie auf die Arbeit von *Spivack, Platt* und *Shure* (1976) und auf jene der *Hahnemann Medical School* konzentrieren. Diese Forscher weisen darauf hin, daß es keine Korrelation gibt zwischen der Fähigkeit, zwischenmenschliche Probleme, und jener, praktische Probleme oder solche, die mit unbelebten Gegenständen zu tun haben, zu lösen. So kann jemand ein ausgezeichneter Physiker und dennoch nicht in der Lage sein, mit seiner Sekretärin zurechtzukommen. Die Fähigkeit, soziale Probleme zu lösen, hat nichts zu tun mit dem Intelligenzquotienten, steht aber in einer Beziehung mit anderen Meßwerten psychischer Störung und mit einer schlechten sozialen Anpassung. Andererseits können Defizite im Problemlösungsverhalten auch vorhanden sein, wo keine besonderen emotionalen Störungen festzustellen sind. Klienten können ihr Verhalten auch als nicht störend empfinden, obwohl sie sich weiterhin in einer Weise benehmen, die für sie abträglich ist und welche von der Gesellschaft als unangemessen betrachtet werden kann.

Spivack beschreibt die Begegnung mit einem Jugendlichen, welcher ihn veranlaßte, die Rolle sozialer Problemlösungsfertigkeiten bei Verhaltensstörungen zu erforschen. Als *Spivack* als Psychologe in einer psychiatrischen Institution arbeitete, verschwand einer seiner Patienten eines Nachts und machte sich auf den Weg in den nahegelegenen Ort. *Spivack* mußte sich an der Suche nach dem Kind beteiligen. Mit Hilfe der Polizei wurde der Junge schließlich entdeckt, wie er um elf Uhr nachts über die Bahngleise auf den Ort zuging. Am folgenden Tag besprach *Spivack* mit dem Kind die Gründe für seinen Ausflug. Als guter Analytiker hatte er eine Reihe von Hypothesen, die das abweichende Verhalten des Kindes erklären konnten. Möglicherweise benahm sich der Junge masochistisch und wünschte, für sein Verhalten bestraft zu werden, oder er agierte seinen Ärger gegenüber seinem Pflegepersonal aus. Als der Therapeut Informationen zur Stützung dieser Hypothesen sammelte, stellte er dem Jungen verschiedene Fragen über sein Verhalten. Der Junge sagte, daß er in die Stadt gegangen sei, um etwas zu kaufen, das er in einem der Läden gesehen habe. Der Therapeut fragte ihn, ob er denn nicht daran gedacht hätte, daß um Mitternacht der Laden geschlossen sein würde? Der Junge sagte, daß er daran nicht gedacht habe. War ihm dann nicht eingefallen, daß er eine Regel übertrete? Der Junge antwortete, daß ihm das nicht in den Sinn gekommen sei. Hatte er dann nicht an die Konsequenzen seines Verhaltens gedacht; das Personal würde wütend sein mit ihm und seine Privilegien würden beschnitten werden? Der Junge gab zur Antwort, daß er ganz einfach nicht daran gedacht habe. Ob er denn nicht daran gedacht habe, daß es andere Möglichkeiten gäbe, den gewünschten Artikel zu bekommen? Wiederum gab der Junge zur Antwort, daß es ihm nicht in den Sinn gekommen sei. An diesem Punkt, berichtet *Spivack*, kam ihm eine verblüffende Einsicht. Vielleicht waren seine eigenen Hypothesen über das Verhalten des Kindes falsch und jene des Kindes waren korrekt. Konnte es sein, daß statt irgendeiner inneren masochistischen Motivation das Kind *ganz einfach nicht gedacht hatte?* Diese einfachere Hypothese führte

Spivack und seine Mitarbeiter schließlich dazu, ein breitangelegtes Projekt zu starten, bei dem der Einfluß kognitiver Faktoren auf die Fähigkeit, Probleme zu sehen und zu lösen, untersucht werden sollte. Die Resultate dieser Untersuchung wiesen auf eine Anzahl kognitiver Fertigkeiten, die sich hierarchisch entwickelten und bei deren Fehlen mit psychischen Störungen zu rechnen war. Auf der untersten Stufe steht natürlich die Fähigkeit, die Existenz eines sozialen Problems zu erkennen, d. h. zu erkennen, daß zwischen zwei oder mehr Personen ein Konflikt besteht. Dies schließt die Fähigkeit ein, die Gefühle der andern aufgrund ihrer verbalen und nonverbalen Signale interpretieren zu können. Eine Anzahl weiterer Fertigkeiten ist als Voraussetzung nötig, darunter z. B. die Fähigkeit, innezuhalten und zu denken (z. B.: »Gut, hier ist das Problem, wie kann ich es jetzt angehen?«). Eine andere Fähigkeit besteht darin, Tatsachen von Meinungen zu unterscheiden. Eine Tatsache ist ein beobachtbares oder verifizierbares Phänomen oder eine Handlung, auf die sich zumindest die Mehrheit der Beobachter einigen kann. Schließlich besteht eine damit in Beziehung stehende Fähigkeit darin, anzuerkennen, daß andere unter Umständen über dieselben Tatsachen unterschiedliche Meinungen haben können als man selber.

Ist ein Problem einmal erkannt und zur Kenntnis genommen, besteht die erste wichtige Fähigkeit, um damit umgehen zu können, darin, *sich verschiedene Lösungen ausdenken zu können.* Je mehr Alternativen der Klient sich ausmalen kann, umso wahrscheinlicher wird er sich angemessen verhalten können. Nehmen wir z. B. ein Kind, das ein anderes Kind mit einem Spielzeug spielen sieht, das es selbst haben möchte; dies ist ein soziales Problem. *Spivacks* Untersuchungen zeigten, daß ein sozial gut angepaßtes Kind sich mehrere alternative Handlungsmöglichkeiten ausdenken konnte, um mit der Situation umzugehen; es konnte z. B. das andere Kind um das Spielzeug bitten, es konnte ihm einen Handel vorschlagen, es konnte das andere Kind schlagen und ihm das Spielzeug entreißen, oder es konnte das Kind bitten, mit dem Spielzeug spielen zu dürfen, wenn das andere es nicht mehr brauchte, oder es konnte mit irgend etwas anderem spielen, usw. Bei einem gestörten Kind ist die Wahrscheinlichkeit größer, daß es einfach nach dem Spielzeug greift und andere Alternativen nicht bedenkt. Als Erklärung bietet sich an, daß das gestörte Kind die kognitiven Fähigkeiten, sich Alternativen auszudenken, nicht entwickelt hat. Glauben Sie deswegen nicht, daß ein Klient ein angemessenes Verhalten zeigen wird, wenn Sie erst einmal seine irrationalen Überzeugungen geklärt haben. *Spivacks* Erkenntnisse stellen diese Annahme in Frage und weisen darauf hin, daß alternatives Denken eine Fähigkeit ist, die ein Klient erst noch erlernen und einüben muß. Diese

Fähigkeit ist ähnlich dem, was man »Brainstorming« nennt. Der Therapeut ermuntert den Klienten, so viele Verhaltensalternativen wie möglich aufzuzählen, ohne sie irgendwie zu zensieren oder zu bewerten. Verrückte, dumme, unpraktische und unvollkommene Vorstellungen und Ideen sind ebenso willkommen, bevor der Therapeut den Klienten zur nächsten Stufe in der Hierarchie führt.

Der zweite Schritt bei der Entwicklung von Problemlösungsfähigkeiten besteht in der Fähigkeit, sich *die Konsequenzen seines Verhaltens,* insbesondere dessen Wirkungen auf andere Menschen, *auszudenken zu können.* Wird der andere positiv oder negativ auf mein Verhalten reagieren? Was wird der andere vermutlich empfinden? Wird er oder sie wütend werden über das Verhalten? Wird das Verhalten auf Zustimmung stoßen? Wird das Verhalten mich erreichen lassen, was ich will? Das Denken über die Konsequenzen macht also Voraussagen über die Beziehung zwischen sozialen Verhaltensweisen und sozialen Konsequenzen. Das Wissen des Therapeuten um die Prinzipien, welche Verhalten bestimmen, kann dem Klienten eine wertvolle Unterstützung bei seinen Voraussagen sein. Nehmen wir das Beispiel einer Mutter, die zu entscheiden versucht, wie sie auf das andauernde Heulen ihres Sohnes reagieren soll. Zu den von ihr entwickelten Verhaltensalternativen zählte z. B. die Vorstellung, das Kind einfach zu ignorieren, wenn es heulte. Damit wandte sie das Prinzip der Löschung an. Welches könnten die Konsequenzen dieses Verhaltens sein? Die Literatur über operante Löschung zeigt ganz klar, daß der unmittelbare Effekt dieses Vorgehens sehr wohl sein könnte, daß das von der Mutter unerwünschte Verhalten zunächst noch zunimmt. Ein zusätzliches Problem, vor dem sie auf der Hut sein müßte, wäre die Möglichkeit, daß die Mutter ihren Plan nicht konsequent durchhalten könnte und so sich dem Kind intermittierend zuwenden würde, wenn es heulte. Man könnte die Mutter darauf hinweisen, daß intermittierende Verstärkung die Unempfindlichkeit eines Verhaltens gegen Löschung erhöht und damit das Problem verlängert. Auf diese Weise wägt ein Klient die Pro's und Kontra's jeder der alternativen Lösungen ab, die er sich ausgedacht hat.

Hat der Klient die verschiedenen Alternativen bewertet und die erfolgversprechendste ausgewählt, kann er zum nächsten Schritt übergehen. Er besteht darin, daß er *die Beziehung zwischen den angewendeten Mitteln und den angepeilten Zielen bedenkt.* Er analysiert die Abfolge der Ereignisse, die eintreten werden, und legt den Ablauf Schritt für Schritt fest, der zum Ziel führen soll. Die Mutter im obigen Beispiel würde in Gedanken genau durchgehen, wie sie ihren Löschungsplan durchführen und wie sie darauf reagieren würde, wenn das

Weinen ihres Kindes zunahm. Wie würde sie z. B. mit dem Weinen ihres Kindes fertigwerden, wenn sie sich mit ihm irgendwo in der Öffentlichkeit befinden würde? Schließlich lernt der Klient die Fähigkeit, die Lösung zu *verifizieren*. Der Plan ist durchgeführt und seine Wirkungen werden ausgewertet. Wie funktionierte er? Was ging falsch? Können die Fehler korrigiert werden? Wenn die Resultate negativ sind und sich der Plan als ineffektiv erweist, wird der Klient wiederum zur Stufe eins zurückgeführt, dem Ausdenken alternativer Lösungen, um einen neuen Zugang zum sozialen Problem zu erarbeiten. Eine Theorie der Psychopatologie, die sich nur auf die kognitiven Elemente konzentriert, welche ein angemessenes Verhalten verhindern oder beeinträchtigen, geht davon aus, daß das Individuum über angemessene Reaktionsmöglichkeiten verfügt. Würde der Klient rational denken, und wäre er von seinem hemmenden Denkprozeß befreit, würde er theoretisch in der Lage sein, sich kompetent zu verhalten. Die Arbeit von *Spivack* und seinen Mitarbeitern zeigt allerdings, daß das Repertoire an angemessenen und angepaßten Verhaltensweisen eines Klienten nicht über genügend persönliche Problemlösungsfertigkeiten verfügen kann. Dieses Modell erlaubt die Annahme, daß dysfunktionales Verhalten sowohl durch das Fehlen angemessener wie durch das Vorhandensein dysfunktionaler Kognitionen verursacht sein kann.

Manche Elemente von *Spivacks* Trainingsprogramm zur Einübung sozialer Problemlösungsfertigkeiten decken sich mit der RET. Auch rationale Therapeuten bringen ihren Klienten bei, Fakten von Meinungen zu unterscheiden, zuerst zu denken, bevor sie handeln, und Probleme zu spezifizieren. Es ist schade, daß die RET-Literatur nicht auf dieses Training sozialer Fertigkeiten verweist, das RET-Therapeuten schon seit Jahren mit ihren Klienten durchführen. Insbesondere *Ellis* bietet einen Workshop an, den er »Kreative Kontakte für Singles« nennt und der zu den beliebtesten Kursen des Instituts für rational-emotive Therapie zählt. In diesem Workshop hilft er den Teilnehmern zuerst, ihre Gedanken zu identifizieren und in Frage zu stellen, die sie an Kontakten hindern, und lehrt sie dann soziale Fertigkeiten für Kontakte mit dem andern Geschlecht und gibt ihnen die Möglichkeit, diese einzuüben. Da in der RET-Literatur eine genaue Unterscheidung der einzelnen Schritte fehlt, die zu einem sozialen Problemlösungsverhalten führen, stellt die Arbeit von *Spivack*, *Platt* und *Shure* eine bedeutsame Ergänzung dazu dar.

RET-Therapeuten gehen allerdings noch einen Schritt weiter und zeigen ihren Klienten auch, wie sie mit Mißerfolg bei der Anwendung ihrer neuen Fertigkeiten umgehen können. Manchmal werden Klienten finden, daß sie nur die Wahl zwischen sehr unvollkommenen Lösungen haben, daß jede

Lösung vermutlich unerwünschte Konsequenzen mit sich bringen wird oder daß das Problem ganz einfach nicht gelöst werden kann. Manchmal können die besten Problemlöser an der harten Wirklichkeit scheitern. Wenn dies der Fall ist, stellt die elegante Lösung ein unerläßliches Werkzeug dar.

Selbstsicherheitstraining

Wichtig für die Anpassung eines Klienten an seine Umgebung ist seine Fähigkeit, Gefühle und Wünsche angemessen zum Ausdruck bringen zu können. Diesbezügliche Defizite können aus verschiedenen Quellen stammen: Der Klient kann über kein ausreichendes verbales und/oder nonverbales Repertoire verfügen, es können ihn kognitive Faktoren daran hindern, diese Verhaltensweise zu zeigen, oder es kann beides der Fall sein. Zusätzlich ist auch zu bedenken, daß diesbezügliche Defizite auch situationsspezifisch sein können. Es ist durchaus möglich, daß Klienten im Umgang mit ihrem Chef sehr selbstsicher sind, sich zu Hause aber wie eine schüchterne Maus benehmen. Eine in ihrem Beruf sehr selbstsichere Frau kann zum Beispiel in der Wahl ihrer Sexualpartner Schwierigkeiten haben, weil sie nicht nein sagen kann. Ein anderer Klient kann durchaus sehr geschickt sein, wenn er negative Gefühle äußern will, aber er bringt keine zärtlichen, netten oder liebevollen Worte über die Lippen. Eine Veränderung dieser Verhaltensaspekte kann Klienten helfen, ihr A zu verändern, solange das Folgende bedacht wird:

1. Ein selbstsicheres Verhalten ist keine Garantie dafür, daß jemand bekommt, was er will, obwohl es die Wahrscheinlichkeit eines positiven Ergebnisses erhöht.

2. Wenn sich jemand selbstsicher zu verhalten weiß, heißt das nicht, daß er sich stets auf diese Weise verhalten muß. Manchmal kann Zurückhaltung besser sein. Mit anderen Worten, auch hier wird man die Konsequenzen eines bestimmten Verhaltens zu bedenken haben.

Will ein Klient ein selbstsicheres Verhalten lernen, dann muß man ihn zunächst auf die Unterschiede zwischen selbstsicherem, nicht selbstsicherem und aggressivem Verhalten hinweisen. *Selbstsicheres Verhalten* zeigt sich in der Äußerung eines Wunsches oder einer Forderung nach Veränderung einem andern Menschen gegenüber, die direkt, aber nicht feindselig oder aus einer Verteidigungsstellung heraus mitgeteilt wird. *Nichtselbstsicheres Verhalten* äußert sich durch indirekte Kommunikation, übermäßige Gehemmtheit, Ängstlichkeit und dadurch, daß man vielleicht überhaupt darauf verzichtet, das zu bekommen, was man will. *Aggressives Verhalten* äußert sich meistens durch Forderungen statt durch Wünsche, es ist normalerweise rechthaberisch oder feindselig und zielt oft auf die Bestrafung des andern ab.

Eine weitere Aufgabe beim Selbstsicherheitstraining kann darin bestehen, daß die Behauptungen des Klienten über sich selbst korrigiert werden müssen: irrationale Meinungen, welche zu unselbständigem, feindseligem oder aggressivem Verhalten führen, oder Vorstellungen, durch die der Klient sich selbst für ungeschickt selbstsichere Reaktionen, für selbstsichere Verhaltensweisen, die sich nicht unmittelbar als erfolgreich erweisen, oder für das Fehlen von Reaktionen überhaupt bestraft.

Es kann für Klienten nützlich sein, überhaupt festzustellen, daß sie ein Recht haben, sich selbstsicher zu verhalten. Welches sind ihre Rechte als Person? Welches sind ihre Rechte in bestimmten sozialen Rollen, z. B. als Gatte oder als Vater oder Mutter? Solche Fragen eignen sich oft sehr gut als provozierende Hausaufgabe. Die folgenden Anregungen können dazu verhelfen, den Klienten in Gang zu bringen: »Ich habe das Recht, Gefühle zu haben und sie auszudrücken, auch wenn es Klagen oder Kritik sind. Ich habe das Recht, meine eigenen Prioritäten zu setzen. Ich habe das Recht, nein zu sagen, ohne mich schuldig zu fühlen.«

In einem weiteren Schritt wird man die Stärken und Schwächen des Klienten bei einer selbstsicheren Kommunikation feststellen und Übungen entwickeln, welche die Lücken in seinen Fähigkeiten überbrücken. Die folgende Liste – sie ist von *Janet Wolfe* übernommen und für unsere Zwecke überarbeitet – kann als Checkliste sowohl für den Therapeuten wie den Klienten dienen, wenn die Fertigkeiten und Defizite im verbalen und nonverbalen Verhalten festgestellt werden sollen.

Hinweise für selbstsicheres Verhalten

1. *Wenn Sie eine Ablehnung ausdrücken, dann sagen Sie ein entschiedenes Nein. Erklären Sie, wieso Sie ablehnen, aber entschuldigen Sie sich nicht unnötig. Wenn möglich, bieten Sie dem andern eine Alternative an.*
2. *Antworten Sie so kurz als möglich, ohne Unterbrechung.*
3. *Verlangen Sie eine Erklärung, wenn man etwas Unvernünftiges von Ihnen verlangt.*
4. *Schauen Sie Ihren Gesprächspartner an. Prüfen Sie Ihre Körpersprache, ob sie Anzeichen von fehlender Selbstsicherheit zeigt (z. B: die Hand vor dem Mund, Scharren mit den Füßen, usw.). Achten Sie auf Ihre Stimme, und bemühen Sie sich, nicht zu laut oder nicht zu leise zu sprechen.*
5. *Wenn Sie Ärger oder Kritik zum Ausdruck bringen, richten Sie sie auf das Verhalten, vermeiden Sie einen persönlichen Angriff.*

6. *Wenn Sie sich zum Verhalten eines anderen äußern, sprechen Sie in der Ich-Form. Z. B.: Statt zu sagen: »Du hast mich wütend gemacht!« sagen Sie: »Wenn du immer im letzten Augenblick eine Verabredung absagst, ist das außerordentlich lästig, und ich bin dann wirklich sehr ärgerlich.« Wenn möglich, regen Sie ein anderes Verhalten an (»Ich denke, wir würden uns besser hinsetzen, um uns zu überlegen, wie wir miteinander Pläne machen können, damit wir diese Unannehmlichkeiten vermeiden können.«)*

7. *Schreiben Sie sich Ihre selbstsicheren Verhaltensweisen auf. Gehen Sie sie durch und besprechen Sie sie mit einem Freund. Beobachten Sie gute Modelle. Denken Sie daran, schlechte Gewohnheiten verlernt man nicht über Nacht, dasselbe gilt für das Erlernen neuer Fertigkeiten.*

8. *Belohnen Sie sich irgendwie, wenn Sie sich zu einer selbstsicheren Reaktion durchgerungen haben, unabhängig davon, ob Sie das erwünschte Ergebnis erzielt haben oder nicht.*

9. *Machen Sie sich keine Vorwürfe, wenn Sie sich nicht selbstsicher oder aggressiv benommen haben. Versuchen Sie einfach herauszufinden, wo Sie den Fehler gemacht haben und wie Sie mit der Situation das nächstemal besser umgehen können.*

Solche Listen sollen bloß dazu dienen, Ihr Gedächtnis aufzufrischen. Sie genügen nicht, wenn das Selbstsicherheitstraining für Sie noch etwas Neues ist. Eine ausführliche Bibliographie finden Sie im Anhang. Denken Sie daran, ein Selbstsicherheitstraining ist eine Technik, die der RET-Therapeut verwenden kann, um dem Klienten bei der Veränderung des A zu helfen.

Praktische Ratschläge für die Veränderung des A

Nehmen wir an, Sie sind der Meinung, daß Ihr Klient einige Veränderungen in seiner Erscheinung vornehmen sollte, um seine oder ihre Chancen bei der Erreichung eines Ziels zu verbessern. Wäre es Ihnen angenehm, Ihrem Klienten ein offenes Feedback zu geben oder ein solches Gespräch anzufangen?

Was würden Sie empfinden, wenn Sie eines der folgenden Themen mit dem Klienten offen besprechen sollten?
Hausbackenes Aussehen
Übergewicht
Sichtbare Entstellungen
Hirnschaden
Psychose

Geben Sie sich selbst die Freiheit, ihren Klienten zu sagen, daß Aspekte ihres Verhaltens oder ihrer Erscheinung sozial inakzeptabel sind oder der Erreichung von Zielen im Wege stehen? Achten Sie darauf, ob Sie solche Themen vermeiden oder nicht, weil sie für Sie selber unangenehm sind. Haben Sie Angst vor der Reaktion Ihres Klienten? Wenn ja, beruht Ihr Zögern dann auf rationaler Überlegung oder auf einem irrationalen Bedürfnis nach der Anerkennung durch Ihren Klienten oder auf einer irrationalen Überzeugung, daß ein solches Feedback Ihrem Klienten schaden könnte?

Nehmen wir z. B. an, Ihre Klientin ist eine ältere Frau, die auf der Suche nach einem Partner ist. Doch sie ist ein bißchen in die Breite gegangen und kleidet sich recht schlampig. Wäre es nicht unverantwortlich von Ihnen, wenn Sie einen praktischen Rat zurückhielten, der von Bedeutung sein könnte? Wie könnten Sie sie taktvoll darauf hinweisen, daß einige Veränderungen in der Erscheinung Ihrer Klientin, ihre Chancen, einen Partner zu finden, vergrößern könnten? Sie könnten z. B. etwas in der folgenden Art sagen: »Wissen Sie, nach meiner Erfahrung haben Frauen wie Sie eine größere Chance, eine Beziehung einzugehen, wenn sie ein wenig abnehmen, sich eine neue Frisur zulegen und lernen, wie sie sich am besten präsentieren können. Glauben Sie, daß Sie damit etwas anfangen können?« Oder: »Ist das etwas, woran Sie interessiert sind?« Mit anderen Worten, Sie können Ihre Hinweise in der 3. Person machen und sie nicht direkt auf Ihre Klientin beziehen, um zu vermeiden, diese zu kritisieren. Sie sagen damit: »Sie können tun, was Sie mögen, aber dies könnte hilfreich sein«, und geben so der Klientin die Möglichkeit, die Entscheidung für eine Veränderung zu treffen.

Wenn die Klientin Ihre Anregungen aufnimmt, achten Sie darauf, daß Sie jede positive Veränderung, die Ihnen auffällt, verstärken, z. B.: »Das ist aber ein sehr hübsches Kleid, das Sie da anhaben«, oder »Mir gefällt Ihre neue Frisur, sie steht Ihnen sehr gut«. Die Veränderungen können dann auch der Klientin allmählich gefallen.

In anderen Fällen wird ein hilfreiches Feedback direkter sein. Ernsthaft gestörte Klienten sind sich unter Umständen der Wirkungen ihrer Erscheinung oder ihres Verhaltens auf andere überhaupt nicht bewußt, und Sie werden sie viel deutlicher und nachdrücklicher damit konfrontieren müssen. Vergessen Sie nicht, es wird, wenn überhaupt, sehr wenige Leute im Leben des Klienten geben, die den Mut haben, ein derartiges Feedback zu geben. Ihre Furchtsamkeit, die sich hinter der Phrase von unbedingter Annahme des Klienten versteckt, wird bloß dem Erfolg entgegenarbeiten.

Im Falle einer anorektischen jungen Frau fiel dem Therapeuten z. B. sofort deren ausgezehrte Gestalt auf. Die Klientin klagte darüber, daß sie keine Freunde habe, und war deswegen sehr verwirrt und deprimiert. Nun ist das entscheidende Kennzeichen einer Anorexie ein gestörtes Körperbild. Je dünner solche Patientinnen werden, umso schöner erscheinen sie sich in ihren eigenen Augen, selbst wenn ihr physischer Zustand so schlecht geworden ist, daß eine Hospitalisierung nötig wird. Der Therapeut konfrontierte die Klientin im vorliegenden Fall mit seiner eigenen Reaktion ihrer Erscheinung gegenüber. Sie rief in ihm dasselbe unangenehme Gefühl hervor, das jemand hat, der einen Menschen besucht, der von einer unheilbaren Krankheit aufgezehrt wird; kaum die Art von Reaktion, die sich eine junge Frau auf der Suche nach Freunden wünschen wird. Zunächst bestritt die Klientin energisch, daß ihre Erscheinung irgendeine Rolle bei ihren sozialen Schwierigkeiten spielte, aber als der Therapeut nicht locker ließ, erinnerte sie sich schließlich an eine kürzliche Begegnung mit einer Mitarbeiterin. Die andere Frau hatte sie schüchtern gefragt, ob sie an Leukämie leide. In den kommenden Wochen, als der Therapeut sie immer wieder mit dem Problem konfrontierte, begann die Klientin allmählich die Wirkung ihrer Erscheinung auf andere zu erkennen, und obwohl sie sich in ihrem Zustand gefiel, entschloß sie sich, einige Veränderungen in ihrer Ernährung und der Wahl ihrer Kleider vorzunehmen.

Ähnlich kann sich auch der psychotische Patient nicht darüber im klaren sein, daß er anderen durch seine sonderbare Ausdrucksweise, seine Bewegungen oder durch seine äußere Erscheinung unangenehm auffällt. Deshalb nennen denn einige Psychologen das Verhalten des Psychotikers auch eher »störend« als »gestört«. Es ist klar, daß derlei Verhaltensweisen dem Klienten in vielen Lebensbereichen zum Nachteil gereichen. Als Therapeut können Sie hier dem Klienten gegenüber drei wichtige Rollen vertreten. Zunächst kann in der Therapie die soziale Interaktion eingeübt werden, wobei der Therapeut auf unerwünschte Verhaltensweisen mit unmittelbarem Feedback reagiert. Therapeut und Klient können sich dabei ein Verständigungssystem erarbeiten. So können Sie z. B. mit den Fingern schnalzen, wenn immer der Klient zu murmeln anfängt, ein Thema verläßt oder in unangemessener Weise den Augenkontakt verliert. Dann können Sie den Klienten dazu bringen, die Reaktionen anderer sorgfältiger zu beobachten. Seine Berichte über verbale und nichtverbale Reaktionen auf unangemessene Verhaltensweisen seinerseits können in der Therapie besprochen werden. Schließlich können Sie mit ihm bestimmte Sätze einüben, mit denen er der Verlegenheit der andern entgegenwirken kann, die aber auch zugleich als Selbstinstruktion für ihn dienen. *Meichenbaum*

(1979) berichtet von der erfolgreichen Verwendung solcher Sätze, wie:»Es wird nicht klar, was ich meine. Ich versuche es noch einmal«.

Zusätzlich zu den eleganten Disputationen und philosophischen Umstrukturierungen, mit welchen ein RET-Therapeut arbeitet, kann also auch eine ganze Reihe anderer Fertigkeiten und Techniken in der Therapie von Nutzen sein. Wir nannten hier die sogenannten Bewältigungssätze (oder Selbstinstruktionstraining), die Verbesserung der verzerrten Wahrnehmung des A durch den Klienten und die Hilfestellungen für den Klienten, die A's zu verändern, die sich verändern lassen. In diesem Zusammenhang besprachen wir die Techniken, die dem Klienten helfen können, seine Umwelt zu verändern (z. B.: Problemlösen und operantes Konditionieren), sowie Techniken, die dem Klienten helfen sollen, seine Interaktionen mit der Umwelt günstiger und befriedigender zu gestalten (z. B.: soziales Problemlösungsverhalten, Selbstsicherheitstraining und Vermittlung von direktem Feedback). Wir sind uns bewußt, daß wir die Techniken von *Beck, Meichenbaum* und anderen hier nicht erschöpfend darstellen konnten, aber es ging uns vor allem darum, dem RET-Therapeut zu zeigen, wie diese Methoden sich in seine Arbeit einbauen lassen. Damit der Leser sich mit diesen anderen Methoden vertraut machen kann, haben wir im Anhang eine Reihe von entsprechenden Veröffentlichungen aufgeführt.

Elftes Kapitel
Hausaufgaben

Das Ziel von Hausaufgaben

Die rational-emotive Therapie ist ein kognitives Lernsystem. Die RET ist deshalb der Meinung, daß die Wirkungen einer Therapie weder sehr tiefgreifend noch von langer Dauer sein werden, wenn die Klienten ihre weltanschauliche Umstrukturierung nicht einer Realitätsprüfung unterwerfen. Wenn ein Klient sagt, daß es wirklich nicht schrecklich sei, von einer Frau einen Korb zu bekommen, und dennoch darauf verzichtet, sich mit möglichen Partnerinnen zu verabreden, wird der Therapeut zunächst untersuchen, ob die richtige irrationale Überzeugung diskutiert wurde. Wenn ja, wird der Therapeut die Tragfähigkeit der neuen Überzeugungen des Klienten in Zweifel ziehen. Die RET ist also nicht bloß eine Gesprächstherapie; viel eher betont sie, daß bedeutsame kognitive Veränderungen unwahrscheinlich sind, wenn sich der Klient nicht anders verhält. Wenn man dem Modell der kognitiven Dissonanz folgt, bedeutet das, daß ein verändertes Verhalten sehr oft zu einem veränderten Denken und Fühlen führt. Eines der wichtigsten Mittel, mit denen man dem Klienten helfen kann, sich anders zu verhalten, sind Hausaufgaben. Sie geben dem Klienten die Möglichkeit, die Arbeit der Therapie über die Grenzen der Praxisräume des Therapeuten hinaus zu generalisieren. Hausaufgaben sind deshalb ein Routine-Element der RET.

Die spezifischen Ziele von Hausaufgaben können sein: (1) die Veränderung dysfunktionalen Verhaltens oder die Festigung angepaßten Verhaltens; (2) die Reduktion irrationaler Gedanken, die dann durch hilfreichere ersetzt werden; oder (3) die Feststellung, ob der Klient die Grundprinzipien der rational-emotiven Therapie begriffen hat. Entsprechend können Hausaufgaben bestehen aus: Lektüre, Anhören von Tonkassetten, Schreibarbeiten, Imaginationsübungen, Denkaufgaben, Entspannungs- oder anderen Ablenkungsübungen, Handlungsanweisungen usw. Wie eben gesagt, wird besonderes Gewicht auf die letzte Art der Hausaufgaben gelegt. Wenn dem so ist, können Sie sich natürlich fragen, wieso RET-Therapeuten auch die anderen Formen der Hausaufgaben verwenden? Verschiedene Arten von Hausaufgaben können verschiedenen Zielen dienen, aber selbst wenn verschiedene Hausaufgabenarten auf dasselbe Ziel ausgerichtet sind, kann der Therapeut in der Art der Hausaufgaben dennoch variieren. Die RET ist ja zum Teil eine pädagogische Methode, und jeder gute Pädagoge weiß, daß Abwechslung beim Lernen den Lernerfolg erhöht. Und wieviel kann ein Klient schon in einer Sitzung von 45 Minuten pro Woche lernen? An der Universität hören sich die Studenten Vorlesungen an, sie lesen Literatur und sie führen Feld- oder Laborübungen durch. Der RET-Therapeut möchte dasselbe tun. Ein Therapeut oder eine Therapeutin wird sich deshalb bei jeder Sitzung mit seinem Klienten fragen:»Was kann mein Klient diese Woche tun, um das in die Praxis umzusetzen, was wir in dieser Sitzung besprochen haben?«

Bevor wir auf bestimmte Hausaufgaben zu sprechen kommen, möchten wir darauf hinweisen, daß jede gute Hausaufgabe die folgenden vier Bedingungen erfüllen muß:

1. Sie muß in einem *Zusammenhang mit der Arbeit in der Therapiesitzung* stehen und darf nicht willkürlich gegeben werden. Versuchen Sie, eine Aufgabe zu entwerfen, die sich selbstverständlich aus dem Hauptthema der Sitzung ergibt.

2. Eine Hausaufgabe muß genügend *differenziert* und genau *erklärt* werden. Wenn Sie einen Klienten z. B. bitten, verschiedene mögliche Lösungen für ein Dilemma zu erarbeiten, dann sagen Sie nicht einfach ganz allgemein:»Denken Sie sich so viele aus, wie Sie können«. Besser wäre zu sagen:»Denken Sie sich mindestens vier mögliche Lösungen aus.« So verfügt der Klient über eine präzise Anweisung und wird seine kreativen Fähigkeiten mit größerer Wahrscheinlichkeit aktivieren.

3. Geben Sie konsequent *jede Woche eine Hausaufgabe* und kontrollieren Sie sie jedesmal in der nächsten Sitzung. Glauben Sie auch nicht, daß eine einzige Hausaufgabe für ein spezielles Problem genügt. Es kann gut sein, eine Hausaufgabe oder Varianten davon über mehrere Wochen hinweg immer wieder aufzugeben.

4. Rational-emotive Hausaufgaben folgen mehr dem *Überflutungsmodell* als dem einer stufenweisen Verhaltensformung. Deshalb wird der RET-Therapeut seinen Klienten ermuntern, *große Schritte* zu machen. Eine Hausaufgabe wird dann z. B. lauten:»Treffen Sie diese Woche mit vier Frauen eine Verabredung«, und nicht:»Versuchen Sie, diese Woche eine Frau anzusprechen«. Ein solches Vorgehen führt in der Regel mit größerer Wahrscheinlichkeit zu einer Veränderung. Das Feedback des

Klienten über seine wöchentlichen Hausaufgaben wird dem Therapeuten dann helfen, das Ausmaß des nächsten Schrittes festzulegen. Der Therapeut, der seinen Klienten eine Hausaufgabe gibt, braucht sich dafür nicht zu entschuldigen. Erklären Sie einfach sorgfältig die Aufgabe und erklären Sie ihren Grund. Wenn der Klient versteht, was von ihm verlangt wird, wird er auch eher bereit sein, es auszuführen. Es hilft auch, wenn Sie den Klienten fragen:»Denken Sie, Sie können das tun?« Ist die Antwort nein, dann müssen Sie weitere Arbeit leisten. Sie können dem Klienten auch dadurch helfen, daß Sie ihn die Aufgabe in der Vorstellung ausführen lassen (indem er die Szene laut erzählt), oder Sie machen ein Rollenspiel daraus. Vielleicht ist der Klient damit einverstanden, einen Teil der Aufgabe zu machen, oder er schlägt eine annehmbare Variante vor. Haben sich der Therapeut und Klient schließlich auf die Aufgabe geeinigt, ist es sinnvoll zu fragen:»Werden Sie sich daran erinnern, die Aufgabe zu machen?« Als Gedächtnisstütze kann der Therapeut die Aufgabe auch in der Art eines ärztlichen Rezepts niederschreiben. Manche Therapeuten haben kleine Blöcke mit der Überschrift:»Verhaltensverschreibung von Dr. NN«. Eine solche Formalisierung der Aufgabe ist nicht nur eine Hilfe für das Erinnerungsvermögen des Klienten, sie unterstreicht auch die Glaubwürdigkeit und Wichtigkeit der Hausaufgabe.

Hausaufgabenbeispiele

Lektüre

Das Verständnis der Grundprinzipien der RET und ihre Anwendung auf spezifische Problembereiche kann durch Lektüre vertieft werden. Am Institut für rational-emotive Therapie gibt man neuen Klienten am Ende der ersten Sitzung z. B. ein kostenloses Paket mit Lesestoff. Zusätzlich empfiehlt man dem Klienten, sich ein Exemplar von *The News Guide to Rational Living* von *Ellis* und *Harper* (1975) zu besorgen. Es wird dann erwartet, daß sie sich bis zur nächsten Sitzung schon etwas mit dem ABC-Modell der Gefühle vertraut gemacht haben.

Im Anhang finden Sie eine Reihe von Büchern und Artikeln, die man Klienten zu verschiedenen Zeitpunkten während der Therapie als Lektüre geben kann. Es kann allerdings für einen Klienten ziemlich zeitraubend und schwierig sein, manche dieser Veröffentlichungen aufzutreiben. Deshalb besorgen Sie sich mit Vorteil einige Exemplare jener Bücher, die Sie am häufigsten empfehlen. Diese können Sie dann dem Klienten entweder verkaufen oder leihen.

Anhören von Tonkassetten

Sie erinnern sich an unseren Vorschlag, die Therapiesitzungen aufzuzeichnen, wenn man die Erlaubnis des Klienten dafür erhalten hat. Ähnlich kann man auch die Klienten ihren eigenen Recorder mitbringen lassen, damit sie ihre Therapiesitzung auf Band aufnehmen. In beiden Fällen ist es hilfreich, wenn man die Klienten dazu ermuntert, ihre Therapiekassetten zwischen den einzelnen Sitzungen noch einmal anzuhören. Die mehrmalige Wiederholung der gleichen Lektion wirkt sich fördernd auf das Lernen aus.

Zusätzlich dazu und zur Lektüre von Literatur kann man den Klienten zu Hause auch Kassetten mit Informationen über die RET anhören lassen. Amerikanische Kassetten sind über das Institut für rational-emotive Therapie in New York zu erhalten, deutsche Kassetten sind erschienen in der Reihe Psychotherapeutische Praxis beim Verlag J. Pfeiffer, München. Nähere Angaben finden Sie im Anhang dieses Buches. Das Anhören von Tonkassetten ist vor allem sinnvoll, wenn der Therapeut dem Klienten Entspannungstechniken beibringt. Eine entsprechende Tonkassette aus der Reihe Psychotherapeutische Praxis finden Sie im Anhang aufgeführt. Sie können aber auch Ihre eigenen Instruktionen auf Band sprechen oder noch einfacher eine Entspannungssitzung mit dem Klienten aufnehmen. Letzteres kann die Wirksamkeit des Trainings bei manchen Klienten erhöhen, da die Stimme des Therapeuten mit dem Entspannungsvorgang in Verbindung gebracht wird und deswegen die Generalisierung von der Praxis des Therapeuten auf das Heim des Klienten fördern kann. Man kann den Klienten dann anweisen, das Entspannungsband jeden Abend vielleicht kurz, bevor er zu Bett geht, anzuhören. In der nächsten Therapiesitzung kann der Klient die Kassette mitbringen und dem Therapeuten zeigen, wie er sie verwendet hat. So hat der Therapeut die Möglichkeit, das Band von Zeit zu Zeit zu stoppen und das Ausmaß der Entspannung des Klienten zu überprüfen. Die Vermittlung von Entspannungstechniken kann für den Therapeuten eine mühsame Aufgabe sein und viel kostbare Zeit einer Sitzung in Anspruch nehmen. Beide Probleme lassen sich dadurch verringern, daß man den Klienten ein Gutteil der Arbeit zu Hause durchführen läßt.

Schriftliche Hausaufgaben

Schriftliche Hausaufgaben werden von RET-Therapeuten sehr häufig verwendet und haben gewöhnlich eine von drei Formen: Selbsthilfe-Arbeitsblätter, Aufsätze oder Tagebücher.

Selbsthilfe-Hausaufgaben können auf einem Notizblatt gemacht werden, das überschrieben ist mit A B C D E oder »Was geschah – was ich fühlte – was ich dachte – was falsch war an diesen Gedanken – welche Gedanken angemessener und hilfreicher gewesen wären«. In beiden Fällen hilft diese Art der Hausaufgabe dem Therapeuten festzustellen, ob der Klient das ABC der RET wirklich versteht. Klienten können z. B. Schwierigkeiten haben, die relevanten rationalen und irrationalen Überzeugungen auszumachen. Sie schreiben dann vielleicht »Ich fühle«, wenn sie in Wirklichkeit meinen »Ich glaube«. Sprachliche Verwirrungen und Mißverständnisse der Theorie können durch solche Hausaufgaben zum Vorschein kommen und dem Therapeuten die Möglichkeit geben, dem Klienten wichtige Einsichten zu vermitteln, wenn die Hausaufgabe in der folgenden Sitzung besprochen wird.

Ein Klient hat ein Hausaufgabenblatt ausgefüllt und es Ihnen, dem Therapeuten, zurückgegeben. Ein Teil dieses Blattes ist hier abgedruckt. Wie würden Sie darauf reagieren? Welche Korrekturen, wenn überhaupt, würden Sie vornehmen?

Aktivierendes Ereignis = Ich ging zu einem Vorstellungsgespräch.
Rationale Überzeugung = Meine Bewerbung wurde abgelehnt.
Irrationale Überzeugung = Es ist schrecklich, daß ich diesen Job nicht bekam.
Emotionale Konsequenz = Ich war deprimiert.
Disputation = Es war mir gleichgültig, daß ich den Job nicht bekam.
Die richtigen Antworten finden Sie auf Seite 301.

Eine verwandte Hausaufgabe ist der *Aufsatz*, der ebenfalls verschiedene Formen annehmen kann. So kann man z. B. von Klienten verlangen, daß sie eine Disputation einer oder mehrerer ihrer irrationalen Überzeugungen schriftlich ausführen. Man kann ihnen die fiktive Situation vorgeben, daß sie sich in einer Diskussionsgruppe befinden und ihre Aufgabe darin besteht, die gegenteilige Ansicht zu vertreten, unabhängig davon, *ob sie sie glauben oder nicht*. In einem solchen Fall wendet der Therapeut das Prinzip der kognitiven Dissonanz an bei Klienten, die sagen, sie könnten eine Disputation schreiben, würden aber nicht an das glauben, was sie schrieben. Die Einstellungsforschung läßt vermuten – und diese Vermutung wird durch die klinische Erfahrung bestätigt –, daß die Durchführung einer solchen Aufgabe den Klienten oft von seinen eigenen Argumenten überzeugt. Der Therapeut geht so vor, daß er am Ende einer Therapiesitzung die Behauptung, die in Frage zu stellen ist, oben auf ein leeres Blatt Papier schreibt (verwenden Sie für jede Disputation ein eigenes

Blatt) und der Klient dann zu Hause die Disputation darunterschreibt. So können Disputationen, die während der Sitzung nicht zu Ende geführt wurden, zu Hause vollendet werden, oder eine abgeschlossene Disputation kann noch gefestigt werden. Es folgt hier ein Beispiel einer konkreten Disputation, die von einer Klientin geschrieben wurde:

Behauptung: Wenn meine Kinder in ihrem späteren Leben Fehler machen, heißt das, daß ich eine schlechte Mutter bin.

Infragestellung

1. Jeder Mensch macht Fehler, ob er nun ein guter oder ein schlechter Vater bzw. eine gute oder eine schlechte Mutter ist. Das gehört einfach zum Menschsein.

2. Meine Kinder müssen durch Versuch und Irrtum lernen. Fehler, die ich gemacht habe, hatten eine positive Auswirkung für meine Entwicklung. Ich lernte so, Fehler nicht zu wiederholen. Die Erfahrung von Schmerz verhilft dazu, eine Aversion gegen Schmerz zu entwickeln. Daß ich selber Fehler gemacht habe, hat mir geholfen, mit anderen mitfühlender und einsichtiger zu sein. Ich fühle mich anderen Menschen mehr verbunden und erfreue mich einer größeren Reife. Dasselbe kann auch auf meine Kinder zutreffen.

3. Ich bin nicht die einzige, die einen Einfluß auf meine Kinder hat. Sie werden außer mir von vielen Seiten her beeinflußt. Die Unterschiede zwischen meinen beiden Kindern zeigen mir, daß die Entwicklung ihrer Persönlichkeit nicht restlos mein Werk war, sonst müßten sie sich ähnlicher sein. Der Einfluß von anderen und durch sie selber wird sogar noch zunehmen. Wenn sie auf neue Lebenssituationen treffen, werden sie darauf reagieren und die Anpassungen machen, die im Moment erforderlich sind. Deshalb bin ich nicht restlos für ihre Probleme verantwortlich. Meine Kinder haben mir sogar zu verstehen gegeben, daß ich keine schlechte Mutter bin, weil sie Fehler machen – »Das ist Unsinn!«

4. Ich könnte mir ebensogut auch ihre guten Eigenschaften zugute halten, wenn ich darauf bestehe, für ihre negativen Eigenschaften verantwortlich zu sein. Ich weiß, daß ich viel Gutes für meine Kinder getan habe.

5. Würde ich mich auf die vergangenen Fehler als Mutter konzentrieren, würde ich mich selbst auf meine Vergangenheit festlegen. Ich würde die Zeit, die inzwischen verflossen ist, nicht zur Kenntnis nehmen, ebensowenig die Entwicklung und Veränderung, die stattgefunden hat. Das würde heißen, daß ich das Leben eines anderen Menschen (wenn auch eines Menschen, den ich sehr gut kenne) führen würde. Und fortgesetzte Schuldgefühle führen bloß zu Selbstmitleid. Das ist langweilig!

Eine ähnliche Form der Hausaufgabe verlangt vom Klienten, ein »Sollte« umzudrehen und dies zu verteidigen. Wenn z. B. ein Klient darüber klagt, daß seine Mutter nicht so aufbrausend sein oder nicht an ihm herumnörgeln sollte, kann der Therapeut einen Aufsatz verlangen, in dem der Klient beschreibt, wieso seine Mutter genauso sein sollte, wie sie ist. Er kann dann prüfen, was er über ihre Erziehung und die Geschichte seiner Interaktionen mit ihr weiß, und wird dabei zweifellos zur Einsicht kommen, daß ihr Verhalten durchaus verständlich ist. Eine solche Übung kann eine wertvolle Erfahrung für einen Klienten sein, die seine Empathie fördert und ihm zeigt, daß das Verhalten anderer weder mysteriös ist noch zu seiner persönlichen Belästigung arrangiert wird, sondern ein logisches Ergebnis vorangegangener Ereignisse ist und die Art, wie jemand auf diese Ereignisse reagiert.

Schriftliche Hausaufgaben sind oft nützlich, wenn der Therapeut Problemlösungsfertigkeiten vermittelt. Dem Klienten kann z. B. die Aufgabe gegeben werden, fünf alternative Lösungen für ein Problem auszuarbeiten. Eine Klientin mit einer Agoraphobie, die sich weigerte, Auto zu fahren aus Angst, ihr Wagen könnte eine Panne haben, wenn sie fern von zu Hause irgendwo ganz allein wäre, erarbeitete die folgenden Lösungen:

1. Ich könnte zur nächsten Telefonzelle gehen und jemand aus der Familie anrufen.
2. Ich könnte zum nächsten Haus gehen und dort telefonieren.
3. Ich könnte mein Ziel zu Fuß erreichen.
4. Ich könnte einen vorbeifahrenden Autofahrer anhalten und um Hilfe bitten.
5. Ich könnte zur nächsten Garage gehen und dort Hilfe holen.

Die Mutter eines jungen Siebenschläfers, der am Morgen nicht aus dem Bett zu kriegen war, erarbeitete die folgenden Alternativen:

1. Ich könnte ihn aus dem Bett zerren (das werde ich auch tun).
2. Ich könnte vernünftig mit ihm reden.
3. Ich könnte einfach nicht auf ihn achten und ihn selber die Konsequenzen für sein Zuspätkommen tragen lassen.
4. Ich könnte tun, was er will (ihn in 20 Minuten wieder wecken und inzwischen das Essen für ihn bereitstellen).
5. Ich könnte ihn mit kaltem Wasser übergießen, wenn er nicht aufsteht.
6. Ich könnte ihm eine Tracht Prügel versprechen, wenn er innerhalb von drei Minuten nicht aufsteht.
7. Ich könnte ihm einen Wecker kaufen und ihn selber dafür verantwortlich machen, rechtzeitig aufzustehen.

Auch für die nächste Stufe des Problemlösungsprozesses, für das Bedenken der Konsequenzen, lassen sich Hausaufgaben geben. Man kann Klienten z. B. ihre Voraussage der Konsequenzen der einzelnen Lösungen aufschreiben lassen, die sie dann in der Diskussion mit anderen bestätigen sollen.

Die dritte Form der schriftlichen Hausaufgabe, die in der RET Verwendung findet, ist das *Tagebuch*. Man kann Klienten bitten, bestimmte Ereignisse festzuhalten und festzustellen, ob ihre Voraussagen eingetroffen sind oder nicht. So kann z. B. ein Klient darüber klagen: »Jedesmal, wenn ich eine Frau anrufe, um mit ihr auszugehen, gibt sie mir einen Korb!« Was zeigen die Daten. Wie viele Frauen rief er wirklich an, welche waren es und wie viele Körbe bekam er? Ein depressiver Klient z. B., der behauptet, die ganze Zeit über deprimiert zu sein, kann unter Umständen nützliche Informationen sammeln, wenn er sich alle glücklichen Augenblicke oder die Zeiten innerhalb eines Tages notiert, in denen seine verzweifelte Stimmung sich lichtete (vergleiche *Beck* und andere, 1981). Der übergewichtige Klient kann sich alle Speisen, die er gegessen hat, aufschreiben, ihre Menge, ihre Art, Zeit und Ort, usw. Die Notierung genauer Daten kann verschiedenen Zwecken dienen: (1) sie kann die verzerrte Wahrnehmung des A durch den Klienten korrigieren; (2) sie kann die Denkgewohnheiten eines Klienten korrigieren, damit er Konsequenzen genauer bedenken kann, und (3) sie kann helfen, vorausgehende und nachfolgende Ereignisse eines störenden Verhaltens festzustellen.

Vorstellungsübungen als Hausaufgabe

Imaginations- oder Phantasieübungen werden in der RET als eine Form der Disputation in der Vorstellung oder der Desensibilisierung in der Vorstellung verwendet. Nachdem der Therapeut den Klienten durch eine rational-emotive Vorstellung geführt hat (siehe Seite 118), kann er ihm die Aufgabe stellen, diese Fertigkeit täglich 10 Minuten zu üben. Der Klient produziert dann in der Vorstellung die störende Emotion, er verändert sie und er übt die Gedanken ein, welche zur Veränderung geführt haben.

Man kann Klienten auch bitten, neue Verhaltensweisen in der Vorstellung durchzugehen, bevor sie sie in der Praxis ausprobieren, ihre schlimmsten Befürchtungen immer wieder sich vorzustellen, um sich so für sie zu desensibilisieren, oder Techniken des verdeckten Konditionierens anzuwenden. Beim verdeckten Konditionieren können der Stimulus, die Reaktionen, die Belohnungen oder Bestrafungen imaginär sein. Es folgen einige Beispiele. Der Therapeut möchte die Wertigkeit eines Stimulus für einen Klienten verändern. Vielleicht ist der Klient eine Frau mit Vaginismus, die sich vor der Einführung irgendeines Gegenstandes in ihre Vagina fürchtet, die jedoch durch Stimulierung mit der Hand zum Orgasmus kommen kann. Diese Klientin kann nun dahingehend instruiert werden, sich vorzustellen, daß ihr Partner seinen Finger (und später seinen Penis) in ihre Vagina einführt, und sie soll sich dies im Augenblick vorstellen, wenn sie ihren Orgasmus erlebt. Indem das aversive Bild mit dem positiven Erlebnis des Orgasmus kombiniert wird, verliert vielleicht die Vorstellung der Penetration einiges von ihrem Schrecken. Wenn sich umgekehrt der Mann vor der Penetration fürchtet, kann er diesen Akt in der Vorstellung immer wieder vollziehen, und zwar in dem Augenblick, wo er den Orgasmus durch Stimulation mit der Hand erreicht, und dadurch kann sich die Wertigkeit der Reaktion verändern. Umgekehrt kann man Klienten auch anweisen, Stimuli mit aversiven Bildern zusammenzubringen, wie dies in der Technik der verdeckten Sensibilisierung geschieht *(Cautela* und *Baron,* 1977). Ein Alkoholiker kann sich z. B. vorstellen, wie er ein Glas Bier trinkt und dabei sieht, wie sich im Glas Hundedreck befindet. Ausführlichere Anweisungen zu diesen Techniken finden sich in der im Anhang aufgeführten Literatur.

Denkaufgaben

Man kann Klienten bitten, ihre irrationalen oder störenden Gedanken zwischen den Sitzungen aufzuzeichnen. Diese Aufzeichnung bildet dann den Ausgangspunkt für die nächste Therapie. Umgekehrt können Klienten auch jene Gedanken aufschreiben, die sich für sie hilfreich erwiesen haben, egal ob sie selber daraufkamen oder sich aus der Sitzung daran erinnerten. Der Therapeut kann sogar eine Liste hilfreicher Vorstellungen vorschreiben, die der Klient dann einüben muß.

Klienten vergessen Denkaufgaben oft sehr leicht, da die Belohnung verdeckt ist. Was ist die beste Möglichkeit, sich an etwas zu erinnern? Man schreibt es auf. Als Gedächtnisstütze kann der Klient deswegen dazu ermuntert werden, sich eine Liste der Dinge aufzuschreiben, an die er denken soll. Schließlich verwenden auch Piloten eine Checkliste all jener Tätigkeiten, die sie vor einem Start zu tun haben; warum soll man sich nicht eine Liste all jener Dinge machen, an die man denken soll?

Entspannungsübungen als Hausaufgaben

Wir haben oben schon davon gesprochen, daß die Entspannung Klienten dadurch beigebracht werden kann, daß man sie vorbereitete Instruktionsbänder anhören läßt. Nach einiger Zeit allerdings können die Klienten diese Übung ohne externe Anweisungen durchführen. Wenn sie schon einige Übung darin haben, werden sie vielleicht finden, daß sie am besten arbeiten können, wenn sie ihrem eigenen Rhythmus folgen. Vielleicht müssen sie dann nicht mehr mit einzelnen Muskelgruppen arbeiten (z. B. die rechte Hand), sondern können sie in größeren Einheiten zusammenfassen (beide Arme).

Wenn man Klienten aufgibt, sich zwischen den Sitzungen in der Entspannung zu üben, muß man sichergehen, daß sie auch ihre Zeit und ihre Umgebung so organisiert haben, daß sie sich mit großer Wahrscheinlichkeit wirksam entspannen können. Ideal ist es, wenn sie einen ruhigen Raum zur Verfügung haben, wo sie vor Ablenkung geschützt sind und wo sie sich hinlegen können. Familienmitglieder können mithelfen, wenn sie den Klienten nicht stören und Telefonanrufe für ihn entgegennehmen, während er seine Hausaufgabe macht.

Handlungsanweisungen als Hausaufgaben

Zu den verbreitetsten Handlungsanweisungen der RET gehören Risikoübungen und Übungen, in denen gegen das Gefühl der Beschämung angegangen wird. Obwohl die beiden oft miteinander zusammenhängen, unterscheiden sie sich durch die Furcht des Klienten. *Risikoübungen* fordern den Mut des Klienten heraus und ermutigen ihn dazu, seine Definition bestimmter Verhaltensweisen als schrecklich gefährlich (wenn sie es in Wirklichkeit nicht sind) neu zu bewerten. Solche Hausaufgaben ermuntern den Klienten oft dazu, selbstsicherer zu sein und sich selbst zu Risiken zu zwingen, insbesondere zu sozialen Risiken, die er bisher vermieden hat. Einzigartig an Risikoaufgaben ist, daß diese Übungen sehr oft daraufhin ausgerichtet sind, den Klienten *einen Mißerfolg erleben zu lassen*, speziell in Fällen von Perfektionismus oder Mißerfolgsangst. Der Leser wird sich daran erinnern, daß man eine neue Bewertung immer durch eine entsprechende Erfahrung lernt. Wenn jemand nie einen Mißerfolg erlebt hat, ist es unwahrscheinlich, daß er seine Ansicht darüber ändert und ihm nicht weiter aus dem Weg geht. Deshalb ist es schwierig, die Angst vor einem negativen Ereignis zu bearbeiten, wenn der Klient dieses Ereignis nicht erlebt.

Nehmen wir das Beispiel eines jungen Mannes, der Schwierigkeiten hat, sich mit Frauen zu verabreden. Nachdem ihm einige soziale Fertigkeiten beigebracht wurden, wird er angewiesen, in der kommenden Woche drei soziale Kontakte aufzunehmen. Wenn er Erfolg dabei hat, ist das angenehm, aber dann hat er unter Umständen eine wichtige Lektion verpaßt, denn es ist sehr wahrscheinlich, daß er nicht immer Erfolg haben wird. Er ist dann nicht immunisiert worden gegen die Belastung eines Mißerfolgs und wird seine Verletzlichkeit ihr gegenüber beibehalten. Deswegen wird der RET-Therapeut vorschlagen, daß der Klient hinausgeht und sich drei Körbe einhandelt. Solch ein Vorschlag kann den Klienten zum Schmunzeln bringen und schon dadurch eine Einstellungs-änderung hervorrufen. Das Paradoxe an dieser Situation liegt darin, daß der Erfolg des Klienten gerade in seinem Mißerfolg liegt. Wenn seine sozialen Annäherungsversuche angenommen werden, dann ist er seinem

Ziel nähergekommen, werden sie zurückgewiesen, hat er seine Hausaufgabe erfolgreich durchgeführt und kann dieses Erlebnis zur Analyse in die Therapie bringen. Es gibt deshalb zwei wichtige Gründe, weshalb ein RET-Therapeut Mißerfolgserlebnisse verschreiben kann: (1) sie sind instruktiv, und (2) sie fördern die Desensibilisierung; denn wenn der Klient sich vor einem Mißerfolg fürchtet, wird er ihn wahrscheinlich nicht aus eigenem Antrieb provozieren. Risikoaufgaben, die in der RET Anwendung finden, haben oft einen paradoxen Charakter. Sie ermutigen den Klienten, etwas zu tun, das in seinen Augen ein schlechtes Verhalten ist, und verlangen von ihm gleichzeitig, sich dabei nicht zu Schwarzmalerei und Selbstherabsetzung hinreißen zu lassen. Der Klient mit Schlafstörungen wird z. B. angewiesen, die ganze Nacht wachzubleiben, der zwanghafte, sich hundertmal täglich seinen Zwangsgedanken hinzugeben, der impotente Mann, keine Erektion zu bekommen *(Fay,* 1978). Die Aufgabe zu bekommen, genau das zu tun, was einen in Schwierigkeiten bringt, nimmt dem Verhalten oft seinen Schrecken, und der Klient berichtet normalerweise überrascht, daß es ihm nicht schwerfiel, die Hausaufgabe auszuführen.

Nehmen wir den Fall eines vereidigten Buchprüfers, der eine entsetzliche Angst davor hat, Fehler zu machen, ein ernster Fall von Perfektionismus. Seine Hausaufgabe besteht dann darin, absichtlich Fehler zu machen und sich darin zu üben, sich selbst trotzdem zu akzeptieren. Obwohl der Klient darauf bestand, daß er ständig Fehler mache und sich nicht noch extra Mühe geben müsse, berichtete er, als er in der kommenden Woche wieder zum Therapeuten kam, daß er tatsächlich keine Fehler gemacht habe. Wie der Therapeut vorausgesagt hatte, fürchtete er sich vor etwas, das in Wirklichkeit sehr selten eintraf. In den kommenden Wochen wurde die Hausaufgabe fortgeführt, und der Klient zwang sich dazu, gelegentlich einen Fehler zu machen. Er berichtete davon, wie er dieses Ereignis ganz neu bewerte: Ein Fehler war nicht eine Katastrophe, und er war kein Versager, wenn er einen machte.

Das Gefühl der Beschämung ist eine Form der Selbstherabsetzung, und Übungen, die dieses Gefühl angehen *(Ellis,* 1973, 1977 b), sind darauf gerichtet, den Klienten beizubringen, daß ihre Welt nicht untergehen wird und sie sich nicht selber schlechtmachen müssen, wenn sie wirklich etwas Dummes oder Verrücktes getan haben. Die Hauptabsicht besteht darin, den Klienten bei der Unterscheidung zu helfen, daß zwischen ihrem Verhalten und ihrem menschlichen Wert ein Unterschied besteht. Bei nichts, was sie tun, geht es um Sein oder Nichtsein. Klienten können deshalb lernen, ihre Verhaltensweisen zu bewerten, aber nicht sich selber.

Die Übungen, die gegen das Gefühl der Beschämung gerichtet sind, haben auch den Zweck, das gräßliche Bedürfnis nach Konformität in Frage zu stellen. Wir handeln uns oft Konformität für Zustimmung ein, welche ein wirksames Mittel sozialer Kontrolle ist, die uns aber auch unnötig einengen kann, wenn wir uns selbst mit Angst und Schamgefühl bestrafen. Was kann denn passieren, wenn wir dem Konformismus die Stirne bieten? Die anderen werden vielleicht ein bißchen weniger gut von uns denken; vielleicht werden sie die Stirne runzeln. Aber die Gedanken und der Gesichtsausdruck anderer Menschen können uns nicht verletzen. Oft allerdings glauben wir, daß sie es können. Die Übungen, welche gegen das Gefühl der Beschämung gerichtet sind, können dem Klienten helfen, diese Überzeugung in Frage zu stellen. Zusätzlich machen diese Übungen Spaß und helfen dem Klienten, soziale Mißbilligung weniger ernst zu nehmen.

Es folgen einige Beispiele und Übungen, mit denen gegen das Gefühl der Beschämung angegangen werden kann und die in der RET oft Verwendung finden:

1. Gehen Sie auf einen Fremden zu und begrüßen Sie ihn aufs herzlichste. Fragen Sie ihn, wie es ihm geht, seien Sie überschwenglich.

2. Stellen Sie sich an eine belebte Straßenecke. Breiten Sie Ihre Arme aus und sagen Sie fünfmal:»Der Messias ist gekommen. Folgt mir nach!«

3. Treten Sie in einem Restaurant an den Tisch eines attraktiven Mannes oder einer attraktiven Frau und fragen Sie ihn/sie, ob ihm/ihr das Essen geschmeckt habe und ob Sie ihm/ihr etwas bringen können.

4. Gehen Sie in ein nahe gelegenes Einkaufszentrum, und versuchen Sie, jemand eine Zeitung von gestern zu verkaufen.

5. Gehen Sie in einen Laden, und sagen Sie dem Verkäufer, Sie seien ein Transvestit oder ein Fetischist. Dann kaufen Sie irgend etwas, das typisch ist für das andere Geschlecht (z. B. hochhackige Schuhe oder sexy Männerunterhöschen).

6. Betreten Sie ein Kaufhaus und sagen Sie fünfmal die Zeit an:»Meine Damen und Herren, es ist jetzt genau 1 Uhr 15 Minuten und 10 Sekunden. Ein Uhr, 15 Minuten und 11 Sekunden. Ein Uhr, 15 Minuten und 12 Sekunden, usw.«

7. Binden Sie ein langes rotes Band um eine Banane und führen Sie diese auf einer belebten Straße spazieren.

8. Fahren Sie mit einem überfüllten Aufzug und sehen Sie dabei die Rückwand an.

9. Rufen Sie im Bus oder in der U-Bahn fünfmal hintereinander laut: Stop!

10. Gehen Sie in die Leihbücherei Ihres Ortes und verlangen Sie vom Bibliothekar mit lauter deutlicher Stimme zwei Bücher: die ›Illustrierte Ausgabe von Marquis de Sade‹ und ›Sex und Perversion im heutigen Amerika‹.

Bei einer Gruppentherapie kann man derlei Übungen allen Gruppenmitgliedern geben und sie oft auch als Gruppe durchführen lassen. Z. B. kann man die Klienten bitten, ein Lied zu singen, zu tanzen oder eine kurze Theaterszene aufzuführen.

Die Klienten können eine der hier aufgeführten Übungen übernehmen, was noch besser ist, mit Hilfe des Therapeuten eine entwerfen, die besser auf sie zugeschnitten ist. So meinte z. B. eine Klientin, sie könne ihrer Mutter gegenüber nicht selbstsicher auftreten aus Angst, deren Gesundheit zu schaden, was andere wiederum dazu führen würde zu glauben, sie sei eine schlechte Tochter. Ihre Hausaufgabe bestand darin, ihren Freunden zu erzählen, daß die arme alte Mutter einen Nervenzusammenbruch gehabt habe, weil sie sich schlecht benommen habe. Sie sollte auf die Reaktionen der anderen achten und sich selbst trotzdem akzeptieren.

Eine wichtige Warnung sei hier angeführt: Achten Sie darauf, daß der Klient nicht eine Übung plant, die dazu führen kann, daß er seine Arbeit verliert, von der Schule gewiesen oder verhaftet wird. Wenn die wirklichen und wahrscheinlichen Konsequenzen eines Verhaltens nachteilig sind, dann ist die Hausaufgabe schädlich und nicht hilfreich. Es wäre nicht sehr ratsam, eine Übung zu entwerfen, bei der der Klient mit einem Kissen auf dem Kopf vor seinem Chef auf und ab gehen muß, wenn dieser über die Beförderung des Klienten zu bestimmen hat. Es wären weniger negative Konsequenzen zu erwarten, wenn der Klient das Kissen in einer Vorstadtstraße spazieren führte.

Übungen, die auf die Überwindung von Schamgefühlen gerichtet sind, verfolgen zwei Zwecke: Einmal sollen sie dem Klienten helfen, seine Schamgefühle auf der Verhaltensebene zu disputieren. Das Ziel besteht darin, die Übung so durchzuführen, wie sie aufgegeben wurde. Deshalb kann eine Vorbereitung in der Vorstellung und eine kognitive ABCD-Analyse dem Klienten helfen, dieses Ziel zu erreichen. Das zweite Ziel der Übung besteht darin, dem Klienten zu zeigen, wie genau seine Voraussagen darüber, wie die Umwelt auf ihn reagieren wird, sind. Die meisten von uns überschätzen das Ausmaß, in welchem andere sich um uns kümmern oder unser Verhalten überhaupt beachten. *Ellis* berichtet z. B. von einem seiner Klienten, der wochenlang nicht den Mut fand, in einer New Yorker Untergrundbahn laut »Stop« zu rufen. Schließlich rang er sich zu einem »Stop« durch und sah, daß nichts Schlimmes passierte. In der kommenden Woche gab er sich selbst die Hausaufgabe, alle sieben

Stop zwischen seiner Wohnung und seiner Arbeitsstelle zu rufen. Was geschah? Kein Mensch in der Untergrundbahn sagte ein Wort zu ihm, ausgenommen einige Teenager, die auf ihn zutraten und fragten: »Wann kommt der nächste Stop?«

Die RET kennt auch noch andere Handlungsanweisungen. So kann von einem Ehepaar, das darauf bedacht ist, daß der jeweilige Partner dem andern nichts schuldig bleibt, verlangt werden, in der kommenden Woche dreimal unentgeltlich etwas für den andern zu tun. Der Arbeitslose, der nur widerwillig auf Arbeitssuche geht, kann eine Zusammenfassung seiner Anstrengungen schreiben. Die Frau mit Schuldgefühlen über ihre Selbstsucht kann sich selbst etwas Nettes tun, bevor sie in die nächste Sitzung kommt. Der Klient, der sich selber häßlich findet, kann jeden Tag zehn Minuten lang in den Spiegel schauen und sich in Selbstannahme üben, während er bestimmte äußere Defekte zur Kenntnis nimmt. Die Liste solcher Aufgaben ist lang, aber immer geht es darum, den Klienten zu einem anderen Verhalten zu ermuntern, damit er auch anders denkt und fühlt.

Um einen widerstrebenden Klienten dazu zu bringen, seine Hausaufgabe zu machen, kann der Therapeut selber mit dem guten Beispiel vorangehen. Der Therapeut kann mit seinem Klienten auf die Straße gehen und ihm ein ungewöhnliches Verhalten vormachen, damit er sieht, daß die Leute toleranter sind, als wir denken. Könnten Sie so etwas tun?

Es ist ratsam, wenn auch Therapeuten sich die Aufgabe stellen, selber einige Übungen gegen das Gefühl der Beschämung oder einige Risikoübungen durchzuführen, wie das am Institut für rational-emotive Therapie geschieht. Greifen Sie sich eine Übung aus der genannten Liste heraus, oder entwerfen Sie selber eine und machen Sie diese in dieser Woche. Es ist gut, wenn Sie dies von Zeit zu Zeit tun, um nicht aus der Übung zu geraten.

Schwierigkeiten mit den Hausaufgaben

Versäumen Sie es nicht, zu Beginn jeder Therapiesitzung die Hausaufgaben Ihres Klienten zu prüfen. Wenn der Klient nicht mit einem neuen Problem kommt, das eindeutig von größerer Bedeutung ist, oder offensichtlich unter einer emotionalen Belastung leidet, greifen Sie den Faden der vergangenen Sitzung wieder auf, damit die einzelnen Sitzungen systematisch in den Lebenszusammenhang des Klienten integriert werden können.

Die Patienten erwarten vielleicht, daß ihre Hausaufgaben von Woche zu Woche wechseln wie in der Schule. In Wirklichkeit aber muß ein Klient vielleicht über Wochen an einer Verhaltensaufgabe arbeiten, bevor sich eine kognitive oder emotionale Veränderung zeigt. Seien Sie wachsam für die Erwartungen Ihres Klienten: Werden diese nicht korrigiert, können sie unter Umständen zu depressiven Kognitionen führen (z. B.: »Oh Gott, ich komme überhaupt nicht vorwärts!«) und die Belastung des Klienten vergrößern. Was ist zu tun, wenn ein Klient seine Hausaufgaben nicht gemacht hat? Sie suchen nach den Gründen! Derlei Mißerfolge liefern oft wertvolles diagnostisches Material über das Überzeugungssystem eines Klienten. Eine unvollständige oder nicht durchgeführte Hausaufgabe kann als ein neues aktivierendes Ereignis behandelt werden, das unter Umständen für den Klienten zu neuem emotionalen Streß führte.

Zu den hilfreichen Fragen, die Sie in einem solchen Zusammenhang stellen können, zählen die folgenden:

T: Welches Gefühl haben Sie, weil Sie die Hausaufgaben nicht gemacht haben?
K: Ich fühle mich schrecklich.
T: Schrecklich? In welcher Beziehung?
K: Ich fühle mich schuldig. Ich sollte die Aufgaben gemacht haben.
T: Sie glauben, daß Sie sie gemacht haben sollten? Warum *sollten* Sie.
K: Weil ich das Gefühl habe, daß es schrecklich ist, daß ich sie nicht gemacht habe.
T: Haben Sie ein anderes Gefühl, wenn Sie nicht sagen würden »*sollte*«? Versuchen Sie es: »Es wäre nett gewesen, wenn ich die Aufgaben gemacht hätte, aber ich tat es nicht. Zu dumm. Ich will's kommende Woche wieder versuchen.«
K: Ich hab' sie nicht gemacht. Zu dumm. Ich will's kommende Woche wieder versuchen.
T: Glauben Sie, Sie hätten ein besseres Gefühl, wenn Sie bei dieser Überzeugung bleiben würden?
K: Ja; es würde besser sein, wenn ich in der Weise darüber denken würde.
T: Gut, werden Sie sich daran erinnern, so zu denken?
K: Wie?
T: Was würden Sie tun, wenn Sie nicht vergessen wollten, Milch einzukaufen?
K: Ich würd's mir aufschreiben. Ich werde das jetzt gleich tun. So, was haben wir eben gesagt . . .

Depressive Kognitionen können die Folge einer versäumten Hausaufgabe sein, wie in diesem Beispiel, oder aber ihre *Ursache*. Der Klient hat vielleicht bei dem Gedanken aufgehört: »Es ist hoffnungslos, warum soll ich's auch versuchen?« In der Regel wird er sich diese Frage nicht beantwortet haben. Der Therapeut kann diese Ansicht, hilflos zu sein, mit dem Klienten in Frage stellen und die Gründe noch einmal durchgehen, weswegen es gut wäre, einen Versuch zu wagen.

Scheuen Sie nicht davor zurück, den Klienten direkt zu fragen, warum er seine Aufgabe nicht gemacht hat. Warum war es so schwer? Eine zu prüfende Hypothese könnte sein, daß der Klient den Schritt für *zu groß* hielt. Wir haben früher schon erwähnt, daß ein RET-Therapeut der Methode des *Flooding* den Vorzug gibt und seine Klienten zwingt, große Schritte zu machen. Wenn dies in der Theorie auch klar ist, wird man doch in der Praxis gelegentlich die Aufgabe einen oder zwei Schwierigkeitsgrade tiefer ansetzen, damit der Klient in der Lage ist, sie anzugehen. Das Ziel ist ja, den Klienten dahin zu bringen, daß er seine Überzeugungen mit neuen Verhaltensweisen attackiert. Ein wenig Geduld und Kreativität bei der Vereinfachung schwieriger Aufgaben kann zur Erreichung dieses Ziels wichtig sein. Von einer wenig selbständigen, erwachsenen Klientin, die bisher jeden Tag ihre Mutter anrief und die jetzt einige ihrer Bindungen lockern möchte, ist es unter Umständen zu viel verlangt, wenn sie jetzt plötzlich eine Woche lang überhaupt nicht mehr anrufen soll. Vielleicht aber bringt sie es fertig, die Mutter zunächst nur noch jeden dritten Tag anzurufen. Wenn sie bei einer einfacheren Aufgabe Erfolg gehabt hat, wird sie sich mit größerer Wahrscheinlichkeit an anspruchsvollere Aufgaben heranwagen.

Der Therapeut wird auch prüfen, was eine geforderte *Reaktion* den Klienten *kostet*. Vielleicht wird sich ein Klient eher eine Kassette anhören als ein Buch lesen. Ein Jugendlicher wird vielleicht lieber ein dünnes als ein dickes Buch lesen. Eine Frau macht ihre Entspannungsübungen zweimal pro Woche, »findet aber nicht die Zeit«, sie jeden Abend zu machen. Natürlich wird der Therapeut darauf drängen, daß ein Klient regelmäßig und konstant arbeitet, aber er wird ihn zunächst für jedes Ergebnis loben. Lernen ist schließlich ein schrittweiser Prozeß. Dennoch wird der Therapeut einen Klienten unter Umständen mit der Realität konfrontieren; je weniger er tut, desto langsamere Fortschritte wird er machen. Die Klienten haben immer die Wahl, aber der Therapeut wird sie über die Konsequenzen nicht im unklaren lassen.

Was sind Ihre Gefühle, wenn einer Ihrer Klienten eine Hausaufgabe nicht macht? Werden Sie ärgerlich? Wenn ja, wäre es gut, Sie würden Ihr »Sollte« überprüfen und disputieren. Oder sind Sie ängstlich oder deprimiert? Achten Sie auf Kognitionen wie: »Wenn ich ein guter Therapeut wäre, hätte er seine Aufgabe gemacht.« Stellen Sie sie in Frage. Hausaufgaben haben in der Tat diagnostischen Wert!

Ein häufiges Problem bei Patienten, die ihre Hausaufgaben nicht machen, ist das *Mañana-Syndrom (Ellis* und *Knaus,* 1977). Der Patient entschuldigt sich ununterbrochen für sein Versäumnis und schwört heilige Eide, gleich morgen mit seinen Hausaufgaben zu beginnen. Und morgen beginnt der Kreis aufs neue. Zum Beispiel: »Heute ist es mir zu hektisch. Morgen werde ich meine Entspannungsübung machen.« Oder: »Heute bin ich zu ängstlich, um zu studieren; aber morgen setze ich mich wirklich dahinter.«

Ein verwandtes Problem ist das der Doppel-Bindung *(Ellis* und *Knaus,* 1977). Hier einige Beispiele. Eine anorektische Klientin klagt darüber, keine Freunde zu haben. Obwohl ihr erklärtes Ziel der Aufbau einer Freundschaft ist, findet der Therapeut heraus, daß sie zwei Einladungen einer Bridge-Partnerin abgeschlagen hat, sie nach dem Spiel zu besuchen. Warum? Bei der anderen Frau wäre ihr vielleicht etwas zum Essen vorgesetzt worden. Als Magersüchtige hielt sie sich aber immer noch für übergewichtig und mußte zehn Pfund abnehmen. Ein häufigeres Beispiel ist der Raucher, der von den Zigaretten loskommen und abnehmen will. Er erreicht keines der Ziele aus Furcht, er könnte mehr essen, wenn er das Rauchen aufgibt, und er würde mehr rauchen, wenn er weniger ißt.

Derlei Probleme sind ein Zeichen niedriger Frustrationstoleranz. Man geht sie am besten in direkter Konfrontation an, verfolgt einen entschiedenen Kurs und plant vielleicht zusätzlich ein Programm äußerer Verstärker. Den Raucher kann man darauf hinweisen, daß ihm drei Wege zu einer Veränderung offenstehen: (1) er kann das Rauchen aufgeben und sich während der ersten schwierigen Wochen keine Gedanken wegen seines Gewichts machen; (2) er kann intensiv an einer Gewichtsabnahme arbeiten und danach mit seinem Nikotinabstinenz-Programm beginnen; (3) er kann beides gleichzeitig angehen, was *bloß anstrengender* ist. So wird der Klient mit der Tatsache konfrontiert, daß die beiden Probleme unabhängig voneinander behandelt werden können. Sobald ein Ziel ausgewählt ist, kann ein Plan entworfen werden.

Es ist entscheidend für den Therapieprozeß, daß man die Klienten dazu bringt, ihre Hausaufgaben zu machen. Beinahe jedes Mittel, das dem Therapeuten dazu verhilft, hat einen therapeutischen Wert. Es ist außerordentlich wichtig, daß die Klienten dies begreifen. Wenn immer möglich, sollte man Verstärkerpläne vorsehen, damit die Klienten für die erfolgreiche Durchführung ihrer Aufgaben belohnt werden. Das heißt nicht, daß die Klienten in dem Sinn »Erfolg« haben müssen, daß sie erreichen, was sie wollen, sondern in dem Sinn, daß sie tun, was ihnen aufgetragen wurde. Es ist sogar zu wünschen, daß Klienten wiederholt eine Hausaufgabe wegen niedriger Frustrationstoleranz »danebengeht«. So bekommt die nächste Sitzung beim Therapeuten einen direkten Zusammenhang mit der Erfüllung der aufgetragenen Aufgabe. Natürlich ist hier therapeutisches Fingerspitzengefühl erforderlich, und ein solches Vorgehen ist in jedem Fall kontra-indiziert bei depressiven Klienten oder solchen, deren Probleme regelmäßiger Aufmerksamkeit bedürfen.

Das Ausblenden des Therapeuten

Eines der Endziele der Therapie besteht darin, daß der Klient selbständig wird und jene kognitiven und Verhaltensfertigkeiten erwirbt, die es ihm ermöglichen, sein eigener Therapeut zu sein. Um dieses Ziel zu erreichen, kann sich der Therapeut oder die Therapeutin allmählich zurücknehmen, wenn es um die Aufstellung von Hausaufgaben geht. Er oder sie kann den Klienten ermuntern, sich selber Hausaufgaben zu geben. Wenn ein Klient über seine Fortschritte in der vergangenen Woche berichtet, kann der Therapeut fragen: »Was könnten Sie in der nächsten Woche tun, um das fortzusetzen?« Durch schrittweise Formung und allmähliche Zurücknahme der Anweisungen wird der Klient schließlich seine Selbsthilfe-Aufgaben selbst entwerfen können.

Zwölftes Kapitel
Der Therapieverlauf

Blicken wir auf das zurück, was wir bisher gelernt haben. Der Therapeut hat eine Problemsituation (A), eine belastende Emotion (C) und die irrationalen Konzepte (IB), an denen der Klient festhält. Diese Konzepte versuchte der Therapeut in der Disputation in Frage zu stellen und zu korrigieren. Natürlich haben Klienten in der Regel mehr als ein A oder C, die zu bearbeiten sind. Wenn Sie die Therapie-Demonstrationen von *Ellis* gesehen haben, machen Sie sich vielleicht ein zu vereinfachtes Bild vom therapeutischen Prozeß in der RET. In diesen Demonstrationen beschränkt sich *Ellis* absichtlich auf ein oder zwei Probleme. Im Verlauf der Therapie ist es ebenfalls angebracht, sich auf jeweils ein Problem zu konzentrieren, aber die Klienten haben in der Regel eine Vielfalt von Problemen. Der Anfänger in RET verfällt leicht in den Fehler, die Probleme des Klienten auf ein einziges zu verdichten. Statt dessen lautet unsere Empfehlung, daß Sie jedes Problem einzeln bearbeiten, daß Sie aber einen *Therapieplan* erstellen, um sicherzugehen, daß Sie nicht irgendeines übersehen und in den Klagen des Klienten versinken.

Therapiepläne finden häufig in Psychiatrischen Krankenhäusern und Krankenhäusern mit Psychiatrischen Abteilungen Verwendung. Sie werden unter Umständen von den Krankenkassen gefordert und scheinen allmählich unerläßlich zu werden für Erfolgskontrolle und -vergleich verschiedener therapeutischer Teams. Behandlungspläne werden am besten aufgrund problemorientierter Aufzeichnungs-Systeme erstellt wie dem unten angeführten. Seien Sie sich aber bewußt, daß nicht jeder Therapeut einen Behandlungsplan entwirft, auch wird das nicht bei jedem Ihrer Klienten nötig sein. Wir bieten unser System an als Modell, das Ihnen helfen soll, den Therapieverlauf zu verstehen, und als Schema für offizielle Therapierapporte.

Beginnen Sie jeden Behandlungsplan, indem Sie alle übertriebenen emotionalen Reaktionen, Verhaltensweisen und Verhaltensdefizite des Klienten auflisten. Diese bilden die emotionalen und Verhaltens-Aspekte des C. Suchen Sie Beziehungen zwischen diesen Komponenten und zwischen den C's und den sie begleitenden Gedankenprozessen.

Modell eines Behandlungsplans

Probleme	Emotionen	Kognitionen	Verhaltensweisen
1. Beziehung mit dem Chef	Ärger, Angst	Er sollte mich nicht kritisieren. Es wäre schrecklich, wenn der Chef mich nicht mögen würde.	Spricht wütend mit dem Chef. Kommt mit Arbeit nicht zu Rande, wegen Schwarzseherei. Fehlen eines Repertoires selbstsicherer Verhaltensweisen.
2. Probleme beim Kennenlernen von Frauen	Angst	Keine wird mich je mögen. Es ist entsetzlich, zurückgewiesen zu werden.	Vermeiden sozialer Kontakte. Fehlen sozialer Fähigkeiten.
3. Verhältnis zu den Eltern	Schuldgefühl	Ich sollte meine Mutter öfter besuchen.	Tägliche Telephonanrufe bei Mutter, ohne sie wirklich anrufen zu wollen. Unerwünschtes Abendessen im Haus der Mutter jeden Samstagabend.
4. Eßsucht	Aufregung (wenn er nicht ißt), Depression (nach dem Essen)	Ich muß bekommen, was ich will (NFT). Es ist hoffnungslos; ich bekomme es nie unter Kontrolle; ich bin nichts wert.	Zuviel essen.

Der nächste Schritt besteht darin, diese Probleme nach ihrer Priorität zu ordnen. Dies geschieht am besten in Absprache mit dem Klienten. Planen Sie für jedes Problem verhaltensorientierte und kognitive Strategien. Zusätzlich ist es empfehlenswert, daß Sie jeweils die drei nächsten Sitzungen mit dem Klienten vorausplanen, indem Sie festlegen, wie Sie die Therapiestunde idealerweise in verschiedene Zeiteinheiten einteilen wollen. Halten Sie Ihren Plan flexibel, damit Sie für die unmittelbaren Bedürfnisse des Klienten sensibel bleiben, doch bleiben Sie auf der Hut vor seinen Ablenkungsversuchen. Wenn Ihr Klient jede Woche mit einem neuen Problem kommt, können Sie die ursprünglichen Ziele aus dem Auge verlieren. Ein anderer Sinn des Behandlungsplans liegt deshalb darin, den Therapeuten auf seiner Fährte zu halten.

Das Folgende ist ein Behandlungsplan, der nach vier Sitzungen mit einem neuen Klienten erstellt wurde. Er kann Ihnen als allgemeines Modell dienen.

5. Sitzung

Problem 1   1. Prüfen der Hausaufgaben der vergangenen Woche.

2. Den Klienten verstärken, wenn er erfolgreich war; wenn er nicht erfolgreich war, nach den Gründen suchen.

3. Fortsetzung der Disputation der irrationalen Forderungen, welche Ärger über den Chef verursachen.

4. Disputation der Schwarzseherei, was die Zustimmung durch den Chef betrifft.

5. Vermittlung einiger assertiver Reaktionen in der Arbeits-Situation und Einübung im Rollenspiel.

6. Hausaufgaben: (a) Lektüre von *Ich behaupte mich selbst (Alberti und Emmons, 1979)* (b) Einsetzen des Verhaltens, das in der Sitzung eingeübt wurde, im Umgang mit dem Chef, (c) Beobachten der Effizienz bei der Arbeit; in der Freizeit als Anregung, ABCD-Hausaufgaben zu machen; das Arbeitsblatt über Schwarzseherei verwenden.

Problem 2   7. Wenn noch Zeit, Befragung über Angst in sozialen Situationen beginnen.

6. Sitzung

Problem 1   1. Hausaufgaben der vorangegangenen Sitzung prüfen; verstärken oder Gründe für Mißerfolg suchen.

2. Disputation der IB's betreffend Ärger oder Angst in Arbeits-Situationen noch einmal durchgehen.

3. Einüben assertiver Reaktionen in einer anderen Arbeits-Situation durch Rollenspiel, um Generalisierung zu fördern.

4. Hausaufgaben: (a) Fortsetzung der Lektüre von *Ich behaupte mich selbst,* danach mit *Overcoming Frustration and Anger (Hauck, 1974)* weiterfahren, (b) Weiterarbeit an den Blättern über Ärger/Angst, wenn die Arbeitsleistung nachläßt.

Problem 2   5. Disputation von Schwarzseherei in bezug auf Zurückweisung.

6. Hausaufgaben: ABCD-Arbeitsblatt mit Disputation der Furcht vor Zurückweisung bearbeiten.

7. Zusammenfassung der wichtigsten Punkte der Sitzungen und nochmaliges Durchgehen der Hausaufgaben für die kommende Woche.

7. Sitzung

Problem 1   1. Hausaufgaben kontrollieren; verstärken oder Gründe für Mißerfolge suchen.

2. Kurz Disputation der ärgererzeugenden Überzeugungen noch einmal durchgehen.

3. Hausaufgaben: Fortfahren bei der Beobachtung der Arbeitsleistung, Beschäftigung mit den Arbeitsblättern nach Bedarf, Einsatz neuer assertiver Verhaltensweisen nach Bedarf.

Problem 2	4.	Hausaufgabenblatt mit der Disputation der Furcht vor Zurückweisungkontrollieren. Verstärken oder Gründe für den Mißerfolg suchen.

Problem 2   4. Hausaufgabenblatt mit der Disputation der Furcht vor Zurückweisungkontrollieren. Verstärken oder Gründe für den Mißerfolg suchen.

5. RET in Situationen, wo Klient sich mit einer Frau treffen will, um Ängste festzustellen; Disputation während der Sitzung.

6. Training sozialer Verhaltensweisen: im Rollenspiel eine Frau um eine Verabredung bitten.

7. Hausaufgaben, die mit dem Eingehen von Risiken zu tun haben: Versuch, sich in der kommenden Woche drei Körbe einzuhandeln; wenn darüber bedrückt, Arbeit mit den Arbeitsblättern.

Problem 3   8. Disputation von Überzeugungen, die den Selbstwert betreffen und zu Schuldgefühlen führen.

9. Wenn Klient die Disputation begreift, die Zuverlässigkeit der Wahrnehmung von A prüfen.

10. Zusammenfassung der wichtigsten Punkte in der Sitzung und nochmaliges Durchgehen der Hausaufgaben für die kommende Woche.

Die Lektüre dieses Behandlungsplans hat Sie möglicherweise überwältigt. Wie kann ein Therapeut das alles in einer Sitzung erreichen? Machen Klienten wirklich derart rasche Fortschritte? Doch beruhigen Sie sich; das Beispiel ist in der Tat leicht übertrieben. Es sollte der Erläuterung von drei wichtigen Bemerkungen dienen:

1. Es ist wichtig, *konsequent* an jedem Problem zu arbeiten, das der Klient vorgebracht hat. Beachten Sie, wie der Therapeut am ersten Problem über mehrere Sitzungen hinweg arbeitet. Obwohl sich die Zeit, die er darauf verwendet, von Sitzung zu Sitzung vermindert, ist die kontinuierliche Arbeit an einem Problem in das System eingebaut. Die Aufmerksamkeit des Therapeuten für dieses Problem wird langsam ausgeblendet, hauptsächlich über die Hausaufgaben und deren Besprechung, je mehr der Klient Fortschritte zeigt.

2. Neue Probleme werden systematisch in die Behandlung einbezogen, wenn sich bei den bedeutsameren Problemen eine Besserung zeigt.

3. Beachten Sie auch die Vielfalt der verwendeten Behandlungsstrategien. Einige davon werden unten besprochen werden.

Während alle diese Schritte in einer konkreten Therapie vorkommen können, variiert die Anzahl der Schritte pro Problem, die Anzahl der Probleme in einer Sitzung und die Anzahl der Sitzungen, die zur Erreichung jedes Ziels erforderlich ist, sehr stark von Klient zu Klient und für jeden Klienten je nach dem Zeitpunkt in der Therapie.

Beachten Sie, daß jede Sitzung mit einer Überprüfung der Hausaufgaben (meist eine vom Klienten schriftlich verfaßte Disputation) und einem

Rückblick auf eine in einer früheren Sitzung durchgeführte Disputation beginnt. In beiden Fällen prüft der Therapeut, ob der Klient das D auch wirklich verstanden hat. Wenn Ihr Klient etwas noch nicht verstanden hat oder Probleme mit den Hausaufgabenblättern hat, dann müssen Sie sich auf die Suche nach den Gründen machen (siehe S. 157).

Anfänger werden oft ungeduldig oder ärgern sich sogar, wenn ihre Klienten Fehler machen. Behalten Sie Ihre Reaktionen im Auge in solchen Situationen. Wenn Sie ungeduldig werden, suchen Sie nach Ihren eigenen irrationalen Überzeugungen – insbesondere, daß sich der Klient besser fühlen *sollte,* oder daß er zumindest im Verhaltensbereich Fortschritte hätte machen sollen. Achten Sie darauf, daß das Verhalten des Klienten Sie nicht zu einer Bewertung *Ihrer selbst* verleitet. Eine Disputation berührt subtile und wissenschaftliche philosophische Fragen und beansprucht Fähigkeiten, welche Klienten normalerweise nicht gebrauchen. Erlauben Sie sich und Ihrem Klienten, Anfänger zu sein.

Wenn Ihr Klient ein Hausaufgabenblatt erfolgreich bearbeitet und in einer Disputation während einer Sitzung eine Abnahme emotionaler Belastung verspürt hat, kann zweierlei geschehen:
1. Der Klient kann das alte C weiterhin etwas angemessener erleben, und er wird dies als Anstoß benutzen, von seinen RET-Fähigkeiten Gebrauch zu machen, wie er sie in der Therapie gelernt hat. Die Disputation hilft ihm dann, mit seinen Schwierigkeiten angemessen umzugehen.
2. Ein neues C kann auftauchen. Wenn es der Klient wirklich geschafft hat, die alten IB's durch rationalere Anschauungen zu ersetzen, werden den ursprünglichen A-Ereignissen automatisch angemessene emotionale Reaktionen folgen. Wenn sie richtig eingeübt werden, dann werden die neuen RB's allmählich für den Klienten ebenso automatisch, wie es die ursprünglichen IB's waren.

Der weitere Therapieverlauf

In manchen Fällen wird der Klient auch nach der Lösung des anstehenden Problems eine Fortsetzung der Therapie wünschen. Was tun Sie dann? Sie hören zu. Sehr oft werden die in der Therapie erzielten Verhaltensänderungen den Klienten mit neuen sozialen Situationen konfrontieren, und es fehlen ihm die Fertigkeiten, damit umzugehen. Der ehemals übergewichtige Mann sieht sich jetzt vielleicht mit der Tatsache konfrontiert, sich mit Frauen verabreden zu wollen, oder er merkt, daß die anderen beruflich mehr von ihm erwarten. Die ehemals unselbständige und zurückgezogene Hausfrau kann neuen Problemen begegnen, wenn sie sich in die Arbeitswelt einzufügen versucht. Mit anderen Worten: Auch wenn keine weiteren Anzeichen einer psychischen Störung festzustellen sind, kann der Klient doch aus einer weiteren Arbeit mit dem Therapeuten Nutzen ziehen.

In anderen Fällen können Klienten mit neuen Problemen kommen, wenn sie von den ursprünglichen einigermaßen entlastet sind. Dieses Muster läßt sich als ein Figur-Hintergrund-Problem sehen; wenn das primäre Problem gelöst wird (Figur), tritt es zurück und kleinere Probleme (Hintergrund) gewinnen Kontur. Das hat nichts mit *Symptom-Verschiebung* zu tun, womit gemeint ist, daß die Heilung eines Problems die Verstärkung oder Entwicklung anderer zur Folge hat. Viel eher hat der Klient nun Zeit, sich weniger drängenden Themen zuzuwenden. Bei Klienten mit einem niedrigen sozio-ökonomischen Status, die ein Leben des »Krisen-Managements« zu führen scheinen, kann die »Figur« jede Woche eine andere sein.

Wenn Klienten neue Probleme aufwerfen, kann sie das an einem bestimmten Punkt in der Therapie mutlos und mürrisch werden lassen. Sie malen dann in düsteren Farben das Bild einer schlimmen Zukunft, die mit Problemen angefüllt ist, für die sie die Hilfe eines Fachmannes brauchen. Dann ist es hilfreich, ihnen ihre früheren Probleme in Erinnerung zu rufen, die jetzt den Hintergrund bilden. Weisen Sie sie daraufhin und verstärken Sie sie großzügig für den Fortschritt, den sie schon erreicht haben.

Eine Analogie wie die folgende kann ebenfalls eine Hilfe sein: »Wenn Sie mit vierzehn Splittern in Ihrer Hand zum Arzt gehen, wird Ihnen die Hand auch noch weh tun, wenn der Arzt fünf entfernt hat, weil noch neun weitere drinstecken. Es ist einfach noch mehr zu tun.« Aber vergessen Sie nicht, daß das Vertrauen Ihres Patienten, mit dem er Ihnen erlaubt, weitere »psychische Splitter« zu entfernen, erlahmen kann, wenn Sie ihm nicht zeigen können, daß fünf schon entfernt sind. Eine andere Analogie zur Verdeutlichung des Figur-Hintergrund-Effekts mag hier hilfreich sein. Wenn Sie einen kleinen Schnitt im Finger, wunde Füße und Kopfschmerzen haben, und Sie bekommen einen Schlag auf die Nase, werden Sie vermutlich die ersten drei Schmerzen auch nicht beachten, bis der letzte nachläßt.

Ein periodischer Rückblick auf den Therapiefortschritt sollte deshalb zur normalen Routine in der Therapie werden. Klienten kommen in Therapie, weil sie leiden; haben sie einmal Erleichterung gefunden, denken sie nicht mehr an den früheren Schmerz oder wie er beseitigt wurde. Wir alle neigen dazu, den Stein zu vergessen, der gestern im Schuh war. Wenn die Klienten sich der Minderung ihres Leidensdrucks bewußt sind und wie diese zustande kam, dann werden sie mit größerer Wahrscheinlichkeit dieselben Techniken auch in Zukunft anwenden. Wenn Sie glauben, daß ein Klient kleine Fortschritte gemacht hat, über die er sich nicht klar ist, zögern Sie nicht, ihn darauf hinzuweisen und wie diese Ihrer Meinung nach erreicht wurden.

Bitten Sie Ihre Klienten auch regelmäßig um Feedback über ihre Therapieerfahrung. Sie können sich normalerweise an das erinnern, was ihrem Aha-Erlebnis vorausging, und können eine reiche Quelle der Information für Sie sein. Die Kommentare Ihrer Klienten können auch als zusätzliche Verstärker für Ihr hilfreiches Verhalten als Therapeut wirken. Stellen Sie die folgenden Fragen:»Wie habe ich Ihnen geholfen? Wie hätte ich Ihnen mehr helfen können? Gab es irgend etwas, das mit meinem Wunsch, Ihnen zu helfen, in Konflikt kam?« Manche Therapeuten (z. B. *Beck* u. a., 1978) stellen diese Fragen am Ende jeder Stunde nicht nur als persönliches Feedback, sondern auch, um auf eventuelle schleichende irrationale Überzeugungen aufmerksam zu werden oder um Fehlwahrnehmungen zu korrigieren.

Dieser regelmäßige Rückblick kann auch als gute Vorbereitung für die Beendigung der Therapie dienen. Die Beendigung der Therapie ist für die Klienten oft unangenehm. So haben sie etwa das Gefühl, sie bräuchten eine Entschuldigung dafür oder sie könnten nicht allein zurechtkommen. Wenn wieder ein Rückblick fällig ist, können Sie deshalb auch fragen:»Wie schaffen wir es, Ihren Zielen näherzukommen? Wie lange möchten Sie noch arbeiten? Wann sollen wir unsern nächsten Rückblick einplanen?«

Die Beendigung der Therapie

In einem gewissen Sinn ist eine gute Therapie eine ständige Vorbereitung auf ihr Ende. Gerade die RET, die nach einem pädagogischen Modell arbeitet, sucht dem Klienten Fertigkeiten in rationaler Selbstanalyse beizubringen, die er hoffentlich auch auf neue Problemsituationen übertragen kann. In dem Maße, wie der Klient Fortschritte macht, kann der Therapeut seinen Beitrag zu den Disputationen während der Sitzungen reduzieren und den Klienten mehr tun lassen. Wir empfehlen, daß Sie im Verlauf der Sitzungen zwar so aktiv bleiben wie bisher, aber den Inhalt dessen, was Sie sagen, verlagern.

In den ersten Sitzungen werden Sie mehr über die irrationalen Überzeugungen reden und weshalb sie irrational sind. Gegen Ende der

Therapie kommentieren Sie stärker das Geschick, mit dem der Klient seine eigenen irrationalen Überzeugungen disputiert. Gegen Ende der Therapie verfügen dann die meisten Klienten über ein gewisses grundlegendes Verständnis der Theorie emotionaler Störungen und können mit diesen Störungen einigermaßen umgehen. Ihre Aufgabe besteht dann nur noch darin, ihnen bei der Anwendung auf spezifische Probleme zur Seite zu stehen.

Wenn ein Patient ankündigt, daß er jetzt für die Beendigung der Therapie bereit sei, und Sie ebenfalls der Meinung sind, daß den anfangs festgesetzten Zielen entsprochen wurde, können Sie den Patienten fragen, ob er irgendwelche neue Ziele habe oder weitere Probleme besprechen möchte. Solch eine Einladung kann gerade für Klienten eine Hilfe sein, die Hemmungen haben, Dinge zur Sprache zu bringen, die in ihren Augen weniger wichtig sind oder in keiner Beziehung zu den früheren Problemen stehen. Gelegentlich haben Sie vielleicht auch den Eindruck, ein Klient sei noch nicht für die von ihm gewünschte Beendigung der Therapie bereit. Die eingangs festgelegten Ziele sind zwar erreicht worden, aber der Klient hat vielleicht noch weitere wichtige Probleme, bei denen Sie ihm helfen könnten. Wenn ein Klient allerdings nicht mehr willens ist, daran zu arbeiten, widerspräche es dem therapeutischen Ethos, wenn Sie auf einer Fortsetzung der Therapie bestehen würden.

Vielleicht müssen Sie sich auch mit Ihren eigenen perfektionistischen Maßstäben auseinandersetzen. Gibt es bei Ihnen ein »Sollte«, wie sich ein Klient am Ende einer Therapie zu verhalten hat? Klienten erzielen nicht immer jene Erfolge, die Sie für wünschenswert halten, und Sie erreichen wenig, wenn Sie ihnen auf die Nerven gehen und sich darüber Sorgen machen, ob die Therapie ihr Geld wert gewesen sei. Es ist möglich und akzeptabel, daß eine Therapie zu Ende geht, bevor die letzten Ziele verwirklicht wurden. Tatsächlich gibt es immer wieder Klienten, bei denen sich nach ihren eigenen Berichten größere Ergebnisse noch einstellen, nachdem die Therapie zu Ende ist. Es kann einige Zeit dauern, bis ein Klient jene Grundsätze, die er in der Therapie gelernt hat, bereit ist entschlossen zu verwirklichen. Natürlich können Sie dem Klienten zu verstehen geben, daß er Ihrer Meinung nach zu früh aufhört, und Sie können mit ihm das Für und Wider der Arbeit an weiteren Problemen besprechen. Im letzten aber liegt die Entscheidung beim Klienten.

Manche Klienten kommen nach einigen Sitzungen und berichten, daß sie jetzt wieder vollkommen in Ordnung seien. Bei einer solchen »Flucht in die Gesundheit« ist es außerordentlich wichtig, den Patienten danach zu fragen, wie er sich die Veränderung erklärt. Geht es ihm besser, weil er wirklich die RET-Prinzipien anwandte? Geht es ihm aus den falschen

Gründen besser (etwa um dem Therapeuten zu Gefallen zu sein)? Geht es ihm besser, weil das negative aktivierende Ereignis in seinem Leben jetzt weniger häufig auftritt? Um die Verbesserung des Klienten zu testen, lassen Sie ihn an eines jener Probleme denken, weswegen er sich früher zu beunruhigen pflegte. Lassen Sie ihn erklären, warum er sich jetzt deswegen nicht mehr beunruhigt. Diese letzte Frage wirft ein Licht auf die kognitive Veränderung und erlaubt dem Therapeuten ein Urteil darüber, ob der Klient jetzt rational denkt oder nicht.

Was ist zu tun, wenn ein Klient die Therapie unvermittelt und ohne Benachrichtigung abbricht? Manche Kliniken schicken dem Klienten einen Brief, in dem sie ihn darauf aufmerksam machen, daß er einen Termin versäumt hat, und sie bieten ihm weitere Behandlung an, wenn er dies wünscht. In der Regel wird man den Klienten anrufen dürfen. Ein Telefonanruf ist zwar direkter, er kann aber auch informativer für den Therapeuten und hilfreicher für den Klienten sein. Wenn Sie einen Klienten allerdings nicht gut kennen, ist ein Anruf unter Umständen weniger wünschenswert. Manche Klienten haben es vielleicht vor ihrer Familie geheimgehalten, daß sie eine Therapie machen. Wenn Sie da eine Nachricht hinterlassen, kann das peinlich sein. Selbst wenn der Klient zu Hause ist, kann er möglicherweise nicht offen sprechen. In jedem Fall empfehlen wir, einen Klienten nicht mehr als einmal anzurufen, da dies als eine Belästigung – sogar im juristischen Sinn – empfunden werden könnte.

Manchmal werden Klienten aufgrund äußerer Faktoren eine Therapie beenden, bevor sie selbst oder Sie als Therapeut dazu bereit sind. Für Sie kann es dann hilfreich sein, sich zu fragen: »Dies ist vielleicht meine letzte Sitzung mit diesem Klienten. Wie kann ich sie gestalten, daß er oder sie am meisten davon hat?« Hier einige Anregungen:
1. Fragen Sie den Klienten nach seinen Zielen für die letzte(n) Sitzung(en).
2. Lassen Sie die Therapie vom Klienten rekapitulieren: Warum kam der Klient in die Therapie? Was hat er gelernt? Was will er noch ändern? Vergleichen Sie damit Ihre eigenen Vorstellungen zu den drei Fragen, und besprechen Sie diese mit dem Klienten.
3. Regen Sie die Fortsetzung verhaltenstherapeutischer Aufgaben an, um die Lücke nach der Therapie zu überbrücken. Hausaufgaben können auch dazu dienen, den Klienten an das zu erinnern, was Sie ihm beigebracht haben.

Wenn Klienten die Therapie beenden, weil sie wegziehen, können Sie mit ihnen das Für und Wider einer Therapie an ihrem neuen Wohnort erörtern. Vielleicht können Sie einen Klienten sogar an einen Fachmann an seinem neuen Ort überweisen, oder Sie können ihm Hinweise geben, wie er dort einen neuen Therapeuten finden kann. Das Institut für

Rational-emotive Therapie in New York hat eine Liste von RET-Therapeuten in den Vereinigten Staaten und in anderen Ländern. Diese Liste ist gegen Einsendung eines internationalen Portoscheins zu bekommen über die Anschrift des Instituts 45 E. 65th Street, New York, N.Y. 10021, USA. Es wird für den Klienten auch hilfreich sein, wenn Sie ihn darauf hinweisen, daß ein Wohnortwechsel mit Streß verbunden ist. So hat er eine Erklärung für eventuelle Rückschläge und ist darauf vorbereitet. Andernfalls sehen solche Klienten vielleicht jede neue emotionale Belastung als Beweis dafür an, daß es mit ihnen *nie* besser geht. Das kann zu weiterer Panik, Depression oder gar zum Entschluß führen, die Arbeit an den eigenen Problemen aufzugeben. Wenn sie ihre Rückschritte verstehen können, kann ihnen das helfen, mit der Arbeit in einer Therapie fortzufahren.

Am Ende einer Therapie sind Klienten vielleicht nicht in der Lage, diese Veränderungen zu besprechen, sondern reagieren darauf mit Depression. In einem solchen Fall können Sie Hinweise der Körpersprache und des Tonfalls aufgreifen und auf dieses Verhalten eingehen. Dann fügen Sie vielleicht hinzu: »Wissen Sie, wären Sie nicht mein Patient gewesen, hätten wir vielleicht gute Freunde sein können. Es berührt mich, Sie in Zukunft nicht mehr zu sehen. Wie geht es Ihnen?« Wenn Sie einer solchen Konfrontation aus dem Weg gehen, wird den Klienten diese Botschaft vielleicht nie vermittelt und sie haben nie die Möglichkeit, über eine Beziehung zu sprechen, die vielleicht zu den wichtigsten in ihrem Leben zählt.

Weitere therapeutische Kontakte

Wenn ein Klient die Therapie beendet hat, ergibt sich für ihn oder sie vielleicht wieder einmal ein Grund für eine Besprechung mit dem Therapeuten oder für eine kurzzeitige Wiederaufnahme der Therapie. Machen Sie ihren Klienten deshalb vor Beendigung einer Therapie klar, daß es keine Schande ist, wenn sie wieder einmal für weitere therapeutische Arbeit vorbeikommen. Sie können dies etwa vergleichen mit einer Nachimpfung. Die Zukunft wird dem Klienten unweigerlich mit neuen Herausforderungen aufwarten, die dieser vielleicht mit Ihnen besprechen möchte. Es wäre unzulässig anzunehmen, daß in Zukunft *keine* weiteren Probleme mehr auftauchen werden oder daß Klienten jetzt *stets absolut* rational sein würden.

Dreizehntes Kapitel
Die RET in der Eheberatung

Eine Partnerberatung läßt sich vergleichen mit der Arbeit in einer Kleingruppe, bestehend aus zwei Klienten und einem Therapeuten. Eine Partnerberatung nach der RET läßt sich – wie jede RET-Gruppentherapie – besser verstehen, wenn man bedenkt, daß immer das *Individuum Ziel einer Veränderung* ist. Eine Partnerberatung, bei der beide Partner anwesend sind, ist allerdings aus verschiedenen Gründen schwieriger durchzuführen als eine Einzeltherapie. Zunächst ist die Möglichkeit der Ablenkung bei zwei Klienten größer. Zweitens können die Interaktionen oder Argumente zwischen den Klienten vom geraden Weg zum Therapieziel wegführen. Drittens muß man sich mit mehr Problemen herumschlagen: seinen, ihren und den Problemen beider. Viertens haben die meisten therapeutischen Interventionen beim einen Partner Folgen für den andern: eine Veränderung beim einen Partner kann zu einem wichtigen aktivierenden Ereignis beim anderen werden und für diesen erfreuliche oder unerfreuliche Gefühle zur Folge haben. Eine größere Schwierigkeit kann schließlich sein, daß die beiden Klienten verschiedene Ziele haben und es den Therapeuten viel Zeit und Mühe kosten kann, diese festzustellen und ihnen zu entsprechen.

Als Therapeut müssen Sie sich im klaren darüber sein, wem Sie zu Diensten sein wollen: ihm, ihr oder der Ehe. Unter Fachleuten nennt man diese Art der Arbeit »Eheberatung«, als ob die *Ehe* oder die *Beziehung* den Mittelpunkt des Bemühens bilden würde. In der Sicht des RET-Therapeuten aber sind die zwei Menschen (oder die drei, wenn Sie es mit einer Gruppen-Ehe zu tun haben) die Klienten und nicht die Ehe. Es ist gut, wenn man dies den Klienten klarmacht; sie können dann leichter verstehen, daß es Ihnen um sie als zwei unabhängige Erwachsene zu tun ist und daß die Beratung das Ziel verfolgt, jedem der Partner zu größtmöglichem Glück zu verhelfen, ob dies nun eine Fortsetzung der Partnerschaft oder eine Trennung bedeutet. Wenn Sie dies nicht klarstellen, kann es zu unklaren Loyalitäten kommen, und Sie handeln sich Ärger ein.

Wir haben den Verdacht, daß das was sich in einer Eheberatung abspielt, in Wirklichkeit Scheidungsberatung ist. Ein Überblick über die Forschung zur Eheberatung und -therapie *(Fodor, 1978)* zeigte, daß die meisten Untersuchungen sich auf Paare mit kleineren bis mäßigen Störungen beziehen. Diese Partner passen im Grunde zueinander, haben aber Probleme im einen oder anderen Bereich, und es fehlen ihnen die Fähigkeiten, diese Konflikte zu lösen. Nach unserer Erfahrung aber sind diese Paare nicht repräsentativ für jene typischen Eheleute, die in eine Therapie kommen. Manche dieser Paare scheinen überhaupt nicht zueinander zu passen, und wenn sie dann in eine Therapie kommen, hat sich schon sehr viel Bitterkeit, sexuelle Entfremdung und gespannte Kommunikation zwischen ihnen angesammelt. Einer der Partner hat sich vielleicht schon dafür entschieden, die Ehe aufzugeben, und es kann für die Beziehung von Nutzen sein, wenn die Beratung dem Paar hilft, sich auf freundschaftliche Weise zu trennen. Sie werden solchen Paaren keine große Hilfe sein, wenn Sie glauben, die Therapie sei Ihnen fehlgeschlagen, wenn das Paar sich scheiden läßt. Solch eine Überzeugung spiegelt nur ein verstecktes Werturteil von Ihnen wider.

Werturteile spielen in der Ehe- und Scheidungsberatung sowohl für Sie wie für Ihre Klienten oft eine Rolle. Unsere Gesellschaft erfährt im Augenblick einen raschen Wechsel, was die Sitten von Ehe und Scheidung betrifft. Die meisten von uns vertreten in dieser Hinsicht entschiedene Positionen, auch wenn wir diese uns und anderen gegenüber nie deutlich ausgesprochen haben. Bevor Sie deshalb mit Eheberatung beginnen, raten wir Ihnen sehr, sich über Ihr eigenes Wertsystem Rechenschaft zu geben. Die folgenden Fragen können bei dieser Klärung von Bedeutung sein:

1. Ist eine Ehe besser als keine Ehe?
2. Ist eine schlechte Ehe besser als keine Ehe?
3. Ist eine lange Ehe besser als eine kurze Ehe?
4. Wollen Sie Ihrem Klienten beibringen, wie er in einer schlechten Ehe leben kann?
5. Sind Sie schnell mit dem Vorschlag einer Trennung zur Hand?
6. Heißt dies, daß Sie vom Wert der Scheidung überzeugt sind?
7. Ermuntern Sie Klienten dazu, beieinander zu bleiben, egal wie zerrüttet ihre Beziehung ist?
8. Ist dies ein Zeichen, daß Sie stärker der Ehe zuneigen?
9. Sind Sie tolerant gegenüber anderen Formen des Zusammenlebens, wie offener Ehe oder Gruppenehe?
10. Sind Sie überzeugt, daß außereheliche Beziehungen einer Ehe immer schaden?
11. Glauben Sie, daß jedermann in der Lage ist, seine eigenen Entscheidungen zu treffen?

12. Können Sie jemand mit einem guten Gefühl bei der Verwirklichung eines Zieles helfen, wenn Sie glauben, daß dieses Ziel für sie nicht gut ist? Für ihn?

Sie können Ihren Klienten am besten helfen, wenn Sie sich ihnen gegenüber tolerant und akzeptierend verhalten, unabhängig davon, welcher Art von Beziehung Sie den Vorzug geben oder glauben, daß sie für die Allgemeinheit am förderlichsten sei. Ihre Chancen, anderen bei der Lösung ihrer Ehe- und Scheidungsprobleme zu helfen, sind größer, wenn Sie Ihre eigenen »Sollte« in diesem Bereich beiseite schieben. Wenn Sie einer Form stärker zuneigen als einer anderen und Ihre Werte Sie einem bestimmten Therapieziel den Vorzug vor einem anderen geben lassen, dann machen Sie Ihren Klienten diesen Standpunkt klar und sehen Sie zu, daß sie damit zurechtkommen können.

Ihr Wertsystem in bezug auf Ehe und Scheidung wird Ihnen schnell deutlich, wenn Sie darauf achten, was Sie sagen, wenn jemand von Ihren Kollegen oder Bekannten Ihnen mitteilt, daß er oder sie oder ein(e) gemeinsame(r) Freund(in) sich scheiden lasse. Drücken Sie normalerweise Ihr Bedauern aus, auch wenn Sie nichts über den Zustand der Ehe wissen?

Die Notwendigkeit einer Werteklärung bei einer Eheberatung kann sich ergeben, wenn einer der Partner schon bei Ihnen in Einzeltherapie war. Können Sie noch objektiv sein und auch dem Partner oder der Partnerin helfen, wenn Sie mit einem Klienten schon eine Beziehung aufgebaut haben? Werden Sie versuchen, für Ihren Klienten oder Ihre Klientin »das Beste herauszuholen«? Selbst wenn Sie sich dafür entscheiden, daß Sie objektiv sein können, kann es noch Probleme geben. Wird Ihr ehemaliger Klient besondere Beachtung und besonderen Schutz erwarten? Wird er übermäßig beleidigt sein, wenn Sie ihn kritisieren oder Äußerungen des Partners zustimmen? Klienten können sich in solchen Situationen verraten fühlen, wenn sie nicht von vornherein auf die Änderung des Therapievertrags vorbereitet sind. Auch der Partner kann Vorbehalte haben, mit dem Therapeuten seiner Frau/ihres Mannes eine Ehetherapie zu machen. Er oder sie hat sich vielleicht in der Einzeltherapie verändert, was zum Ehekonflikt beigetragen haben mag. Der Partner, der nicht in Therapie war, ist deswegen unter Umständen auf den Therapeuten nicht gut zu sprechen. Auch wird er oder sie vielleicht nicht glauben, daß Sie seine/ihre Version der Geschichte angemessen berücksichtigen.

Diese und ähnliche Probleme können verringert werden, wenn man den neuen Therapievertrag eindeutig festlegt. Vergewissern Sie sich, daß beide

Teile begreifen, daß Sie jetzt für beide da sind und jede »besondere Beziehung« aufgehört hat. Manche Therapeuten vertreten die Ansicht, daß man diesen Problemen überhaupt aus dem Weg gehen und entsprechende Paare an einen anderen Therapeuten verweisen sollte. Sie meinen, daß man nie mit einem Paar gemeinsam arbeiten sollte, wenn man schon einen Partner in Einzeltherapie gehabt habe. Wir glauben, daß derlei Regeln oder »Sollte« unklug sind. Entscheidungen in solchen Fällen werden am besten individuell getroffen. Wichtig ist, daß man mit dem Paar über die möglichen Schwierigkeiten spricht, bevor man sich für eine Zusammenarbeit entschließt.

Ein anderer Punkt ist die Frage der *Vertraulichkeit*. Manche Therapeuten verlangen, daß die Partner keine Geheimnisse voreinander oder vor dem Therapeuten haben; alles ist Schrot für die Mühle. Andere Therapeuten setzen die Klienten davon in Kenntnis, daß nichts von dem, was sie in getrennten Sitzungen mitteilen, vor dem Partner geheimgehalten wird. Solche Therapeuten wollen sich mit nichts belasten. Wieder andere versprechen beiden Teilen strengste Diskretion. Welches ist der beste Weg?

Die Entscheidung, nichts, was der Therapeut von einem der beiden Partner erfährt, vor dem anderen zurückzuhalten, scheint uns unklug zu sein. Wie viele Klienten, die zu Ihnen in Einzeltherapie kommen, würden sich Ihnen anvertrauen, wenn sie wüßten, daß Sie die Mitteilungen grundsätzlich nicht für sich behalten? In der Ehetherapie zwingt eine solche Regel den Klienten, Dinge zu verschweigen, die vielleicht eine wertvolle therapeutische Information wären, oder sie preiszugeben, obwohl dies unnötige oder unangenehme Folgen haben kann. Therapeuten, die darauf bestehen, daß zwischen den Partnern absolute Offenheit zu herrschen habe und die zur Preisgabe von Geheimnissen ermuntern, glauben normalerweise, daß die Geheimnisse in sich(A) die Ursache von Ehestörungen (C) seien.

Nach unserer Meinung ist auch hier ein kluges Maß der beste Weg. Es gibt wenige Regeln, die auf jeden Fall zutreffen. Legen Sie Ihre Regeln vor den Klienten offen und verhandeln Sie mit ihnen darüber. Wenn ein Teil Ihnen etwas im Vertrauen mitteilen will, hören Sie zu. Vermutlich ist diese Information dem Klienten wichtig, und Sie sind in der Regel besser in der Lage, beiden Teilen zu helfen, wenn Sie über derlei Dinge Bescheid wissen. Deswegen sind wir für ein gewisses Maß an Vertraulichkeit. Die Vorteile, die es mit sich bringt, wenn Klienten ihre Probleme offen mit dem Therapeuten diskutieren, überwiegen den Nachteil, sich immer wieder daran erinnern zu müssen, was jetzt auch den anderen Partnern gegenüber offengelegt werden kann.

Wir sind der Überzeugung, daß es von zweifelhaftem Wert ist, in einer Ehe keine Geheimnisse haben zu wollen. Wie viele Ehen würden wohl überleben, wenn stets die erbarmungslose Wahrheit (der Gegensatz zur barmherzigen Lüge) gesagt würde und es keine Geheimnisse geben dürfte. Würde Ihre Ehe das überdauern?

Wie man die Absichten der Klienten feststellt

Nachdem wir einige der ethischen Aspekte einer Ehe besprochen haben, sind Sie dafür gerüstet, das erste Paar zu empfangen. Die erste Aufgabe in der Eheberatung und -therapie besteht darin, die Situation zu klären und die Absichten aller Beteiligten herauszufinden. Es gibt eine Vielzahl von Gründen, die jemand den Weg zum Eheberater oder Therapeuten antreten läßt. Hier sind einige aufgeführt:

1. Jemand will seine Beziehung zum Partner/zur Partnerin verbessern. Dies ist der offensichtlichste, aber bei weitem nicht der einzige Grund.
2. Jemand möchte seinen Partner oder seine Partnerin in die sichere Beziehung zu einem Therapeuten führen, damit er oder sie dann die Ehe aufgeben kann.
3. Jemand sabotiert die Therapie, damit er einen Grund hat, sich vom Partner zu trennen. (Z. B.: »Siehst du, nicht einmal eine Ehetherapie kann uns helfen. Wir würden uns besser scheiden lassen.«)
4. Die Partner suchen Hilfe bei der Entscheidung, ob sie zusammenbleiben oder auseinandergehen wollen.
5. Die Partner oder ein Partner suchen den Rat eines Dritten, weil man wissen möchte, ob eine Weiterführung einer Ehe oder eine Heirat (bei einer Beratung vor der Ehe) ratsam sei.
6. Jemand braucht eine Erlaubnis, die Partnerschaft aufzukündigen.
7. Die Partner möchten ihre Untreue geheimhalten oder einen Vertrag ausarbeiten, der ein solches Verhalten erlaubt.
8. Jemand möchte den Affären des Partners/der Partnerin einen Riegel vorschieben.

Wenn Sie davon ausgehen, daß jedes Paar mit der Absicht zu Ihnen kommt, seine Beziehung zu verbessern, arbeiten Sie vielleicht über viele Sitzungen umsonst am falschen Problem. Es ist ebenfalls unklug anzunehmen, Klienten würden ihre wahren Absichten in Gegenwart ihres Partners offenlegen. Sie fürchten sich vielleicht vor den Erschütterungen, die damit verbunden sein könnten, oder sie wagen es nicht, das anzustreben, was sie wirklich möchten. Deshalb schlagen wir folgendes

Vorgehen zur Klärung der Absichten beider Partner vor: Sprechen Sie zunächst in einer Sitzung mit dem Paar gemeinsam, dann aber treffen Sie sich für eine halbe, eine ganze oder für mehrere Sitzungen mit jedem Partner einzeln, um deren Wünsche herauszubekommen. Am besten fragen Sie jeden Partner ganz offen nach seinen/ihren Zielen. Es folgt ein Transkript einer Einzelsitzung:

»Herr Bauer, als wir uns letzte Woche gemeinsam mit Ihrer Frau trafen, sagten Sie, Sie seien hier, um Ihre Ehe zu verbessern. Ich möchte Sie jetzt fragen, ob es Dinge gibt, die Sie mir lieber ohne die Anwesenheit Ihrer Frau im Vertrauen mitteilen möchten. Bevor Sie antworten, lassen Sie mich etwas erklären. Es gibt viele Gründe, weshalb jemand eine Eheberatung aufsuchen kann. Einige wollen die Erlaubnis, sich trennen zu dürfen, oder einer will den anderen von weiteren außerehelichen Beziehungen abhalten, manche boykottieren die Therapie, um so eine Entschuldigung für die Scheidung zu haben, usw. Deshalb möchte ich, daß Sie mir etwas über Ihre Gefühle sagen und was Sie sich von diesen Sitzungen erhoffen. Wenn es etwas gibt, das Ihnen Sorgen macht und das Sie vor Ihrer Frau geheimhalten möchten, dann sagen Sie mir das bitte jetzt, damit wir es für uns behalten können.«

Wenn der Therapeut die Partner einzeln sprechen will, ist vielleicht jeder neugierig, was der andere gesagt hat. Wenn der Therapeut einem Ehemann hilft, besser mit seiner Frau zurechtzukommen oder sie zu verlassen, und der Klient dies seiner Frau erzählt, kann sie sich darüber unter Umständen beunruhigen und die Therapie kann ins Stocken geraten. Um solchen Problemen vorzubeugen, erklären Sie Ihrem Klienten, daß er auf entsprechende Fragen seines Partners einfach antworten soll: »Wir haben nur über meine Probleme gesprochen«. Der Partner gibt sich in der Regel mit solch einer Antwort zufrieden, denn sie zeigt ihm/ihr, daß der Therapeut sich bewußt ist, daß der andere Probleme hat. Der Partner ist dann – zumindest zeitweilig – bereit, die Vertraulichkeit solcher Sitzungen zu respektieren.

Wenn sich die Absichten beider Partner decken, können Sie wieder zu gemeinsamen Treffen übergehen. Wenn nicht, welche Möglichkeiten stehen Ihnen dann offen? Ihre Aufgabe wird dann schwieriger, und Vertraulichkeit und Loyalität können zum Problem werden, wenn sich die Absichten nicht decken. Es ist ganz klar, daß Sie nicht einem Klienten bei der Verbesserung der Partnerschaft helfen können, wenn Sie den anderen wissentlich dabei unterstützen, die Ehe aufzugeben. Die Situation wird noch verschlimmert, wenn der eine Partner Ihnen seine Scheidungspläne im Vertrauen mitgeteilt hat und nicht wünscht, daß der andere schon davon erfährt. Um derlei Probleme geht es beim nächsten Fall. Er zeigt die Probleme, welche entstehen, wenn ein Therapeut gemeinsame Sitzungen bei abweichenden Absichten der Partner durchführen will:

Hans und Klara waren Mitte Dreißig, seit zehn Jahren verheiratet und hatten drei Kinder. Hans hatte den Verdacht, daß Klara ein Verhätlnis mit einem anderen Mann hatte. Nach einem Streit, der deswegen entstanden war, zog Hans aus. Sie waren zwei Wochen getrennt, als Hans vorschlug, in eine Eheberatung zu gehen. Hans sagte, er wisse, daß sein Verdacht unbegründet gewesen sei. Er war aufbrausend und explodierte leicht. Es tat ihm leid, er wollte, daß Klara ihm verzieh und er heimkommen konnte. Klara wollte ihn aber nicht mehr zurückhaben. Sie sagte, Hans sei sehr genau und unbeweglich, er habe immer etwas am Haushalt auszusetzen und sei mit ihrer Familie nicht einverstanden. Hans wiederum meinte, auch Klara habe ihre Fehler. Sie hintergehe ihn oft in finanziellen Dingen, und bei Familienauseinandersetzungen ergreife sie immer gegen ihn Partei.

An diesem Punkt entschied sich der Therapeut, jeden der Partner einzeln zu treffen. Hans sagte, daß er seine Frau liebe. Er wußte, daß es mit ihrer Ehe in den vergangenen Jahren immer schlechter geworden war, und er gab zu, daß sein rigides, zwanghaftes Verhalten dazu beigetragen hatte. Er war bereit alles zu tun, um Klara zu behalten. Klara berichtete, daß sie genug habe von Hans' Kritik und seiner zwanghaften Kleinlichkeit. Sie hatte nie mit ihrem angeblichen Liebhaber geschlafen, obwohl sie sich mit ihm traf und ihn sehr gern mochte. Klara wollte die Scheidung und reagierte ablehnend auf die Anregung, die Beziehung wieder zu verbessern. Aber sie fürchtete den Zorn von Hans und wollte ihm nicht von ihrer Entscheidung erzählen. Am meisten aber fürchtete sie sich nicht vor seiner Reaktion, sondern vor der ihrer Eltern und ihrer Kinder. Sie glaubte, daß sie in deren Augen im Unrecht sei und daß sie diese deshalb ablehnen würden. Deshalb durften Hans und ganz besonders ihre Familie niemals etwas von ihrem Wunsch erfahren.

Der Therapeut traf sich mit Klara ein weiteres Mal allein. Sie sagte, sie würde die Scheidung einreichen, wenn sie eine Möglichkeit fände, alle Schuld auf Hans zu schieben. Der Therapeut hatte sich einverstanden erklärt, diese Information für sich zu behalten. Er ging dazu über, mit beiden Partnern gemeinsam zu arbeiten. Wie zu erwarten war, benahm sich Hans sehr kooperativ. Nachdem Klara gesagt hatte, was sie am meisten störte an seinem Verhalten, bemühte er sich eifrig, dies zu ändern. Er hörte aufmerksam auf jeden Ratschlag und befolgte alle Verhaltensanweisungen exakt. Klara ihrerseits gab keine Schuld zu, war zu keiner Änderung bereit und stritt ab, irgendwelche unangenehmen Gefühle oder Ärger Hans gegenüber zu empfinden. Sie erwähnte niemals ihren Zorn auf Hans oder ihre Scheidungspläne. Dieses Gebiet war für den Therapeuten tabu, weil er Vertraulichkeit zugesagt hatte. Die gemeinsame Therapie wurde nach mehreren erfolglosen Sitzungen abgebrochen.

Für den Therapeuten war dieser Fall besonders belastend, vor allem weil Hans getäuscht wurde. Dieser arbeitete sehr hart an der von ihm angezielten Verbesserung der Beziehung, während der Therapeut und Klara wußten, daß dies ein nutzloses Unterfangen war. Klara hatte sich entschieden, Hans wieder aufzunehmen, nachdem sie eine Weile in Therapie gewesen waren. Sie würde die Ehe eine Zeitlang weiterführen und ihn dann zum Verlassen provozieren. Dadurch würde die ganze Schuld auf ihn fallen, und ihre Familie und ihre Freunde würden sie nicht ablehnen, weil sie die Scheidung verlangt hätte. Wenn man auch sagen konnte, daß Hans aus der Therapie vielerlei Nutzen gezogen hatte, hatte er doch nicht das bekommen, wozu er mit dem Therapeuten einen Vertrag eingegangen war. Er korrigierte seine zwanghafte Kleinlichkeit, welche neben seiner Frau auch andere verletzt hatte. Seine Angst, allein zu leben, ging entschieden zurück. Er lernte bessere soziale Fertigkeiten, u. a. auch besser mit seiner Frau und mit anderen Frauen zu kommunizieren. All dies konnte ihm von Nutzen sein, ob er jetzt verheiratet blieb oder nicht. Aber dafür war er nicht in Therapie gekommen. Es zeigt sich rückblickend, daß der Therapeut ganz am Anfang einen Fehler machte, als er die beiden für eine Ehetherapie annahm, obwohl ein klarer Konflikt zwischen den Absichten der beiden Partner bestand.

Es wurden dann wieder Einzelsitzungen aufgenommen, um Hans und Klara bei den aufgetretenen Problemen zu helfen. Der Therapeut sprach Klara gegenüber die Vermutung aus, daß ihr Wunsch, sich von Hans zu trennen, auf ihrer starken Wut Hans gegenüber beruhe. Wenn sie ihre fordernde Einstellung aufgab und damit auch ihren Zorn, würde sie vielleicht anders über eine Scheidung denken. Nachdem dieses Thema besprochen war, war Klara nach wie vor entschlossen, sich scheiden zu lassen, aber ihre Furcht, von der Familie abgelehnt zu werden, blieb ein Problem. Der Therapeut arbeitete mit ihr während längerer Zeit daran, und seine Lösung erleichterte Klara die Entscheidung. Parallel arbeitete der Therapeut mit Hans an der Verwirklichung einiger seiner Ziele: an der Überwindung seiner absoluten Forderung, an seiner Angst vor Ablehnung, an seiner zwanghaften Kleinlichkeit und an seinen wenig entwickelten sozialen Fertigkeiten. Während Hans glaubte, diese Dinge würden ihn für Klara anziehender machen, vertrat der Therapeut die Ansicht, sie wären gut für ihn selbst und würden ihn entweder für Klara oder aber für *andere* Frauen anziehender machen. Der Therapeut half Hans nicht direkt, Klara zurückzugewinnen.

Deshalb glauben wir, daß im Falle von auseinanderstrebenden Absichten der Partner mit jedem (oder einem) Partner individuell gearbeitet werden sollte. Wenn jemand nicht weiß, ob er eine Ehe weiterführen will, oder zu große Schuldgefühle oder Ängste hat, um sich scheiden zu lassen, kann man mit ihm seine individuellen emotionalen Probleme bearbeiten und ihm so helfen, eine Entscheidung zu treffen. Es ist unwahrscheinlich, daß jemand in gemeinsamen Sitzungen offen über derlei Probleme spricht. Dann aber bleiben die Probleme ungelöst und die Ehetherapie oder -beratung war nutzlos.

Der Entschluß zur Scheidung

Klienten, die wie Klara eine Trennung oder Scheidung möchten, aber emotional daran gehindert werden, sind nicht selten. Oft ist es *Angst*, die Klienten in unerwünschten Beziehungen hält. Sie machen sich Sorgen über die mögliche Ablehnung ihrer Familie und Freunde, wenn sie sich scheiden lassen. Sie haben vielleicht Angst, daß sie keinen neuen Partner finden werden (»Ich werde niemals wieder jemand finden, der so gut ist wie die

Niete, die ich jetzt habe«) oder abgelehnt werden, wenn sie Zugang zu anderen Alleinstehenden suchen. In allen diesen Fällen steht hinter dieser Angst die irrationale Überzeugung, daß Liebe und Zustimmung von anderen unbedingte Notwendigkeiten sind. Im siebten Kapitel haben wir die Disputationen besprochen, die bei solchen Klienten hilfreich sind. Es kann auch hilfreich sein, wenn solche Klienten einen hedonistischen Kalkül aufstellen. So kann der Therapeut zum Beispiel die folgenden Fragen stellen, wenn er es mit einem Klienten oder einer Klientin zu tun hat, die vor einer Scheidung zurückschrecken, weil sie den Verlust der Zustimmung ihrer Mitmenschen fürchten:

1. Lohnt es sich wirklich, all die Frustration einer schlechten Beziehung über Jahre hinweg zu ertragen, nur um der Mißbilligung anderer zu entgehen? Insbesondere wenn diese Mißbilligung nur von kurzer Dauer sein wird?

2. Wird diese Mißbilligung wirklich so groß sein, wenn man bedenkt, welch breite Anerkennung eine Scheidung in unserer Kultur genießt?

3. Was würde es brauchen, bis Sie sich scheiden lassen? Körperliche Mißhandlung? Entzug der Unterstützung? Wie würden Sie dann mit der Mißbilligung durch andere fertigwerden?

Auch kann jemand, der sich Sorgen macht, ob er einen neuen Partner finden wird, aus anderen Lösungen Nutzen ziehen. Er kann lernen, seine Fähigkeit und Wahrscheinlichkeit, Erfolg zu haben, einzuschätzen, und er kann seine sozialen Fähigkeiten und seine soziale Attraktivität verbessern.

Schuldgefühle sind ein weiterer Grund, der jemand von einer Scheidung abhalten kann. Ein typischer Fall war Robert, der mit seiner Frau Brigitte in die Therapie kam. Im Einzelgespräch sagte Robert, daß er die Scheidung wolle, aber den entscheidenden Schritt einfach nicht über sich bringe. Brigitte würde »am Boden zerstört sein, sie könnte das nicht ertragen«. Wie konnte er jemand verletzen, der so gut zu ihm gewesen war, stöhnte er. Wenn sich jemand in einer derartigen Zwickmühle befindet, ist er meistens das Opfer von drei falschen Meinungen geworden, die zu seinen Schuldgefühlen führen. Einmal glaubt er oder sie, der Partner werde im Fall einer Scheidung zusammenbrechen. Dann hält er oder sie sich restlos verantwortlich für die Gefühle des Partners. Schließlich – und das ist das wichtigste – glaubt er oder sie, daß er/sie ein wertloser und schrecklicher Mensch sei, weil er/sie etwas derart Entsetzliches tue.

Wie können Sie als rationaler Therapeut gegen jede dieser Überzeugungen angehen? Was das ›Zusammenbrechen‹ des Partners betrifft, ist es wichtig, vom Klienten zu erfahren, was er mit dem Wort meint. Meint er »Selbstmord begehen«? Meint er einen »psychotischen Schub«, der eine Einweisung in eine Klinik erforderlich macht? Meint er »viel weinen«? Meint er, daß der Partner »eine Zeitlang seinen Alltagsverpflichtungen nicht mehr nachkommen« kann? Begriffe wie »zusammenbrechen« oder »einen Nervenzusammenbruch haben« sind sehr vage, und es ist wichtig, daß die Klienten sich klar darüber werden, welche Konsequenzen sie erwarten. Gewiß, die Scheidung wird für Brigitte vermutlich schmerzlich sein, und sie wird längere Zeit daran zu tragen haben. Aber die meisten Menschen erholen sich von einer Scheidung. Manche Verheiratete, besonders chauvinistische Männer, überschätzen ihre Bedeutung für den Partner und dessen Reaktion auf die Beendigung der Ehe. Es verleiht einem ein sicheres und erhebendes Gefühl zu glauben, der Partner liebe einen so sehr, daß er oder sie »zusammenbrechen« werde, wenn man geht. Wenn jedoch der Klient wirklich Grund hat anzunehmen, daß der Partner eine Scheidung schlecht aufnehmen und darauf mit ernsthaften psychischen Störungen reagieren wird, muß man natürlich den Motiven für eine derartige Reaktion nachgehen. Möglicherweise wird das depressive oder hysterische Verhalten des Partners durch die Bereitschaft des Klienten, die Ehe weiterzuführen, verstärkt. So wäre dann eine Depression weniger Symptom einer psychischen Störung oder von Zerbrechlichkeit als vielmehr ein – wenn auch unangenehmes – Anpassungsverhalten, das die Ehe zusammenhält.

Auch die Aufstellung eines hedonistischen Kalküls für den Partner kann von Nutzen sein, wenn die Überzeugung diskutiert wird, der Partner könnte zusammenbrechen und sich elend fühlen. Auch wenn es stimmt, daß die Zeit unmittelbar nach der Trennung für Brigitte sehr schmerzlich sein wird, bleiben da doch auch noch andere Fragen. Was wird denn Brigitte *alles* vermissen, wenn sie die Ehe mit einem Partner weiterführt, der nicht mit ihr leben will? Was ist das wert? Lohnt nicht dieser langfristige Wert die Kosten anfänglichen Leids im Augenblick der Trennung? Es könnte sich langfristig für Brigitte auszahlen, wenn sie nach anfänglichen schmerzlichen Erfahrungen die Möglichkeit hat, einen passenden Partner zu finden, mit dem sie glücklich werden kann. In jedem Fall verhindert es Robert, daß Brigitte diese Entscheidung treffen kann. Er nimmt an, daß er weiß, was das Beste für sie ist, und daß er *ihren* hedonistischen Kalkül besser aufstellen kann als sie selber.

Die zweite Überzeugung, daß jemand für die Belastung des Partners verantwortlich ist, stimmt nur zum Teil. Robert hat zwar das aktivierende Ereignis für Brigitte geschaffen, den größten Teil ihrer Beunruhigung aber verursachen ihre Überzeugungen. Würde sie rational denken, würde für sie die Trennung von Robert mit Sorgen und Verdruß verbunden sein.

Dafür ist Robert möglicherweise verantwortlich. Aber jedes zusätzliche Leid schafft Brigitte sich selbst. Genauso wie das, was Robert denkt, die Ursache seiner Schuldgefühle ist, ist das, was Brigitte denkt, die Ursache für ihre Depression.

Die dritte Überzeugung ist die wichtigste. Selbst wenn Brigitte einen psychotischen Schub hat, wenn Robert geht, und selbst wenn er einen großen Teil der Verantwortung für ihren Schmerz trägt, macht ihn das dann zu einem schlechten und wertlosen Menschen? Auch hier können wieder alle die Disputations-Methoden aus Kapitel 7 beigezogen werden, um den Klienten zu überzeugen, daß er seine Überzeugungen im Zusammenhang mit Selbstwert und Selbstbewertung aufgibt. Wenn ein Klient diese Überzeugung einmal abgelegt hat, kann er eine Entscheidung auf der Basis der Beziehung statt auf jener des Schuldgefühls treffen.

Unentschiedenheit über die Weiterführung einer Ehe

Bisher haben wir Fragen besprochen, die mit den unterschiedlichen Absichten der Partner zu tun hatten, wobei ein Teil die Ehe beenden wollte. Schwieriger wird es, wenn ein Partner sich unklar ist, ob er die Ehe weiterführen will oder nicht. In einem solchen Fall ist es vielleicht besser, mit den Klienten einzeln und nicht als Teil eines Paares zu arbeiten.

Normalerweise spielen verschiedene emotionale Konflikte eine Rolle, wenn ein Partner sich in bezug auf seine Ehe nicht entscheiden kann. Die Wahl des zu bearbeitenden Problems stellt für den Therapeuten unter Umständen eine Wert-Entscheidung dar. D. h., ein Klient kann eine Ehe fortsetzen, aber seine emotionalen Probleme und irrationalen Überzeugungen machen diese Entscheidung schwierig. Anderseits kann er die Ehe aufgeben, aber auch daran hindern ihn emotionale Probleme und irrationale Überzeugungen. An welchen Problemen und auf welches Ziel hin soll der Therapeut nun arbeiten? Entscheiden Sie sich für die erste Möglichkeit, zwingen Sie Ihrem Klienten vielleicht Ihre Wertvorstellung auf, daß eine Ehe in jedem Fall gerettet werden muß oder daß man es zumindest *versuchen* müsse. Wählen Sie den anderen Weg, machen Sie sich unter Umständen zum Anwalt für die Scheidung und drängen dem Klienten die Wertvorstellung auf, flüchtige oder kurze Beziehungen seien wertvoller. Gleich welches Ihre Überzeugungen sind und gleich welche guten Gründe Sie für Ihre Entscheidung haben mögen, wir glauben, daß die Entscheidung für oder gegen eine Ehe am besten vom Klienten getroffen wird. Diese Entscheidung wird ihm leichterfallen, wenn Sie an beiden Problembereichen gleichzeitig arbeiten.

Sie können mit dem Klienten die aktivierenden Ereignisse besprechen, die eintreten können, wenn er die Ehe fortführt, seine emotionalen Reaktionen auf diese Ereignisse und die irrationalen Überzeugungen, welche zu diesen Reaktionen führen. Umgekehrt können Sie mit ihm besprechen, was geschehen wird, wenn er die Ehe aufgibt. Der Klient steht an einer Kreuzung, jeder Weg an der Gabelung bedeutet eine Lebensentscheidung, aber der Klient kann die Möglichkeiten nicht präzise abwägen, wenn die Wege mit dem Geröll irrationaler Überzeugungen und emotionaler Verwirrung übersät sind. Wenn einmal beide Wege freigeräumt sind, kann der Klient oder die Klientin rationaler darüber entscheiden, auf welchem Weg er oder sie auf lange Sicht wohl zu größerem Glück gelangen wird. Dieses Geröll aus dem Weg zu räumen aber ist die Aufgabe der Disputation.

Eine irrationale Schlüsselüberzeugung, auf die man achten muß, ist die Meinung, jemand *brauche* seinen Partner *unbedingt*. Wer so denkt, hält hauptsächlich an einer Partnerschaft fest aus Angst, andernfalls die »andere Hälfte« zurückzulassen. Solch eine Überzeugung wirkt sich nicht nur nachteilig für den Betreffenden selbst aus, sie ist auch nicht gerade schmeichelhaft für den Partner. Wie würde es Ihnen ergehen, wenn Sie wüßten, daß Ihr Mann oder Ihre Frau nur deshalb bei Ihnen bleibt, weil er Angst hat, Sie zu verlassen. Es ist nicht sehr angenehm zu wissen, daß der einzige Grund, der den Partner bei einem hält, seine Neurose ist.

Wenn sich diese irrationale Überzeugung erschüttern läßt, merkt ein Klient vielleicht, daß ihm die Möglichkeit offensteht zu gehen. Wenn er dann die Ehe fortsetzt, wird er es wegen ihrer positiven Qualitäten und wegen seiner Zuneigung zum Partner tun. Damit kann das Fundament gelegt worden sein, auf dem sich mit beiden Partnern gemeinsam die Beziehung wieder neu aufbauen läßt.

Nach der Disputation der irrationalen Überzeugungen empfiehlt sich ein hedonistischer Kalkül der Gründe für und wider die Ehe. Vor- und Nachteile beider Alternativen können herausgearbeitet und besprochen werden, um dem Klienten bei der Feststellung seiner Wertung zu helfen.

Aber auch danach noch können weitere Probleme bestehen bleiben. Der Klient ist vielleicht nicht in der Lage, eine Entscheidung zu treffen, weil er sich übermäßig *vor Entscheidungen fürchtet*. In einem solchen Fall sind es zwei verbreitete irrationale Überzeugungen, die eine Entscheidung erschweren. Das erste Problem hängt mit der niedrigen Frustrationstoleranz des Klienten zusammen. Sich für etwas zu entscheiden bedeutet gleichzeitig die Entscheidung gegen etwas anderes. Weil der Klient nicht willens ist, die Belastung auf sich zu nehmen, die der Verzicht auf das »andere« mit sich bringt, steckt er fest. Dies war das Problem des folgenden Klienten.

Peter war ein dreißigjähriger Geschäftsmann, der nicht wußte, ob er bei seiner Frau bleiben solle. Peter und Marlene waren seit fünf Jahren verheiratet. Für Marlene existierte nur Peter und sie war ihm sehr zugetan. Peter hingegen zog es zu anderen Frauen und in die Ferne. Er wollte Erfahrungen mit anderen Beziehungen machen und ausgiebig reisen. Der hedonistische Kalkül zeigte ihm, daß ihm an Marlene mehr als an irgend etwas anderem gelegen war. Aber wenn er sich für sie entschied, dann war es nichts mit anderen Frauen und mit dem Reisen. Peter klagte weiter über seine Entscheidung. Er fühlte sich deprimiert und geprellt. Obwohl Marlene für ihn eindeutig Priorität hatte, konnte er sich nicht für die Ehe entscheiden. Als dieses Problem durchgesprochen wurde, gab er zu, nicht willens zu sein, *irgend etwas* aufzugeben. Er wollte die Semmel und den Groschen. Er wollte Marlene und er wollte andere Frauen und er wollte reisen.

Die irrationale Schlüsselüberzeugung äußert sich in solchen Fällen in Aussagen wie:»Ich muß alles haben, was ich will; ich darf nichts entbehren.« In Peters Fall versuchte der Therapeut zu zeigen, daß (1) er nicht alles haben könnte, und daß (2) er viel glücklicher wäre, wenn er weniger fordern würde und die Begrenzungen jeder Entscheidung akzeptieren würde, unabhängig wozu er sich entschieden hatte. Sobald seine schädlichen irrationalen Überzeugungen disputiert waren, verringerte sich Peters Angst vor Entscheidungen und er konnte an der Verbesserung seiner Beziehung zu Marlene arbeiten.

Eine weitere wichtige irrationale Überzeugung, die eine Entscheidung erschwert, ist das *Bedürfnis nach Gewißheit,* das wiederum zu Angst führt. Der Klient glaubt, daß es irgendwie einen Beweis geben müsse, daß eine vollkommene Entscheidung möglich ist, eine ohne das Risiko eines Fehlschlags. Diese Überzeugung wirkt sich auf eine Ehe sehr zerstörerisch aus. Obwohl jemand sich stark zu einem Partner hingezogen fühlt, besteht doch, da er oder sie eben nur ein Mensch ist, die Möglichkeit, daß er/sie irgendwelche Fehler hat und genauso unvollkommen ist wie der Rest der Menschheit. Auch ein überaus wünschenswerter Partner bietet keine Garantien für die Zukunft. Ihr Partner kann Sie verlassen wollen; die Möglichkeit ist nie auszuschließen, daß Ihre Verbindung, so wünschenswert sie auch sein mag, auseinandergeht. Wenn Sie die Zukunft voraussagen könnten, was unmöglich ist, und Sie wüßten, daß Ihre Ehe glücklich bleiben wird, würden dennoch immer noch Zweifel übrigbleiben. Es bleibt immer noch die Möglichkeit, daß eines Tages ein noch wünschenswerterer Gefährte auftaucht oder daß Sie mit jemand anderem glücklicher geworden wären.

Wenn diese Überzeugung, daß es Sicherheit geben muß, zu Angst führt, disputiert der rationale Therapeut das Bedürfnis nach Gewißheit und zerstört den Mythos, daß Gewißheit möglich ist. Niemand von uns kann die Zukunft voraussagen, und die Zeitmaschine ist noch Utopie. Jede unserer Entscheidungen muß ohne letzte Gewißheit auskommen. Unsicherheit gehört zu den Grundtatsachen des Lebens, und die Klienten werden es leichter haben, wenn sie diese Tatsache akzeptieren. Es kann Klienten die Aufgabe ihrer Katastrophenerwartungen erleichtern, wenn Sie sie alle möglichen negativen Konsequenzen einer Entscheidung in ihrer Phantasie ausmalen lassen. Dann unterwerfen Sie jede dieser Konsequenzen einer ABC-Aanlyse, damit die Klienten mit ihrer Schwarzseherei aufhören. Wenn ein Klient die Gewißheit einmal als Mythos entlarvt hat und sich nicht länger über mögliche Fehlentscheidungen den Kopf zerbricht, kann er darangehen, eine Alternative zu wählen.

Die Verbesserung der Beziehung

Wenn man annehmen kann, daß beide Partner ähnliche Absichten haben und an der Verbesserung ihrer Beziehung zu arbeiten wünschen, kann der rationale Therapeut mit gemeinsamen Sitzungen beginnen. *Ellis* (1962, 1977 a) glaubt, daß gestörte Beziehungen in einer Ehe zum großen Teil das Ergebnis von Sollte-Behauptungen oder von ungeprüften Forderungen sind. Die Eheleute schaffen sich Ärger, wenn sie an unrealistischen Erwartungen sich selbst gegenüber, dem Partner oder der Ehe gegenüber festhalten. Manche Störungen entstehen deshalb, weil einer oder beide Partner glauben, daß der andere stets zärtlich oder rücksichtsvoll sein sollte, daß er stets das tun sollte, was dem Partner gefällt, und niemals irgendwelche Forderungen stellen sollte. Mit anderen Worten: Eine Ehe sollte stets glücklich und erfreulich sein. In einer solchen Situation besteht Ihre primäre Aufgabe darin, diese Überzeugungen zu disputieren und sie durch eine tolerantere Einstellung zu ersetzen.

Natürlich werden die Paare nicht zu Ihnen kommen und sagen: »Wir halten an unrealistischen und fordernden Einstellungen fest.« Viel wahrscheinlicher werden sie Ihnen erzählen, daß sie Kommunikations-Probleme hätten, daß sie häufig miteinander streiten oder daß ihre sexuelle Beziehung zu wünschen übrig lasse. Manchmal stellen sich Ehepaare selbst eine Diagnose, und die muß nicht immer stimmen. Viele scheinen ihre Diagnose auf das zu stützen, was sie aus Zeitschriften und populären Büchern zusammengelesen haben. So kann sich z. B. ein Paar über die schlechte Kommunikation in der Ehe beklagen, wenn die Partner in

Wirklichkeit meinen, daß sie den jeweils anderen nicht dazu bringen, sich so zu verhalten, wie sie es fordern. Es ist gut, wenn Sie die Selbstdiagnose eines Paares sorgfältig prüfen, um sicherzugehen, ob Sie damit übereinstimmen können. Kommunikation meint in Wirklichkeit die Übermittlung einer Botschaft von einem Partner zum anderen; d. h. nicht, daß der Empfänger sich notwendigerweise nach den Wünschen des Senders richten muß.

Der RET-Therapeut geht davon aus, daß die Probleme eines Paares auf belastenden Emotionen, wie Ärger, Angst, Eifersucht oder Schuldgefühlen, beruhen und diese wiederum auf den irrationalen Denkgewohnheiten eines Individuums. Wenn einer oder beide Partner irrational denken und unter emotionalen Belastungen zu leiden haben, ist es sehr wahrscheinlich, daß eine Reihe von Beziehungsproblemen auftritt. Wenn ein Ehemann glaubt, daß seine Frau ihm stets zu Gefallen sein solle, wird er vermutlich, wenn er wütend ist:

1. die Wirklichkeit verzerren (z. B.: »Sie tut nie, was ich möchte«, wenn sie es in Wirklichkeit tut);
2. nur über geringe Problemlösunsfertigkeiten verfügen, wie das Ausdenken alternativer Lösungsmöglichkeiten (z. B.: »Was könnte ich tun, damit sie tut, was ich will? Nichts!«);
3. unfähig zu Kommunikation sein (z. B.: mürrisch oder aufbrausend sein);
4. wenig Freude an der Beziehung haben.

Der rational-emotive Therapeut geht nicht davon aus, daß jemand, sobald er rational zu denken gelernt hat, auch automatisch in der Lage sein wird zu kommunizieren, mit dem anderen zu verhandeln oder Probleme zu lösen. Allerdings wird rationales Denken die Chancen erhöhen, daß er diese Fertigkeiten lernt und gebraucht.

Wenn Sie sich mit beiden Partnern gemeinsam treffen, dann lassen Sie das Paar seine wichtigeren Probleme kurz vorstellen. Gehen Sie aber nicht weiter auf die Geschichte ihrer Beziehung ein und lassen Sie sich auf keine Diskussion über ihre gegenseitigen Klagen ein. Dann konzentrieren Sie sich sobald als möglich auf *einen* Partner (in Gegenwart des anderen) und helfen diesem, seine irrationalen Überzeugungen zu klären und zu disputieren. Blicken Sie dabei von Zeit zu Zeit auch den anderen Partner an oder nicken ihm zu, um ihm die Botschaft zu übermitteln: »Passen Sie auf, ich will, daß Sie das auch lernen.« In der Regel genießt der beobachtende Partner diese Phase der Sitzung. So kann ein Ehemann etwa zum Schluß kommen, daß der Therapeut oder die Therapeutin wirklich ein Genie ist, da er/sie sieht, daß das Problem ausschließlich bei seiner Frau liegt und daß er ganz klar die bessere Hälfte ist. Sobald aber die Eingangsdisputation zu Ende geführt worden ist, wird sich der Therapeut auf den Gatten konzentrieren, um *seine* emotionalen Übersteigerungen zu untersuchen und herauszustellen und sein irrationales Denken zu disputieren.

Diese Verlagerung der Konzentration von einem auf den anderen Partner scheint leicht zu sein. Sie enthält aber verschiedene schwierige Aspekte. Der Therapeut darf nicht vergessen, daß Dreiergruppen außerordentlich unstabile Gruppen sind, die sehr leicht in eine Zweiergruppe und ein isoliertes Individuum zerfallen. Wenn es dem Therapeuten nicht gelingt, dies geschickt zu vermeiden, dann kann eine Ehetherapie in den Augen eines oder beider Partner sehr leicht so aussehen, daß stets der Therapeut zusammen mit einem der Partner die Partei gegen den anderen ergreift, dessen Probleme gerade diskutiert werden.

Wir haben schon darauf hingewiesen, daß manchen Klienten an einer Allianz mit dem Therapeuten sehr gelegen ist, da dies zeigt, »daß ich im Recht bin«. Dieser Falle kann man mit einer einfachen Lösung ausweichen, indem man sich ungefähr gleich oft an jeden der beiden Personen wendet. Zeigen Sie, daß beide ihre eigenen Gefühle schaffen, daß beide irrational denken, wenn sie einander die Schuld geben, und daß gegenseitige Beschuldigungen zu Ärger und Zorn führen.

Wenn Sie eine vollständige ABCD-Analyse bei jedem Partner durchführen wollen und jedem der Partner ungefähr die gleiche Zeit widmen, ist der Zeitaspekt natürlich von wesentlicher Bedeutung. Der Anfänger, der sich in RET-Methoden noch nicht so gut auskennt, findet vielleicht, daß ihm die Zeit unter den Fingern zerrinnt, bevor er oder sie auch nur die Möglichkeit gehabt hat, eine Sitzung ins Gleichgewicht zu bringen. Um dieses Problem zu vermeiden, können Sie Ihr Vorgehen beiden Klienten von vornherein erklären. Sie können dann etwa sagen:

»Nun, Herr und Frau Meier, ich hab' mir jetzt Ihre Probleme angehört. Sie beide haben einige Schwierigkeiten, welche meistens zu einer Auseinandersetzung führen. Herr Meier, Sie scheinen immer ärgerlich zu werden, wenn Ihre Frau Sie kritisiert, und Sie werden dann ungemütlich, was wiederum für Ihre Frau unangenehm ist. Frau Meier, Sie scheint es aufzuregen und zu deprimieren, wenn sich Ihr Mann widerwärtig benimmt, und Sie ziehen dann den Schluß, daß er Sie nicht liebt. Dann werden Sie noch deprimierter. Es wäre für Sie beide besser, wenn Sie diese Art zu handeln und zu denken ändern würden, wenn Sie besser miteinander auskommen wollen. Ich möchte jedes dieser Probleme mit jedem von Ihnen besprechen und Ihnen, Herr Meier, zeigen, wie Sie sich unnötigerweise ärgern, und Ihnen, Frau Meier, wie Sie sich unnötigerweise in eine Depression stürzen. Nun, wer möchte beginnen?«

Dann diskutiert der Therapeut das Problem mit dem einen Partner in Gegenwart des anderen. Es ist entschieden von Vorteil, mit dem einen Klienten in der Gegenwart seines Partners zu disputieren. Zum einen kann der Partner dadurch einiges über irrationale Überzeugungen, und wie man sie diskutiert, lernen. Zum zweiten kann der Partner von Ihnen lernen, wie man dem anderen helfen kann, seine oder ihre irrationale Überzeugungen zu korrigieren. Schließlich kann sich der Partner auch aktiv in die Diskussion einschalten und dem anderen helfen, seine irrationalen Überzeugungen in der Sitzung selbst zu überwinden.

Kommunikationsprobleme

Schlechte Kommunikationsmuster zwischen den Ehepartnern sind oft das Resultat emotionaler Blockierungen. Wenn es Ihnen gelungen ist, die emotionale Belastung in einer Disputations-Sitzung zu reduzieren, werden sich beim Paar immer noch Kommunikations-Probleme zeigen, weil sich alte Gewohnheiten eingefahren haben oder weil die Partner die nötigen Kommunikations-Fähigkeiten nicht besitzen. Die Probleme können sowohl auf seiten des Senders wie auf seiten des Empfängers liegen. Das häufigste Problem scheint die Übermittlung vager oder zweideutiger Kommunikationen zu sein. (*Raush, Barry, Hertel* und *Swain*, 1974).

Von einer zweideutigen Kommunikation kann man dann sprechen, wenn eine Diskrepanz zwischen den verbalen und den nonverbalen Teilen einer Botschaft besteht. So kann z. B. ein Partner jedes Gefühl des Zornes abstreiten und doch in einem kalten und distanzierten Ton sprechen. Verschiedene Gründe für diese unehrliche Kommunikation sind denkbar: Der Sender fürchtet z. B. Ablehnung oder Vorwürfe, oder er fürchtet, die Kontrolle zu verlieren, oder es fehlt ihm an den nötigen Fähigkeiten, sich angemessen auszudrücken. Vielleicht hat der Klient schlechte Vorbilder gehabt und weiß nicht, wie man direkt kommuniziert.

Der Empfänger einer solchen Botschaft kann das Problem noch dadurch vergrößern, daß er sich entweder über den Sender aufregt oder nicht nach einer Klarstellung verlangt. Dieser Verzicht auf Klarstellung kann das Resultat ähnlicher Ängste oder Verhaltensdefizite sein wie beim Sender. Diese zwischenmenschlichen Probleme führen zur Unfähigkeit der Partner, das Verhalten des anderen vorauszusagen, und können damit einen Teufelskreis von Mißtrauen in Gang setzen.

Sobald Sie die irrationalen Überzeugungen aufgedeckt und disputiert haben, welche sich mit einer direkten und offenen Kommunikation nicht vertragen, können Sie dazu übergehen, neue Kommunikations-Fertigkeiten einzuüben.

Da hier der Platz nicht ausreicht, ausführlich auf die Literatur zum Kommunikations-Training einzugehen, verweisen wir Sie auf die Trainingsmethoden, die bei *Raush* und anderen (1974) und bei *Jacobson* und *Martin* (1976) beschrieben werden.

Eine hilfreiche Kommunikations-Übung ist z. B. die folgende: Lassen Sie die Partner abwechselnd die folgenden zwei Satzanfänge vollenden. Die Übung dauert so lange, wie den Partnern etwas einfällt.
»Ich mag es, wenn du . . .«
»Ich mag es nicht, wenn du . . .«

Wie man die Freude in der Ehe fördern kann

Solange die Partner aufeinaner wütend sind und sich gegenseitig verletzen, wird keiner von beiden den Anfang machen und etwas Positives für den anderen tun, damit die Beziehung besser wird. Deshalb muß die Disputation so gründlich sein, daß sie die emotionale Anspannung genügend lockern kann, damit die Partner überhaupt auf den Gedanken kommen, ihre Beziehung befriedigender zu gestalten. Der RET-Therapeut ist sich allerdings bewußt, daß eine kognitive Veränderung allein noch nicht genügt, um eine glückliche Ehe zu schaffen. Das Fehlen emotionaler Belastungen ist noch nicht gleichbedeutend mit einer guten Ehe. Eine befriedigende Ehe besteht aus einer Vielzahl positiver Erlebnisse beider Partner.

In der Verhaltenstherapie erklärt man Uneinigkeit in der Ehe als ein Problem unausgeglichener oder seltener Verstärkung. Wenn die Partner einander wenig positive Streicheleinheiten geben und einander durch negative Kontrollmaßnahmen zu manipulieren versuchen, wird die Beziehung für beide sehr unbefriedigend sein. Ein Theorie-Konzept der Ehe, zugegeben kein besonders romantisches, leitet sich von der Theorie des sozialen Austausches her *(Thibault* und *Kelly,* 1959). In einer gestörten Ehe tauschen dann die Partner ganz einfach zu wenig positive Verstärker aus. Selbst wenn die Klienten sich nicht unter einer emotionalen Belastung befinden, kann das Fehlen genügend positiver Begegnungen die Beziehung weniger attraktiv machen.

An der Verhaltenstherapie orientierte Ehetherapeuten verwenden deswegen oft *Verstärker-Verträge,* um die positiven Aspekte einer Ehe zu erhöhen. Diese Verträge bestehen aus schriftlichen Vereinbarungen zwischen den Eheleuten, die der Ausgewogenheit oder der Zunahme der Verstärker-Häufigkeit dienen sollen. Jeder Partner beschreibt Verhaltensveränderungen, die er oder sie beim anderen wünscht, und versucht, sich auf positive Verhaltensweisen zu konzentrieren, die häufiger auftreten sollen (statt sich auf negative Verhaltensweisen zu konzentrieren, die abzubauen sind). Der Grund dafür liegt darin, daß es schwierig ist, das Nichtauftreten eines Verhaltens festzustellen oder zu verstärken, und der Therapeut versucht die Partner daraufhin zu trainieren, daß sie jene Verhaltensweisen beachten oder verstärken, an denen sie Gefallen finden.

Als Vorbereitung auf einen solchen Vertrag können sich die Klienten etwa folgende Fragen stellen:

Welche Eigenschaften würde ein neuer Partner haben, die mein Mann/meine Frau nicht hat?

Welche Veränderungen im Verhalten meines Mannes/meiner Frau würden ihn/sie für mich akzeptabler machen?

Vielleicht wird der Therapeut die Partner auch dazu anleiten müssen, wie sie sich gegenseitig etwas Nettes sagen können. Selbst »bitte« und »danke« wird ihnen unter Umständen am Anfang nicht leicht über die Lippen kommen.

Einen Vertrag über wünschenswerte Verhaltensweisen auszuarbeiten wird von direktem Nutzen sein, wenn das Paar lernen soll, über andere Entscheidungen zu verhandeln; z. B.: »Wir werden uns dieses Wochenende den Film anschauen, den du sehen möchtest, wenn wir nächstes Wochenende in die Oper gehen.« So können die Partner lernen, gerechtere Entscheidungen zu treffen, und dadurch vergrößert jeder der Partner sein Verstärker-Potential bei ihren gemeinsamen Unternehmungen.

In der rational-emotiven Therapie werden diese auf das Verhalten bezogenen Methoden nach einer Disputation angewandt, um den Klienten bei der Veränderung ihrer aktivierenden Ereignisse zu helfen. Schon bei der Arbeit mit einzelnen Klienten haben wir darauf hingewiesen, daß die Veränderung des A effektiver durchgeführt werden kann, wenn der Klient rational denkt.

Die Verbesserung sexueller Beziehungen

Gleichgültig, ob das Paar das Thema aufgebracht hat oder nicht, ist es gut, wenn der Therapeut auch die sexuelle Beziehung der Partner prüft. Schlechte Anpassung der Partner aneinander und schlechte sexuelle Anpassung müssen nicht unbedingt miteinander in Beziehung stehen. Ein

Paar kann eine gestörte Beziehung haben und sexuell doch ganz gut miteinander zurechtkommen, während Paare mit sexuellen Störungen sehr oft im nichtsexuellen Bereich eine gute Beziehung haben. Eheliche Konflikte können aber durchaus entstanden sein, weil ein sexuelles Problem zugrunde lag, oder sie können zu einem solchen geführt haben. Unabhängig von der Ätiologie ist deswegen der Versuch ratsam, die sexuelle Anpassung der Partner zu verbessern. Sexuelle Kontakte sind für viele Menschen ein sehr wichtiger Verstärker für eine Beziehung. Eine sexuelle Beziehung kann eine zusätzliche Verstärkung dafür sein, den Partner für die Arbeit in anderen Bereichen der Beziehung zu motivieren, und sexueller Kontakt kann der Auslöser für andere zärtliche Verhaltensweisen sein.

Der RET-Therapeut konzentriert sich stärker auf sexuelle Störungen als bloß auf eine sexuelle Dysfunktion, d. h.: Ziel ist die emotionale Belastung, sei sie nun die Ursache oder das Resultat (oder beides) des sexuellen Problems. Sie können Ihren Klienten helfen, ihr sexuelles Problem weniger schwarz zu sehen und gleichzeitig daran zu arbeiten, ihre sexuellen Fähigkeiten zu verbessern. Wenn Sie allerdings nicht in Sexual-Therapie ausgebildet sind und Klienten mit sexuellen Problemen haben, dann empfehlen wir Ihnen nachdrücklich, sich mit einem erfahrenen Sexual-Therapeuten zu beraten oder Ihre Klienten an ihn zu überweisen, damit er das eigentliche Training bestimmter sexueller Fertigkeiten durchführt. Hinweise auf weiterführende Literatur zu diesem Gebiet finden Sie im Anhang.

Zusammenfassung

Zusammenfassend kann man sagen, daß der rationale Therapeut nicht davon ausgeht, daß die Eheberatung einfach in der Wiederherstellung von Beziehungen besteht. Der erste Schritt einer guten rationalen Eheberatung oder Therapie besteht in der Festlegung der Ziele der Klienten und in der Überprüfung, ob die Absichten beider Partner übereinstimmen. Ist dies nicht der Fall, dann empfehlen wir Ihnen, mit jedem Partner einzeln zu arbeiten, um ihm oder ihr zu helfen, sein/ihr individuelles Glück zu finden. Wenn die Absichten übereinstimmen und Sie sich für eine gemeinsame Eheberatung oder Therapie entschieden haben, liegt der Schwerpunkt der Therapie nach wie vor auf jedem einzelnen Klienten als Individuum. Sie arbeiten nicht zuerst an der Beziehung oder am System, sondern daran, jedem Partner zu helfen, besser zurechtzukommen, rational zu denken und soviel Zufriedenheit und so wenig emotionale Belastung als möglich zu erfahren. Die zentrale Störung, nach der der Therapeut Ausschau hält, um dieses Ziel zu erreichen, sind die »Sollte« der Partner, ihre unrealistischen Erwartungen oder Forderungen sich selbst, dem anderen oder der Ehe gegenüber. Sind diese »Sollte« einmal diskutiert und die emotionale Belastung verringert, können Sie dem Paar dabei helfen, seine Kommunikation und seine gegenseitige Beziehung zu verbessern, so daß jeder möglichst viel zur Befriedigung des anderen beitragen kann.

Anhang
Ausgewählte Literatur für Therapeut und Klient

In diesem Anhang verweisen wir auf einige Bücher, Artikel und Tonkassetten, auf die der Therapeut in Ausbildung zurückgreifen kann, wenn er mit einem bestimmten Problem zu tun hat, oder die er Klienten zur Lektüre empfehlen kann. Wenn diese Liste auch alles andere als vollständig ist, stellt sie doch hoffentlich einen Grundstock an Information und die Basis für ein weiteres Studium der kognitiven Lerntherapie dar. Dieser Anhang ist wie folgt aufgebaut: Zu den einzelnen Themenbereichen wird zuerst die Literatur für den Therapeuten und dann jene für die Klienten aufgeführt. Einige Materialien sind nur über das Institute for Rational-Emotive Therapy, 45 E. 65th St., New York, N. Y. 10021, USA zu bekommen.

Einführende Informationen: RET und andere kognitive Therapien
Für den Therapeuten

Beck. A.: Wahrnehmung der Wirklichkeit und Neurose. Kognitive Psychotherapie emotionaler Störungen. München: Verlag J. Pfeiffer, 1979.
Stellt *Becks* kognitive Theorie emotionaler Störungen und sein therapeutisches Vorgehen dar; der Ansatz hat große Ähnlichkeit mit der RET. Zeigt den Zusammenhang zwischen Kognitionen und Emotionen auf; befaßt sich speziell mit Depression, Angst, Phobien, Zwängen und psychosomatischen Störungen.
Ellis, A.: Growth through Reason. North Hollywood, Ca.: Wilshire Book Co., 1971.
Eine Reihe von Therapieaufzeichnungen von RET-Therapeuten wie *Ellis, Ben Ard, Jon Geis, Paul Hauck, John Gullo* und *Maxie Maultsby.* Eine sehr interessante Auswahl verschiedener Fallbeispiele, darunter eine Sitzung mit einem Ehepaar, das in den dreizehn Jahren seiner Ehe noch keinen Geschlechtsverkehr hatte; eine Sitzung mit einem jungen Mann, der Angst davor hatte, homosexuell zu werden; die Behandlung eines Masochisten; die Anwendung von RET bei einem Teenager, der unter kultureller Deprivation litt, sowie Fälle von Depression und schweren Phobien.
Ellis, A.: Humanistic Psychotherapy. New York: McGraw-Hill Book Co., 1973.
Eine Darstellung der Gedanken von Ellis zur RET, z. B. zum integrativen Ansatz

der RET, zur Selbst-Wahrnehmung und zur persönlichen Entwicklung des Therapeuten und zu kognitiven Methoden der Verhaltenstherapie. Fallbeispiele zur Behandlung von Alkoholismus, Phobien und Borderline-Psychosen.

Ellis, A.: Die rational-emotive Therapie. Das innere Selbstgespräch bei seelischen Problemen und seine Veränderung. München: Verlag J. Pfeiffer, 1977.
Das Grundlagenwerk von *Ellis,* welches Theorie und Praxis der rational-emotiven Therapie darstellt. Besprochen werden die Ursprünge der RET und ihr Wesen sowie spezielle Therapieprobleme (Ehetherapie, Verlobtenberatung und Ehevorbereitung, Frigidität und Impotenz).

Ellis, A. und *Grieger, R.* (Hrsg.): Praxis der Rational-emotiven Therapie. München: Urban & Schwarzenberg, 1979.
Eine umfassende Sammlung von Beiträgen zur rational-emotiven Therapie. Das Buch besteht aus fünf Hauptteilen: Theoretische und konzeptionelle Grundlagen der RET; die Dynamik der emotionalen Störungen; grundlegende Methoden und Prozesse in der RET; weiterführende Methoden (z. B. Gruppentherapie); RET in der Therapie von Kindern. Zu den Mitarbeitern zählen u. a. *Arnold Lazarus, Aaron Beck, Michael Mahoney* und *Donald Meichenbaum.*

Broschüren

Die folgenden vier Broschüren, die vom Institute for Rational Living herausgegeben werden, geben dem Therapeuten Antwort auf spezifische Fragen im Zusammenhang mit den Grundprinzipien der rational-emotiven Therapie. (1)»An Answer to Some Objections in Rational-Emotive Psychotherapy« von *A. Ellis,* ursprünglich erschienen in: Psychotherapy: Theory, Research and Practice, 1965. Diese Broschüre ist eine gute Vorbereitung auf das Treffen mit Ihrem ersten Klienten oder wenn Sie die RET-Prinzipien verteidigen sollen. (2)»Showing Clients They Are Not Worthless Individuals« von *A. Ellis,* ein Nachdruck aus Voices, wo der Artikel 1965 erschien. Legt die Position *Ellis'* zum Wert der menschlichen Person dar. (3) »The Neurotic Argeement in Psychotherapy« von *P. Hauck,* 1966 erstmals in Rational Living erschienen. Eine nützliche Lektüre für den Neuling, weil es die irrationale Meinung des Therapeuten behandelt und geschickt in Frage stellt, daß jeder Patient schnelle Fortschritte in der Therapie machen muß. (4) »What Really Causes Psychotherapeutic Change?« von *A. Ellis,* erstmals erschienen 1968 in Voices.

Tonkassetten

Über das Institute für Rational-Emotive Therapy sind die folgenden zwei Tonkassetten zu bekommen. »Theory and Practice of Rational-Emotive Psychotherapy«, ein Referat von *A. Ellis* aus dem Jahre 1962, in dem er die Entwicklung der RET, seine eigene Entwicklung als Therapeut sowie die Entwicklung der Theorie aufzeigt. Die zweite Kassette, »Fun as Psychotherapy«, ist ein Vortrag, den *Ellis* 1976 beim Kongreß der American Psychological Association hielt. Hier spricht *Ellis* von den zahlreichen Vorteilen, welche Humor in der Therapie hat (mit Beispielen).

In der Reihe»Psychotherapeutische Praxis. Pfeiffer Tonkassetten-Programm zur Fortbildung praktisch arbeitender Psychotherapeuten und Berater« sind die folgenden Tonkassetten zur RET erschienen: *Ellis, A.:* Praxis der Rational-Emotiven Therapie (2 Kassetten). Hier bespricht *Ellis* den theoretischen und vor allem praktischen Ansatz der RET. Besondere Beachtung schenkt er dem therapeutischen Umgang mit Problemen von Aggression und Ärger. Therapieausschnitte dokumentieren die Arbeitsweise des Autors.

Hoffman, M.: Diagnostik und Therapieplanung bei der Rational-Emotiven Therapie (RET). München: Verlag J. Pfeiffer, 1980.
Die Autorin führt in die Diagnostik und Therapieplanung der RET ein. Zahlreiche Übungen ermöglichen es dem Therapeuten, sich mit Konzept und Praxis der Methode vertraut zu machen.

Für den Klienten

Diekstra, R. F.: Ich kann denken/fühlen, was ich will. Eine Anleitung zum Auflösen emotionaler Probleme durch rationale Selbstanalyse. Lisse (Niederlande): Swets und Zeitlinger, 1979.

Dyer, W. W.: Der wunde Punkt. Die Kunst, nicht unglücklich zu sein. 12 Therapieabschnitte zur Überwindung seelischer Problemzonen. Reinbek: Rowohlt Verlag, 1980.

Ellis, A. und *Harper, R. A.:* A New Guide to Rational Living. Englewood Cliffs. N. J.: Prentice-Hall, 1975.
Eine überarbeitete Fassung von Guide to Rational Living. Die Autoren geben eine Einführung in die rational-emotive Theorie und zeigen, wie die Methoden von Laien zur Lösung ihrer emotionalen Probleme angewandt werden können. Das Buch behandelt Fragen wie »Wie weit können Sie mit einer Selbst-Analyse gehen?«, »Wie schaffen Sie sich Ihre eigenen Gefühle?«, »Wie Sie neurotisches Verhalten erkennen und angehen können«, »Wie Sie Einflüsse aus Ihrer Vergangenheit überwinden können«, »Wie Sie Ihr Schicksal selbst in die Hand nehmen« und »Wie Sie Ihre Angst überwinden«.

Maultsby, M.: Help Yourself to Happiness. New York: Institute for Rational Living, 1975.
Eine Einführung in das rationale Verhaltenstraining und Anweisungen für dessen Gebrauch als Selbsthilfe-Technik mit spezieller Berücksichtigung von Alkohol- und Drogenproblemen.

Maultsby, M., Hendricks, A., Diekstra, R. u. a.: Sie und Ihre Gefühle. Lisse: Swets und Zeitlinger, 1978.
In Text und Zeichnungen wird die RET vorgestellt und Beispiele dafür gegeben, wie Klienten mit Hilfe dieser Methode ihre emotionalen Probleme bewältigen können. Das Buch verfügt über viele Illustrationen und ist leicht lesbar.

Young, H.: A Rational Counseling Primer. New York: Institute for Rational Living, 1974.
Eine nützliche Einführung in die Grundkonzepte der RET, geeignet als eine erste Einführung. Vor allem Jugendliche fühlen sich von Stil und Illustration angesprochen. Es eignet sich auch für Erwachsene, die wenig lesen.

Broschüren

Eine knappe Einführung in die RET bieten zwei Broschüren. Die erste »The No Cop-out Therapy« von *Ellis* ist ein Nachdruck aus Psychology Today von 1973. Die zweite ist etwas kürzer, »The Essence of Rational Psychotherapy: A Comprehensive Approach to Treatment« von *Ellis*. Als Hilfe für die Ausführung von Hausaufgaben kann »Techniques for Disrupting Irrational Beliefs (DIBS)« von *Ellis* dienen. Die Broschüre bringt klare Beispiele, wie man ein Selbsthilfe-Arbeitsblatt ausfüllt und eine Disputation beginnt.

Tonkassetten

Für Klienten, die nicht gerne lesen (und Englisch können), eignen sich die zwei folgenden Tonkassetten aus dem Institute for Rational Living. Die erste, »Solving Emotional Problems«, ist ein Referat von *Ellis* vor College-Studenten. Es gibt einen Überblick über die ABC-Theorie und ihre Anwendung auf emotionale Störungen. Die zweite, »Rational Living in an Irrational World«, von *Ellis* stammt aus dem Jahre 1963 und zeigt *Ellis* in seiner ganzen erfrischenden Respektlosigkeit. Er befürwortet die Annahme jener Irrationalitäten, die sich nicht kontrollieren lassen, und weist darauf hin, daß wir über eine begrenzte Möglichkeit verfügen, unsere Umwelt zu kontrollieren oder mindestens zu wählen. Er betont, daß man auch in einer oft unerfreulichen und irrationalen Welt glücklich sein kann.

Verhaltenstherapie

Für Therapeuten, die sich in Theorie und Praxis der Verhaltenstherapie nicht sehr gut auskennen, können die folgenden Titel von Nutzen sein.

Fliegel, St., Groeger, W. M., Künzel, R., Schulte, D., und *Sorgatz, H.:* Verhaltenstherapeutische Standardmethoden. München: Urban & Schwarzenberg, 1981.

Goldfried, M. R. und *Davison, G. C.:* Klinische Verhaltenstherapie. Berlin: Springer Verlag, 1979.

Eine gute Informationsquelle für Therapeuten, die mehr über Verhaltenstherapie und deren Methoden erfahren wollen. Das Buch enthält Kapitel über Entspannungstraining, systematische Desensibilisierung, Verhaltenstraining im Rollenspiel, kognitives Relabeling, Problemlösen und Verstärkung. Weitere Kapitel befassen sich mit spezifischen klinischen Problemen, einer ausführlichen Falldarstellung und ethischen Fragen der Verhaltensänderung.

Hoffmann, N. (Hrsg.): Grundlagen kognitiver Therapie. Theoretische Modelle und praktische Anwendung. Bern: Verlag Hans Huber, 1981.

Jaeggi, E.: Kognitive Verhaltenstherapie. Weinheim: Beltz Verlag, 1979.

Lazarus, A. A.: Multimodale Verhaltenstherapie. Frankfurt: Fachbuchhandlung für Psychologie, 1978.

Lazarus stellt das Kürzel für seine Art der Therapie vor: BASIC ID für Behavior, Affect, Sensation, Imagery, Cognition, Interpersonal relations und Drugs. *Lazarus* spricht sich für eine Art von Breitbandmethode der Therapie aus, die sowohl psychologische, verhaltensrelevante und physiologische Aspekte abdeckt.

Walen, S. R., Hauserman, N. und Lavin, P.: Clinical Guide to Behavior Therapy. New York: Oxford University Press, 1977.
Eine umfassende, problemorientierte Darstellung, die sich auf 28 spezifische Symptome oder Syndrome konzentriert. Jeder Punkt besteht aus der Diskussion des Problems, relevanter statistischer Information, Hinweisen auf die gebräuchlichsten, nicht am Verhalten orientierten Therapiemethoden und einer Beschreibung der verhaltenstherapeutischen Behandlung für den Anfänger. Jedes Kapitel konkretisiert das klinische Problem anhand von Fallbeispielen, die detaillierte Anweisungen für die Anwendung bestimmter Verhaltenstechniken einschließen oder auf Fehler hinweisen, die zu vermeiden sind. Zu den hauptsächlichsten Problembereichen zählen u. a.: Essensprobleme, Bettnässen, Suchtprobleme, Ängste, sexuelle Probleme, wiederkehrende dysfunktionale Verhaltensweisen, physiologische Probleme.

Hilfreich ist ebenfalls die Tonkassette »Cognitive Behavior Therapy«, ein Referat, das *Ellis* 1972 vor der Association for the Advancement of Behavior Therapy hielt. *Ellis* streicht die Zusammenhänge zwischen Verhaltenstherapie und rational-emotiver Therapie heraus und verweist auf die Interdependenz von Wahrnehmung, Kognition, Emotion und Verhalten, weshalb jeder der genannten Aspekte als Ansatzpunkt für die Arbeit des kognitiven Verhaltenstherapeuten dienen kann.

RET und sexuelle Probleme
Für den Therapeuten

Ellis, A.: The Art and Science of Love. New York: Lyle Stewart, 1960.
Eines der wichtigeren frühen Werke von *Ellis*, nützlich sowohl für den Therapeuten wie den Klienten. Behandelt das ganze Spektrum sexueller Themen von einer Beschreibung der Sexualorgane über Techniken des Liebesspiels bis zur Überwindung sexuellen Versagens, aber auch Fragen von Unfruchtbarkeit, Schwangerschaft und Empfängnisverhütung.
Kaplan, H. S.: Sexualtherapie. Ein neuer Weg für die Praxis. Stuttgart: Ferdinand Enke Verlag, 1979.
Integrative Therapie sexueller Probleme mit einem Überblick über die grundlegenden Konzepte menschlicher Sexualität, die Ätiologie sexueller Dysfunktionen und deren Behandlung. Obwohl die Autorin Fachärztin für Psychiatrie mit einer psychoanalytischen Ausbildung ist, ist ihre Therapie direkt auf die Behebung des sexuellen Problems gerichtet und damit eher verwandt mit kognitiven und lerntheoretisch ausgerichteten Ansätzen.
LoPiccolo, J. und LoPiccolo, L.: Handbook of Sex Therapy. New York: Plenum Press, 1978.

Vereinigt eine Vielzahl therapeutischer Ansätze, die auf eine rasche Behandlung sexueller Störungen ausgerichtet sind. Das Buch besteht aus einer Anzahl von Beiträgen, die schon in Fachzeitschriften und Büchern erschienen sind, sowie zehn eigens für dieses Werk verfaßten Artikeln. Aus dem Inhalt: Ein Überblick über die Sexualtherapie; Orgasmusstörungen bei der Frau; Dyspareunie und Vaginismus; Orgasmusstörungen beim Mann; Erektionsstörungen; sexuelle Dysfunktionen bei bestimmten Klientengruppen; Gruppentherapie; Bemerkungen zu Sexualtherapie und anderen therapeutischen Vorgehensweisen bei sexuellen Störungen. Dieses Buch kann all jenen Therapeuten empfohlen werden, die auf dem rasch wachsenden Gebiet der Sexualtherapie und -beratung auf dem laufenden bleiben wollen.

Masters, W. H. und *Johnson, V. E.:* Die sexuelle Reaktion. Wiesbaden: Akademische Verlagsgesellschaft, 1967.

Ein Klassiker für den Therapeuten, dem die Sexualtherapie neu ist. Das Buch stellt die mittlerweile berühmte Untersuchung sexueller Dysfunktionen und deren Therapie vor, wie sie von den Autoren an der Reproductive Biology Research Foundation in St. Louis durchgeführt wurde. Das Paar-Therapiemodell wird vorgestellt, wobei sowohl physiologische wie psychologische Methoden zur Behandlung von Impotenz, Ejaculatio praecox, Orgasmusstörungen, Vaginismus usw. angewandt werden. Obwohl Klarheit im Ausdruck nicht gerade die Stärke der Autoren zu sein scheint, sollte doch jeder Therapeut in Ausbildung dieses Werk kennen.

Für den Klienten

Barbach, L. G.: For Yourself. Die Erfüllung weiblicher Sexualität. Berlin: Ullstein Verlag, 1977.

Ein schrittweises Lernprogramm, um Frauen mit ihrem Körper und ihrer Sexualität vertraut zu machen. Die Autorin bespricht die Ursachen sexueller Unsicherheit, sie beschreibt die weibliche Anatomie und Physiologie, empfiehlt bestimmte Übungen, untersucht die Rolle des Partners und verschiedenes mehr. Das Buch zeigt, wie Frauen zum Orgasmus kommen können und sich um die Ausschöpfung ihrer sexuellen Möglichkeiten bemühen können. Es beruht auf den Erfahrungen vieler Frauen, die Kurse über weibliche Sexualität bei der Autorin besucht haben. Ihre Einsichten und Kommentare dienen als wertvolle Modelle und Beispiele.

Dodson, B.: Liberating Masturbation. New York: Bodysex Designs, 1974.

Eine auf die Hebung des Bewußtseins ausgerichtete Besprechung weiblicher Sexualität und Masturbation. Das Buch vermittelt eine sehr positive und gesunde Einstellung zur Masturbation, mit vielen Beispielen und Zitaten von Frauen, die zu einer positiveren Einstellung ihrer Sexualität gegenüber gelangt sind. Das Buch enthält auch zahlreiche gelungene Illustrationen der weiblichen Genitalien, die die Vielfalt der Anatomie zeigen und zur Annahme des eigenen Körpers ermuntern.

Ellis, A. und *Conway, R. O.:* The Art of Erotic Seduction. New York: Ace Books, 1967.

Eine gute Einführung für Männer, deren grundlegende Fragen über Sexualität nie beantwortet wurden. Wir möchten das Buch trotz seiner chauvinistischen Schlagseite empfehlen als Unterstützung beim Aufbau sexueller Fertigkeiten.

Ellis, A.: Sex and the Liberated Man. Seacaucus, N.J.: Lyle Stewart, 1976. Dieses Buch ist eine ausführlichere und weiterführende Version des vorangehenden. Es befaßt sich mit der Sexualität des Mannes, ist aber auch für Frauen von Interesse. Aus dem Inhalt: Masturbation, die Sexualität der Frau, wie man mit sexuellen Problemen umgeht, wie man sexuelle Störungen vermeidet.

Ellis, A.: Sex Without Guilt. North Hollywood, Ca.: Wilshire Book Co., 1977. Räumt mit einigen Mißverständnissen und Vorurteilen auf, welche bei Patienten immer wieder zu Beunruhigung führen. Das Buch bemüht sich um eine Reduktion von Schuldgefühlen auf dem Gebiet der Sexualität.

Ellis, A.: The Civilized Couple's Guide to Extra-Marital Adventure. New York: Pinnacle Books, 1972. Bespricht das Für und Wider außerehelicher Sexualität, indem Vor- und Nachteile rational diskutiert werden. Gibt Hinweise, wie man mit Problemen umgehen kann, die sich aus außerehelichen Begegnungen ergeben können, und zeigt auf, wie jemand in einer nicht-monogamen Umwelt monogam und glücklich leben kann.

Für diejenigen, welche sich für feministische Therapie interessieren, sind im Institute for Rational Living zwei Broschüren erschienen:

In »Rational-Emotive Therapy as an Effective Feminist Therapy«, einem Nachdruck aus Rational Living von 1975, zeigt *Janet Wolfe* einige Probleme auf, die Frauen daran hindern, in einer sexuellen Beziehung glücklich zu werden. In der Broschüre »How to be Sexually Assertive« (1976) bespricht dieselbe Autorin die irrationalen Überzeugungen, welche Frauen daran hindern, die Verantwortung für ihre Sexualität, ihre sexuelle Lust und ihren Orgasmus zu übernehmen.

Auf der Tonkassette »Rational-Emotive Therapy and Women's Problems« stellt *Janet Wolfe* ein neues Gruppenmodell zur Bewußtseinserweiterung vor, das sich auch der RET bedient und mit entsprechend ausgebildeten Leiterinnen verwirklicht wird.

Darüber hinaus gibt es noch weitere Tonkassetten zum Thema Sexualität, welche für Klienten, die Englisch können, von Nutzen sind. In »The Psychology of Sex« (1971) bespricht *Ellis* zwei der häufigsten irrationalen Vorstellungen. Bei Männern ist es die Meinung, daß sie riesige Erektionen haben müssen, um Frauen befriedigen zu können, bei Frauen, daß sie einen Mann haben müssen, um etwas wert zu sein. Eine weitere Tonkassette von *Ellis,* »Sex, Sanity and Psychotherapy« (1966), disputiert irrationale Vorstellungen, die zu Scham- und Schuldgefühlen führen. In der Kassette »Harmful Sexual Myths and How to Exorcise Them« werden die häufigsten Mißverständnisse über männliche und weibliche Sexualität besprochen. *Ellis* zeigt, wie man sich davon befreien und dadurch die Freude an der Sexualität steigern kann.

RET in der Ehetherapie und Eheberatung
Für den Therapeuten

Ard, B. N. und *Ard, C. C.:* Handbook of Marriage Counseling. Palo Alto, Ca.; Science and Behavior Books, 1976.
Aus dem Inhalt: Philosophie und Wertvorstellungen bei der Eheberatung; theoretische Überlegungen; Gemeinsame Eheberatung mit beiden Partnern; Eheberatung in Gruppen; Ehevorbereitung; Spezielle Methoden; Sexuelle Probleme; Eheberatung bei Scheidung usw. Zu den Autoren zählen Psychiater, Psychologen, Soziologen, Sozialarbeiter, Ärzte, Juristen und Geistliche.

Mandel, A., Mandel, K. H., Stadter, E. und *Zimmer, D.:* Einübung in Partnerschaft durch Kommunikationstherapie und Verhaltenstherapie. München: Verlag J. Pfeiffer, [10]1979.
Im theoretischen Teil bringt das Buch u. a. eine Synthese zwischen der lerntheoretisch orientierten Verhaltenstherapie und der kommunikationstheoretisch fundierten Familientherapie. Der praktische Teil vermittelt eine Fülle von Übungen und Lernhilfen, die der Klient auch in eigener Regie erproben kann. Die Autoren nennen Regeln, die bei der Einübung in Partnerschaft zu beachten sind, wie man Ängste mildern und Ärger ausdrücken kann, ohne zu verletzen, usw.

Mandel, K. H., Mandel, A. und *Rosenthal, H.:* Einübung der Liebesfähigkeit. Praxis der Kommunikationstherapie für Paare. München: Verlag J. Pfeiffer, [3]1976.
Führt die Ansätze des ersten Buches der Autoren weiter. Von Interesse für den Therapeuten sind u. a. auch die Fallbeispiele aus der Praxis, z. B. Bindungsangst, problematische Partnerwahl, Frigidität.

Mandel, K. H. und Mitarbeiter: Therapeutischer Dialog. Bausteine zur Ehe-, Sexual- und Familientherapie. München: Verlag J. Pfeiffer, 1979.
Im Sinne einer integrativen Therapie werden Ansätze von *M. H. Erickson, Paul Watzlawick* und *Jay Haley,* aber auch Perspektiven und technische Elemente der Gestalttherapie, der Verhaltenstherapie und anderer Richtungen einbezogen.

Broschüren und Tonkassetten
In der Broschüre »The Nature of Disturbed Marital Interaction« (1964) stellt *Ellis* die seiner Meinung nach maßgeblichen Ursachen für eine gestörte Interaktion in der Ehe dar. Er betont die Bedeutung irrationaler Voraussetzungen, die zu einer Störung des emotionalen Gleichgewichts führen.
Die Tonkassette »RET and Marriage and Family Counseling« von *Ellis* (1972) stellt eine typische RET-Sitzung mit einem Paar vor.

Für den Klienten

Berlin, Jerry: Das offene Gespräch. Paare lernen Kommunikation. Ein programmierter Kurs. München: Verlag J. Pfeiffer, 1975.
Ein Lernprogramm, in dem Paare lernen können, offener miteinander zu reden,

Gefühle zu äußern, mit Konflikten umzugehen und Veränderungen in einer Ehe Rechnung zu tragen.

Ellis, A. und *Harper, R.:* A Guide to Successful Marriage. North Hollywood, Ca.: Wilshire Book Co., 1974.
Bespricht Fragen, wie die Lösung von Problemen in der Ehe, sexuelle Vorbereitung auf die Ehe, Kommunikation in der Ehe und Scheidung.

Hauck, P. A.: Marriage is a Loving Business. Philadelphia: The Westminster Press, 1977.
Zeigt, was eine Ehe sein kann, wenn Mann und Frau sie als eine Partnerschaft verstehen. Der Autor nennt die Gründe, die zu einer solchen Partnerschaft führen, und mit welchen Schwierigkeiten ein Paar zu rechnen hat.

In der Tonkassette »How to Be Happy Though Mated« bespricht *Ellis* die zahlreichen möglichen Kommunikationsprobleme in einer Partnerschaft.

RET mit Kindern
Für Therapeuten und Klienten

Bedford, S.: Instant Replay. New York: Institute for Rational Living, 1974.
Das illustrierte Bändchen zeigt, wie ein Kind in einer Situation, die zu unangenehmen Gefühlen führt, diese Gefühle erkennen, die Situation neu spielen und so zu einer besseren Wahrnehmung der Situation und zum Verstehen seiner Gedanken in dieser Situation gelangen kann. Es kann dann Handlungsalternativen entwickeln und die Folgen der einzelnen Optionen abschätzen.

Berger, T.: I Have Feelings. New York: Human Science Press, 1971.
Bestimmt für Kinder zwischen vier und neun Jahren, stellt dieses Buch siebzehn positive und negative Gefühle vor, die in verschiedenen Situationen entstehen können. Jedes Gefühl wird rational-emotiv erklärt und mit Bildern illustriert.

Ellis, A.: How to Raise an Emotionally Healthy, Happy Child. North Hollywood, Ca.: Wilshire Book Co., 1977.
Zeigt, wie man Kindern mit Hilfe der rational-emotiven Therapie bei der Überwindung bestimmter Probleme helfen kann, z. B. Überwindung von Furcht und Angst, Überwindung von Feindseligkeit, Hilfe bei Verhaltensproblemen usw.

Garcia, E. J. und *Pellegrini, N.:* Homer the Homely Hound Dog. New York: Institute for Rational Living, 1974.
Die Geschichte vom Hund Homer zeigt Kindern zwischen fünf und zehn Jahren, wie man Schüchternheit und selbstherabsetzende Einstellungen überwinden kann.

Hauck, P. A.: The Rational Management of Children. New York: Libra Publishers, 1967.
Das Buch richtet sich an die Eltern und bespricht Methoden der Kindererziehung. Die häufigsten Probleme mit Kindern werden behandelt.

Für den Lehrer

Knaus, W. J.: Rational-Emotive Education: A Manual for Elementary School Teachers. New York: Institute for Rational Living, 1974.

Das Buch bringt zahlreiche Beispiele, die dem Lehrer zeigen, wie er mit seinen Schülern Gefühle identifizieren, irrationale Vorstellungen in Frage stellen, Schwarzseherei und andere negative Einstellungen disputieren kann.

Wut und Ärger
Für Therapeut und Klient

Ellis, A.: How to Live With and Without Anger. New York: Readers Digest Press, 1977.

Die rational-emotive Theorie und Therapie, Wut und Ärger betreffend, werden vorgestellt und mit anderen Konzepten verglichen.

Hauck, P. A.: Overcoming Frustration and Anger. Philadelphia: The Westminster Press, 1974.

Eine leichtverständliche ABC-Analyse von Ärgergefühlen. *Hauck* zeigt, wie ärgerliches Reagieren auf andere selbstzerstörerisch wirkt und den Betreffenden daran hindert, mit dem Problem umzugehen. RET-Methoden werden vorgestellt, mit deren Hilfe Kognitionen, die zur Beschuldigung anderer führen, korrigiert werden können. Es wird gezeigt, wie man mit Frustration umgehen und einen festen Standpunkt einnehmen kann, ohne wütend zu werden.

Broschüren

In »Healthy and Unhealthy Aggression« (1973) diskutiert *Ellis* die Bedeutung des Begriffs *Aggression*. Er verweist auf die zweideutige Verwendung des Wortes und unterscheidet zwischen gesunden Formen von Aggression (die auf rationalen Vorstellungen beruhen) und ungesunden Formen (die auf irrationalen Vorstellungen beruhen).

Angst

Ellis, A.: How to Master Your Fear of Flying. New York: Institute for Rational Living, 1978.

Der Autor berichtet, wie er seine Angst vor dem Fliegen überwand, und gibt damit ein Beispiel für die rational-emotive Therapie einer bestimmten Angst. Ein wichtiger Beitrag ist auch die Diskussion der Angst vor Tod und Sterben in diesem Buch.

Hauck, P. A.: Overcoming Worry and Fear. Philadelphia: The Westminster Press, 1975.

Der Autor erläutert die rational-emotive Therapie und zeigt, wie Ängste und Sorgen durch irrationale Überzeugungen verursacht werden. Bei der Furcht bekämpft *Hauck* vor allem die irrationale Vorstellung, daß man, wenn etwas gefährlich oder furcherregend sei, ständig daran denken müsse. Das Buch bietet zahllose Beispiele, wie jemand falsche Vorstellungen überwand und Situationen ruhig zu bewältigen lernte. Das Buch eignet sich für Therapeuten wie für Klienten.

Broschüren und Tonkassetten

Für Studenten von Nutzen ist die Broschüre von *R. Oliver,* »Overcoming Test Anxiety«, ein Nachdruck aus Rational Living von 1975.

In der Tonkassette »Twenty-one Ways to Stop Worrying« zeigt *Ellis* zahlreiche Techniken zur Angstbewältigung, manche hilfreicher als andere, alles sogenannte unelegante Lösungen im Sinne der RET. Dann stellt *Ellis* auch einige elegante Techniken vor.

Depression

Beck, A. T., Rush, A. J., Shaw, B. F. und *Emery, G.:* Kognitive Therapie der Depression. München: Urban & Schwarzenberg, 1981.

Für Therapeuten, die mit depressiven Klienten arbeiten, zu empfehlen. Aus dem Inhalt: Die therapeutische Beziehung; Das Eingangs-Interview; Verwendung verhaltenstherapeutischer Techniken; Kognitive Techniken; Methoden bei selbstmordgefährdeten Klienten; Hausaufgaben; Beendigung der Therapie.

Hauck, P. A.: Overcoming Depression. Philadelphia: The Westminster Press, 1976.

Drei hauptsächliche Ursachen für Depression, und was dagegen getan werden kann, werden aufgezeigt. Die Gründe sind Selbstherabsetzung, Selbstmitleid und Mitleid mit anderen. *Hauck* bespricht Methoden zur Einstellungsänderung und Möglichkeiten, die genannten drei Haltungen zu korrigieren und dadurch die Depression zu mildern. Das Buch eignet sich auch für Klienten.

Broschüren

Die folgenden Broschüren können Klienten von Nutzen sein. (1) »Thinking and Depression« von *A. T. Beck*, ein Nachdruck aus Archives of General Psychiatry, 1963. *Beck* bespricht Kognitionen, welche zu Depression führen, u. a. niedrige Selbsteinschätzung, Selbstkritik und Selbstbeschuldigung, Suizid-Wünsche. (2) »Coping with Depression« von *A. T. Beck* und *R. L. Greenberg*, 1974. Eignet sich vor allem für Klienten. Die Broschüre enthält eine Liste negativer Gedanken, mit deren Hilfe Klienten ihr Denken überprüfen können, sowie ein wöchentliches Aktivitäts-Schema zum Ausfüllen und sieben einfache Lösungen für Probleme im Zusammenhang mit der Depression. (3) »An RET Theory of Depression« von *P. A. Hauck* aus Rational Living, 1971. Bringt einen knappen Überblick über die drei Ursachen der Depression, die im genannten Buch des Autors ausführlich behandelt werden.

Selbstsicherheits-Training

Alberti, R. und *Emmons, M.:* Ich behaupte mich selbst. Ein Übungsprogramm. Frankfurt: Fachbuchhandlung für Psychologie, ²1979.

Ein Klassiker zum Selbstsicherheitstraining. Enthält nicht nur eine vollständige Besprechung selbstsicheren Verhaltens, sondern auch Hinweise für den Therapeuten, wie er ein Selbstsicherheitstraining anlaufen lassen kann, die Diagnose von Selbstsicherheitsproblemen, Hinweise für die Führung von Selbstsicherheitsgruppen und die Anwendung des Selbstsicherheitstrainings bei verschiedenen Klienten in verschiedenen Situationen.

Lange, A. und *Jakubowski, P.:* Responsible Assertive Behavior: Cognitive-Behavioral Procedures for Trainers. Champaign, Ill.: Research Press, 1976.

Ein ausgezeichnetes Buch für Therapeuten, die sich über Probleme mangelnder Selbstsicherheit informieren und Methoden kennenlernen wollen, um damit umzugehen. Aus dem Inhalt: Strukturierte Übungen; Kognitive Umstrukturierungs-Methoden; Themenorientierte Selbstsicherheitsgruppen; Ethische Überlegungen usw.

Lazarus, A. und *Fay, A.:* Ich kann, wenn ich will. Anleitung zur psychologischen Selbsthilfe. Stuttgart: Klett-Cotta, ³1979.

Einige irrige Vorstellungen werden besprochen, die Klienten daran hindern, selbstsicher zu sein. Ein Veränderungsprogramm wird vorgestellt, dessen Stufen sind: (1) Verstehen der grundlegenden Fehler, die jemandem sein Leben ruinieren; (2) Verstehen der falschen Annahmen, die diesen Fehlern zugrunde liegen; (3) Anwendung von Techniken, die diese Fehler bekämpfen, indem sie Denken und Verhalten verändern.

Unentschlossenheit

Ellis, A. und *Knaus, W. J.:* Overcoming Procrastination. New York: Institute for Rational Living, 1977.

Das Problem wird definiert, die hauptsächlichen Ursachen genannt und ein rationaler Ansatz zur Bewältigung des Problems vorgestellt. Aus dem Inhalt: Überwindung von Unentschlossenheit, die durch Selbstherabsetzung verursacht ist; Überwindung von Unentschlossenheit, die auf einer niedrigen Frustrationstoleranz beruht; Überwindung von Unentschlossenheit auf Grund von Feindseligkeit; Bewältigung anderer Probleme im Zusammenhang mit Unentschlossenheit; Verhaltenstherapeutische Methoden; Emotive Methoden; Hindernisse bei der Überwindung von Unentschlossenheit.

Broschüren und Tonkassetten

In der Broschüre von *W. Knaus,* »Overcoming Procrastination«, aus Rational Living 1973, zeigt der Autor die irrationalen Grundlagen von Unentschlossenheit auf und nennt die Gründe, weshalb jemand seine Unentschlossenheit nicht so leicht aufgibt. Dann stellt er verschiedene Methoden zu ihrer Überwindung vor.

Die Tonkassette desselben Autors mit demselben Titel bringt eine Diskussion zum Thema mit zahlreichen Hinweisen auf Methoden und Techniken.

Schlechte Gewohnheiten

Mahoney, M. und *Mahoney, K.:* Permanent Weight Control: A Total Solution to the Dieter's Dilemma. New York: W. W. Norton & Co., 1976.
Die Autoren gehen sowohl kognitiv wie verhaltenstherapeutisch vor und stellen ein schrittweise gegliedertes Programm vor, das von der Sammlung von Informationen über die Essensgewohnheiten und -einstellungen bis zur Veränderung von beidem reicht.

Broschüren
In »A Rational Approach to Obesity« nennt *I. Greenberg* mehrere Gründe für Eßsucht. Er unterstreicht die Unfähigkeit des Patienten, Verzicht zu leisten, und disputiert diese irrationale Ansicht. In »The Psychology of Dieting« stellt *J. Geis* 32 Techniken sowohl kognitiver wie verhaltenstherapeutischer Art vor, die dem Klienten helfen sollen durchzuhalten.

Tonkassetten
Klienten, die sich bemühen, irgendwelche schlechten Gewohnheiten aufzugeben, werden aus der Tonkassette »I'd Like to Stop But . . .« Nutzen ziehen. Dort setzt sich *Ellis* mit dem Bedürfnis nach unmittelbarer Belohnung auseinander sowie mit der Neigung, alles auf morgen zu verschieben, oder »sich etwas Gutes zu tun« usw. Wiederum werden sowohl kognitive wie verhaltenstherapeutische Methoden vorgestellt.

Anmerkung zur 2. Auflage:

Die Literaturangaben entsprechen dem Stand der 80-er Jahre. Neuere Literatur zur RET/REVT in:
Albert Ellis/Burkhard Hoellen: Die Rational-Emotive Verhaltenstherapie. Reflexionen und Neubestimmungen. 2. Aufl. 2004, Stuttgart: Pfeiffer bei Klett-Cotta

Antwortschlüssel zu den Übungen im Buch

Kapitel 3

1. In der Prüfung habe ich schlecht abgeschnitten – *Aktivierendes Ereignis.*
   Ach, was bin ich für ein Versager – *Selbstbewertung.*
2. Keiner redet mit mir – *Aktivierendes Ereignis.*
   Ich kann's nicht aushalten, so allein zu sein – *Hedonistische Bewertung.*
3. Meine Mutter hackt immer auf mir herum. Ich weiß, daß sie mich haßt. –
   Aktivierendes Ereignis (es wird keine Bewertung ausgesprochen).
4. Herr Doktor, vergangene Woche geschah etwas Schreckliches – *Bewertung eines
   aktivierenden Ereignisses.*
   Meine Frau sagte mir, daß sie die Scheidung wolle – *Aktivierendes Ereignis.*
5. Ich fraß wie ein Schwein – *Aktivierendes Ereignis.*
   Sehen Sie, ich weiß, daß ich nichts wert bin – *Bewertende Schlußfolgerung.*
6. Ich verdiene nur DM 60 000.– – *Aktivierendes Ereignis.*
   (Das Wörtchen ‚nur' ist allerdings ein Hinweis auf eine Bewertung.) Nennen Sie
   so etwas Erfolg? Wie kann ich mich damit zufriedengeben? – *Bewertung eines
   aktivierenden Ereignisses in Form einer rhetorischen Frage.*
7. Ich verbrachte eine wundervolle Zeit mit George – *Aktivierendes Ereignis.*

Kapitel 5

Alle Aussagen in der Übung sind *rationale Überzeugungen,* die eine Bewertung,
aber keine absolute Forderung ausdrücken.

Kapitel 8

Beispiele für Kognitionen, die zu *Depression* führen:
   Ich werde nie bekommen, was ich will.
   Andere haben es besser als ich.
   Ich komme nicht zurecht.
Beispiele für Kognitionen, die zu *Mitleid* führen:
   Wie schrecklich, daß ich nicht bekomme, was ich will!
   Ach, ich Arme(r)!
Beispiele für Kognitionen, die zu *Freude* führen:
   Es ist großartig, am Leben zu sein!
   Welch wundervolle Zeit habe ich verbracht!

Kapitel 10

Beispiele für Bewältigungsaussagen:
a) 1. Schreien hilft überhaupt nichts. Versuche deine Vorstellungen klar und ohne
      zu schreien und ohne ärgerlichen Unterton vorzubringen.
   2. Beruhige dich ein wenig. Wenn ich laut werde, ist das ein Zeichen, daß ich
      ruhiger werden muß.
   3. Es funktioniert! Ich lasse die Auseinandersetzung nicht eskalieren.

b) 1. Es gibt hier nichts, was mich verletzen kann. So zu tun, als ob da etwas wäre, wird überhaupt zu nichts führen.

2. Ich habe Angst, aber ich kann damit umgehen. Es ist durchaus in Ordnung, dieses Gefühl zu haben; es ist nicht so schlimm.

3. Jetzt fühle ich mich schon besser! Ich kann es schaffen!

c) 1. Mach dir keine Sorgen. Sorgen machen hilft überhaupt nichts. Ich werde sie möglicherweise befriedigen können, wenn ich mir Zeit lasse und herausfinde, was sie mag.

2. Diese Furcht habe ich erwartet. Sie erinnert mich daran, mich auf mein und meiner Partnerin Vergnügen zu konzentrieren und nicht auf das, was sie möglicherweise von mir denken könnte.

3. Es funktioniert! Ich kann meine Gefühle kontrollieren! Je mehr ich mich entspanne, um so größer wird meine Lust.

d) 1. Ich bin mir nicht sicher, wie ich anfangen soll. Am besten, ich nehme mir kein Blatt vor den Mund. Das Schlimmste, was mir passieren kann, ist, daß sie mich rausschmeißt, und das kann ich verkraften.

2. Ich kann mich davor fürchten, ihr zu widersprechen, und dennoch deutlich meine Meinung sagen. Meine Furcht kann mich nicht davon abhalten, wenn ich es nicht zulasse.

3. Es wird mit jedem Mal besser, wo ich es versuche. Das nächste Mal habe ich mich vielleicht schon besser unter Kontrolle.

Kapitel 11

Aktivierendes Ereignis: Ich ging zu einem Vorstellungsgespräch und wurde abgewiesen. (Der Klient hielt einen Teil des aktivierenden Ereignisses fälschlicherweise für eine rationale Überzeugung.)

Rationale Überzeugung: Ich mochte es nicht, daß man mich abwies. Ich wollte diese Anstellung bekommen. (Vom Klienten falsch bestimmt. Der Therapeut kann hier eine entsprechende Vermutung äußern.)

Irrationale Überzeugung: Es ist schrecklich, daß ich diesen Job nicht bekam. (Richtig. Der Klient kann noch andere irrationale Überzeugungen haben, aber mit denen kann man sich später befassen.)

Disputation: Warum ist es schrecklich, daß ich diese Anstellung nicht bekam? (Die Aussage des Klienten: »Es machte mir nichts aus, daß ich die Anstellung nicht bekam«, ist eine Rationalisierung und keine Disputations-Frage. Auf eine Frustration stellt sich oft Depression ein, wenn der Klient das »Schreckliche« an der Frustration nicht in Frage stellt. Die daraus sich ergebenden Überzeugungen bei E könnten etwa so aussehen:)

Neue Wirkung: Es ist unangenehm, daß ich nicht erreichte, was ich wollte, aber es ist eindeutig nicht schrecklich. Es gibt keinen Beweis dafür, daß es mehr als unangenehm und enttäuschend ist. Besser schaue ich mich nach einer anderen Anstellung um, statt mich in Selbstmitleid zu ergehen.

Nachwort zur Neuauflage

von Burkhard Hoellen

Als der amerikanische Psychologe Albert Ellis (*1913) vor genau einem halben Jahrhundert seinen neuen Ansatz zur Psychotherapie gestörten Erlebens und Verhaltens begründete, war noch nicht abzusehen, daß sich die Rational-Emotive Verhaltenstherapie (REVT), wie dieses realitätskonstruierende und vernunftanleitende Therapiemodell nach zwei Namensänderungen nunmehr heißt, zu einem der bedeutendsten therapeutischen Ansätze unserer Tage entwickeln würde. Auch in den deutschsprachigen Ländern hat die REVT inzwischen einen festen Platz unter den anerkannten Therapieverfahren erlangt, wenngleich dem System lange vorgeworfen wurde, es vereinfache zu sehr und lasse insgesamt die »europäische Tiefe« vermissen.

Diese kritischen Stimmen sind aber spätestens dann weitgehend verstummt, nachdem die »deutsche Beeinflussung« der REVT bekannt geworden war. So hat die Neoanalytikerin Karen Horney (1885–1952) mit ihrer Formulierung von der »Tyrannei der Sollte« den Weg gebahnt für das zentrale Postulat der REVT, nach dem alle Menschen dazu tendieren, absolute und perfektionistische Imperative an sich selbst, an andere und/oder die Welt ganz allgemein zu stellen.

Der evangelische Theologe und Philosoph Paul Tillich (1886–1965) hat Ellis in der existentialistischen Auffassung bestätigt, dass sich der Mensch zu dem macht, was er ist, und der Soziologe Erich Fromm (1900–1980) schließlich hat auf die individuellen Möglichkeiten eines jeden Menschen hingewiesen, sein Überleben in einer durch Entfremdung gekennzeichneten Welt zu sichern.

Schließlich war der deutsche Dada-Mitbegründer, Arzt, Schriftsteller, Emigrant und Horney-Freund Richard Huelsenbeck (1892–1974) in den Jahren 1947–1953 Lehranalytiker und Supervisor von Albert Ellis, zu einer Zeit also, als sich Ellis von der klassischen Psychoanalyse löste und für die Entwicklung eines eigenen Verfahrens entschloss.

Die Sichtweise der REVT, dass Kognitionen (d. h. Selbstverbalisationen, Lebensphilosophien, automatische Gedanken, kognitive Schemata und Strukturen, persönliche innere Bilder, Einstellungsmuster und Selbstszenarien), also allgemein unser Erkenntnisvermögen, eine bedeutende, wenn nicht gar zentrale Rolle in unserer psychischen Befindlichkeit einnehmen, wurde von Ellis neu formuliert, kann jedoch Jahrhunderte zurückverfolgt werden.

Die REVT sieht sich im besonderen in der Tradition hellenistischer, speziell stoischer und epikureischer Lebensprinzipien und erkennt einen Grund pathologischen Verhaltens in der absolutistisch urteilenden und wertenden Stellungnahme des Individuums zu Ereignissen und Zuständen. Ellis wurde so zum wichtigen Ideengeber für die Entwicklung der kognitiv ausgerichteten Ansätze der Verhaltensmodifikation und mit gutem Recht kann er als Großvater der heute so populären und in ihrer Wirksamkeit gut abgesicherten Kognitiven Verhaltenstherapie gelten. Albert Ellis kann als einer der letzten, großen Kliniker gesehen werden, die ein therapeutisches System geschaffen haben, mit der Entdeckung der »Demandingness«, der großen Bedeutung ultimativer, selbstschädigender Forderungen ist er in die Psychotherapiegeschichte eingegangen.

Die REVT betont folgerichtig dann auch die Bedeutung von flexiblerem Denken und einer risikobereiten Lebenseinstellung für das seelische Wohlbefinden.

In der produktiven Kraft des Sowohl-Als-Auch sowie in der direkten Auseinandersetzung mit den Bedrohlichkeiten des Daseins liegen nach ihrer Auffassung die Ressourcen und Potentiale der Menschen auf dem Weg zu mehr Lebensfreude und für die Bearbeitung der existentiellen Widersprüche des Lebens.

Die theoretische Fundierung einer therapeutischen Methode ist die eine Seite, ihre praktische Umsetzung und kreative Anwendung natürlich eine andere und damit eine wichtige Herausforderung für eine Vorgehensweise, die den Menschen anleiten will, über sein Leben so zu reflektieren, dass er sich eigenverantwortlich einen flexiblen Weg zum individuellen Glück bahnen kann.

Vor 25 Jahren haben drei erfahrene Praktiker/Innen, die zugleich auch als Hochschullehrer/Innen tätig sind, mit diesem Manual eine fundierte Einführung in die therapeutische Praxis der REVT vorgelegt. Schon recht bald gab es eine deutsche Übersetzung dieses Leitfadens, der hiermit nun seine (unveränderte) Neuauflage erfährt.

Ein Vierteljahrhundert ist auch in der Psychotherapieszene, in der schon viele therapeutische Moden kamen und gingen, eine recht lange Zeitspanne. Der geneigte Leser und die geneigte Leserin werden aber bald feststellen können, dass dieses Therapiemanual nichts von seiner Frische verloren hat und nach wie vor von einem lebendigen und kreativen therapeutischen Geist durchdrungen ist.

Zwar gibt es mittlerweile durchaus adäquate, gut konzipierte und praxisnahe Leitfäden für die Anwendung der Kognitiven Verhaltenstherapie, und in der Regel beziehen sich diese Manuale auch auf das Gedankengut der REVT und ihre therapeutischen Methoden.

Leider bekennen sich die Autoren/Innen dieser Therapieführer oft nur sehr verschämt zu ihrer eigentlichen Ideenbasis, so daß in Abwandlung eines populären Werbespruches zu dem hier vorgelegten Manual selbstbewußt gesagt werden kann, hier, wo REVT drin ist, d. h. wo die Methoden der REVT dargelegt und expliziert wurden, steht auch REVT respektive RET drauf.

Die Ausführungen von Susan Walen, Ray DiGiuseppe und Richard Wessler sind nach wir vor höchst originell und authentisch, sie werden didaktisch gut präsentiert und auch vor kritischen Einwänden und Hinweisen wird nicht zurückgescheut.

Nach einer knappen theoretischen Einführung werden die einzelnen Elemente des schon klassisch zu nennenden ABC-Modells der REVT ausführlich dargelegt. Der Disputation, d.h. dem Infragestellen der dysfunktionalen Grundhaltungen und Kernannahmen (Ich muss, Du musst, die Welt muss) und ihren Ableitungen (z. B. Übergeneralisierungen, Schwarzmalerei und Frustrationsintoleranzen), wird besonders viel Raum gegeben.

Neben der Darlegung einiger integrativen Methoden wird besonders die Bedeutung von Hausaufgaben unterstrichen, gemäß der Erkenntnis, dass Taten oft mehr als tausend Worte auszusagen vermögen.

Die aktuelle Entwicklung in der Kognitiven Verhaltenstherapie stellt die alleinige Fokussierung auf Veränderung zunehmend in Frage und die Dialektik von Wandel und Bewahrung rückt aus gutem Grunde in das Blickfeld vieler Praktiker/Innen.

Die heute so populären Themen wie die Achtsamkeit, die Tendenz zur Reduzierung des Vermeidungsverhaltens, wie Selbstformung und Selbstgestaltung, Wert des Menschen, Ambivalenz und Bescheidung, Formulieren von Zielen und Sinnstiftung, Standhalten und Akzeptanz sowie die nachhaltige Förderung des Annäherungsverhaltens sind von Beginn an in der einen oder anderen Form in das Modell der REVT eingegangen.

Auch das vorliegende Therapiemanual ist von diesen Grundsätzen geprägt, zudem haben die Autoren eindeutig verinnerlicht, dass rational-emotive Therapeuten den Verstand gebrauchen, gleichzeitig aber auch ein Herz haben können.

In diesem Sinne ist dieses Buch allen Praktikern und Praktikerinnen, die an den kognitiven Therapiemodellen im allgemeinen und an der REVT im besondern Interesse haben, nach wie vor uneingeschränkt zu empfehlen. Ich wünsche dieser geglückten Neuauflage von ganzem Herzen viel Erfolg.

Merzig, im Januar 2005   *Burkhard Hoellen*

Literatur

Alberti, R. und *Emmons, M.:* Ich behaupte mich selbst. Ein Übungsprogramm. Frankfurt: Fachbuchhandlung für Psychologie, 1981.

Allen, G., Chinsky, J., Larcen, S., Lockman, J. und *Selinger, H.:* Community Psychology and the Schools: A Behaviorally Oriented Multilevel Preventive Approach. Hillsdale, N. J.: Erlbaum, 1976.

Bartling, G., Fliegel, S., Fiegenbaum, W. und *Krause, R.:* Angst – Wer sie durchsteht, wird sie los. Psychologie heute, 1979, Heft 6, 23–24.

Beck, A. T.: Wahrnehmung der Wirklichkeit und Neurose. Kognitive Psychotherapie emotionaler Störungen. München: Verlag J. Pfeiffer, 1979.

Beck, A. T.: Kognitive Verhaltenstherapie bei Angst und Phobien. Tübingen: Deutsche Gesellschaft für Verhaltenstherapie (DGVT), 1981.

Beck, A. T., Rush, A. J., Shaw, B. F. und *Emery, G.:* Kognitive Therapie der Depression. München: Urban & Schwarzenberg, 1981.

Beule, P., Eichhardt, B., Kleiber, D., Offe, S. und *Baade, F.:* Rational-emotive Therapie in der Diskussion. Mitteilungen der DGVT, 1978, 10, 559–584.

Booraem, C., Flowers, J. und *Schwartz, B.:* Mein Kind weiß sich zu helfen. Selbstsicherheitstraining für Kinder. München: Verlag J. Pfeiffer, 1979.

Braunert, K.: Zur Kritik der rational-emotiven Therapie: Werkzeug ohne Theorie? Mitteilungen der DGVT, 1980, 12, 113–120.

Camp, B.: Verbal mediation in young aggressive boys. Unpublished manuscript. University of Colorado School of Medicine, 1975.

Carkhuff, R.: Helping and Human Relations: A Primer for Lay and Professional Helpers. New York: Holt, Rinehart and Winston, 1969.

Cautela, J. und *Baron, M.:* Covert conditioning: A theoretical analogy. Behavior Modification, 1977, 1, 351–368.

Davison, G. und *Neale, J. M.:* Klinische Psychologie. Ein Lehrbuch. München: Urban & Schwarzenberg, 1981

DeJong, R., Hoffmann, N. und *Linden, M.* (Hrsg.): Verhaltenstherapie bei Depressionen. München: Urban & Schwarzenberg, 1980.

Diekstra, R. F.: Ich kann denken/fühlen, was ich will. Eine Anleitung zum Auflösen emotionaler Probleme durch rationale Selbstanalyse. Lisse (Niederlande): Swets und Zeitlinger, 1979.

Dyer, W. W.: Der wunde Punkt. Die Kunst, nicht unglücklich zu sein. Zwölf Therapieschritte zur Überwindung der seelischen Problemzonen. Reinbek: Rowohlt, 1980.

Dyer, W. W.: Führen Sie in Ihrem Leben selbst Regie. München: mvg, 1979.

D'Zurilla, T. und *Goldfried, M. R.:* Problem-solving and behavior modification. Journal of Abnormal Psychology, 1971, 78, 107–126.

Ellis, A.: Requisite conditions for basic personality change. Journal of Consulting Psychology, 1959, 6, 538–540.

Ellis, A.: Liebe als Kunst und Wissenschaft. Rüschlikon: A. Müller, 1962.

Ellis, A.: Wie man Klienten zeigen kann, daß sie nicht wertlos sind (1965). Zu beziehen bei: G. Eifflaender, Am Schlüsselacker 30, 6930 Ebersbach; bzw. bei RET-Report 1982.

Ellis, A.: Antworten auf einige Einwände zur rational-emotiven Therapie (1965). Zu beziehen bei: H. Praxl, c/o D. Schwartz, Sanderglacistr. 1, 8700 Würzburg; bzw. bei RET-Report 1982.

Ellis, A.: The Essence of Rational Psychotherapy: A Comprehensive Approach to Treatment. New York: Institute for Rational Living, 1969. (a)

Ellis, A.: A cognitive approach to behavior therapy. International Journal of Psychiatry, 1969, 8, 896–900. (b)

Ellis, A.: Growth through Reason. No. Hollywood, Calif.: Wilshire Books, 1971.

Ellis, A.: Helping people get better rather than merely feel better. Rational Living, 1972, 7, 2–9.

Ellis, A.: Humanistic Psychotherapy. New York: Crown Publishers and McGraw-Hill Paperbacks, 1973.

Ellis, A.: The education and training of a rational-emotive therapist. Voices, 1974, 10, 35–37.

Ellis, A.: The biological basis of human irrationality. Journal of Individual Psychology, 1976, 32, 145–168.

Ellis, A.: The basic clinical theory of rational-emotive therapy. In: *A. Ellis* und *R. Grieger* (Eds.), Handbook of Rational-Emotive Therapy. New York: Springer, 1977. (a) (dt. 1979).

Ellis, A.: How to Live With – and Without Anger. New York: Reader's Digest Press, 1977. (b)

Ellis, A.: Conquering low frustration tolerance. Cassette Recording. New York: Institute for Rational Living, 1977. (c)

Ellis, A.: Fun as psychotherapy. Cassette Recording. New York: Institute for Rational Living, 1977. (d) Auch in: *A. Ellis* und *R. Grieger,* 1979.

Ellis, A.: Research data supporting the clinical and personality hypothesis of RET and other cognitive-behavior therapies. Counseling Psychologist, 1977, 7, 2–43. (e)

Ellis, A.: Die rational-emotive Therapie. Das innere Selbstgespräch bei seelischen Problemen und seine Veränderung. München: Verlag J. Pfeiffer, 1977.

Ellis, A.: Übungen zum Erwachsenwerden. Psychologie heute, 1977, 4, 1, 65–69.

Ellis, A.: Übersetztes Transkript einer Therapiestunde von A. Ellis mit einem 31 Jahre alten homosexuellen Klienten. Mitteilungen der DGVT, 1977, 9, 536–563.

Ellis, A.: Discomfort anxiety: A new cognitive-behavioral construct. Invited address to the Association for Advancement of Behavior Therapy Annual Meeting, November, 17, 1978. New York: BMA Audiotapes and Association for Advancement of Behavior Therapy, 1978. (a)

Ellis, A.: Rational-emotive therapy and self-help therapy. Rational Living, 1978, 13, 3–6. (b)

Ellis, A.: Rational-emotive therapy. In: *R. J. Corsini* (Ed.), Current Psychotherapies. 2. Auflage. Itasca, Ill.: Peacock, 1979. (a)

Ellis, A.: Theoretical and Empirical Foundations of Rational-Emotive Therapy. Monterey, Clif.: Brooks/Cole, 1979. (b)

Ellis, A.: A note on the treatment of agoraphobics with cognitive modification versus prolonged exposure in vivo. Behavior Research and Therapy, 1979. (c)

Ellis, A.: Die Behandlung von Sexual- und Partnerproblemen bei Frauen. In: V. *Franks* und V. *Burtle* (Hrsg.), Frauen und Psychotherapie. Fragen – Probleme – Modelle. München: Verlag J. Pfeiffer, 1979. (d)

Ellis, A.: Praxis der Rational-Emotiven Therapie. 2 Tonkassetten. München: Verlag J. Pfeiffer, 1980.

Ellis, A. und *Grieger, R.:* Praxis der rational-emotiven Therapie. München: Urban & Schwarzenberg, 1979.

Ellis, A. und *Abrahms, E.:* Brief Psychotherapy in Medical Health Practice. New York: Springer, 1978.

Ellis, A. und *Harper, R.:* A New Guide to Rational Living. Englewood Cliffs, N.J.: Prentice-Hall, 1975.

Ellis, A. und *Knaus, W.:* Overcoming Procrastination. New York: Institute for Rational Living, 1977.

Erickson, M. H., Rossi, E. und *Rossi, S.:* Hypnose. Induktion – psychotherapeutische Anwendung – Beispiele. München: Verlag J. Pfeiffer, 1978.

Erickson, M. H. und *Rossi, E.:* Hypnotherapie. Aufbau – Beispiele – Forschungen. München: Verlag J. Pfeiffer, 1981.

Eschenröder, C.: Wie Selbstgespräche unsere Gefühle und unser Verhalten beeinflussen. Psychologie heute, 1977, 4, 1, 70–72.

Eschenröder, C.: Die rational-emotive Therapie von Albert Ellis – ein kognitiver Ansatz der Verhaltensmodifikation. Mitteilungen der DGVT. Sonderheft 1. Verhaltenstherapie-Theorie, Kongreßbericht Berlin 1976. Tübingen, 1977, 123–132.

Eschenröder, C.: Theorie und Praxis der rational-emotiven Therapie. Integrative Therapie 1977, 3, 91–106.

Eschenröder, C.: Grundprinzipien der rational-emotiven Therapie – einige Anmerkungen zu dem Aufsatz von Kleiber u. a. Mitteilungen der DGVT, 1978, 10, 217–222.

Eschenröder, C.: Die Rolle des Therapeuten und die therapeutische Beziehung in der rational-emotiven Therapie. Integrative Therapie, 1978, 4, 168–181.

Eschenröder, C.: Rational-emotive Therapie und Gestalttherapie – ein Vergleich. Gruppendynamik, 1978, 9, 353–365.

Eschenröder, C.: Der Streit um die Tendenzwende. Erwiderung auf Joseph Wolpes Kritik an der kognitiven Verhaltensmodifikation. Psychologie heute, 1979, 6, 8, 48–53.

Eysenck, H.: Experiments in Behavior Therapy. New York: Macmillan, 1964.

Fay, A.: Making Things Better by Making Them Worse. New York: Hawthorn Press, 1978.

Feldhege, F.-J. und *Krauthan, G.:* Verhaltenstrainingsprogramm zum Aufbau sozialer Kompetenz (VTP). Berlin: Springer-Verlag, 1979.

Fensterheim, B. und *Baer, J.:* Sage nicht Ja, wenn du Nein sagen willst. München: Mosaik Verlag, 1977.

Florin, I.: Entspannung – Desensibilisierung. Ein Leitfaden für die Praxis. Stuttgart: Kohlhammer Verlag, 1978.

Fodor, I.: Cognitive behavior therapy and couples conflict. Paper presented at the Second National Cognitive-Behavior Therapy Research Conference, New York, 1978.

Försterling, F.: Disputationstechniken in der rational-emotiven Therapie. RET-Report, 1980, 1, 19–26.

Försterling, F.: Kognitive Verhaltenstherapie: Abgrenzung und Gegenüberstellung der RET *(Ellis)* von den Ansätzen von *Beck* und *Meichenbaum.* Tonkassette des DGVT-GwG-Kongresses 1980 in Berlin.

Goldfried, M. R. und *Davison, G. C.:* Klinische Verhaltenstherapie. Berlin: Springer-Verlag, 1979.

Goldfried, M. R., Decenteceo, E. T. und *Weinberg, L.:* Die systematische rationale Restrukturierung. Eine Selbstkontrolltechnik. In: *van Quekelberghe, R.* (Hrsg.), Modelle kognitiver Therapien. München: Urban & Schwarzenberg, 1979, 168–176.

Goldfried, M. R. und *Goldfried, A. P.:* Kognitive Methoden der Verhaltensänderung. In: *Kanfer, F. H.* und *Goldstein, A. P.,* Möglichkeiten der Verhaltensänderung. München: Urban & Schwarzenberg, 1977, 103–137.

Goldstein, A. J. und *Chambless, D. L.:* A reanalysis of agoraphobia. Behavior Therapy, 1978, 9, 47–59.

Groffmann, K. J., Reihl, D. und *Zschintzsch, A.:* Angst. In: *Wittling, W.* (Hrsg.): Handbuch der Klinischen Psychologie. Band 5: Therapie gestörten Verhaltens. Hamburg: Hoffmann und Campe, 1980, 220–289.

Haley, J.: Die Psychotherapie Milton H. Ericksons. München: Verlag J. Pfeiffer, 1978.

Harlow, H. F.: The nature of love. American Psychologist, 1958, 13, 673–685.

Hauck, P. A.: Overcoming Depression. Philadelphia: Westminster Press, 1974.

Hauck, P. A.: Overcoming Frustration and Anger. Philadelphia: Westminster Press, 1974.

Hauck, P. A.: Der neurotische Pakt in der Psychotherapie (1966). Zu beziehen bei: H. Broichhageh, Lurzengasse 4, 8701 Randersacker; bzw. bei RET-Report 1982.

Hennenhofer, G. und *Heil, K. D.:* Angst überwinden. Reinbek: Rowohlt, 1975.

Hoellen, B.: Kognitive Verhaltenstherapie bei depressivem Verhalten – eine Fallbeschreibung. Mitteilungen der DGVT, 1978, 10, 223–269.

Hoellen, B. und *Keßler, B. H.:* Grundzüge der rational-emotiven Psychotherapie. RET-Report, 1980, 1, 9–18.

Hoffmann, M.: Diagnostik und Therapieplanung bei der Rational-Emotiven Therapie (RET): Eine Einführung für Therapeuten. Tonkassette. München: Verlag J. Pfeiffer, 1980.

Hoffmann, N. (Hrsg.): Grundlagen kognitiver Therapie. Theoretische Modelle und praktische Anwendung. Bern: Verlag Hans Huber, 1979.

Horney, K.: Unsere inneren Konflikte. Neurosen in unserer Zeit – Entstehung, Entwicklung und Lösung. München: Kindler-Verlag, 1977.

Jacobson, N. J. und *Martin, B.:* Behavioral marriage therapy: Current status. Psychological Bulletin, 1976, 83, 540–556.

Jaeggi, E.: Kognitive Verhaltenstherapie. Weinheim: Beltz-Verlag, 1979.

Jaeggi, E.: »Nun seien Sie doch vernünftig«: Das Menschenbild der Kognitiven Verhaltenstherapie. Psychologie heute, 1981, 8, 2, 20–36.

Johnson, W.: People in Quandaries. New York: Harper and Brothers, 1946.

Kassinove, H. und *DiGiuseppe, R.:* Rational role reversal. Rational Living, 1975, 10, 44–45.

Kelly, G.: The Psychology of Personal Constructs. Volumes I and II. New York: Norton, 1955.

Keßler, B. H.: Rational-emotive Therapie bei Stotterern. Die Sprachheilarbeit, 1981, 26, 91–98.

Keßler, B. H. und *Hoellen, B.:* Rational-emotive Therapie in der Klinischen Praxis. Weinheim: Beltz-Verlag, 1982.

Keßler, B. H. und *Pfaff, H.:* Rational-emotive Psychotherapie. In: *Schmidt, L. R.* (Hrsg.), Lehrbuch der klinischen Psychologie. Stuttgart: Verlag Ferdinand Enke, 1978, 419–427.

Kimmel, J.: The rational barb in the treatment of social rejection. Rational Living, 1976, 11, 23–25.

Kleiber, D., von Nuland, G., Eichhard, B. und *Offe, S.:* Rational-emotive Therapie: Ihre Grundprinzipien und ihre Anwendung in der therapeutischen Praxis. Mitteilungen der DGVT, 1977, 9, 530–536.

Kleinmanns, H. J.: Einige kritische Anmerkungen zum Irrationalitätskonzept von Albert Ellis. RET-Report, 1980, 1, 27–35.

Kübler-Ross, E.: Was können wir noch tun? Antworten auf Fragen nach Sterben und Tod. Gütersloh: Gütersloher Verlagshaus, 1980.

Lazarus, A. A.: Verhaltenstherapie im Übergang. Breitbandmethoden für die Praxis. Basel/München: Ernst Reinhardt Verlag, 1978.

Lazarus, A. A.: Multimodale Verhaltenstherapie. Frankfurt: Fachbuchhandlung für Psychologie, 1978. (b)

Lazarus, A. A.: Innenbilder. Imagination in der Therapie und als Selbsthilfe. München: Verlag J. Pfeiffer, 1980.

Lazarus, A. A.: Praxis der multimodalen Verhaltenstherapie. Pfeiffer-Tonkassetten-Programm. München: Verlag J. Pfeiffer, 1980.

Lazarus, A. A. und *Fay, A.:* Ich kann, wenn ich will. Stuttgart: Klett-Cotta, 1981.

Lazarus, A. A.: Film: Broad-Spectrum Behavior Therapy in Groups. Leihweise erhältlich durch: Pennsylvania State University, University Park, Pa. 16802.

Lazarus, A. A.: Tonkassette: Learning to Relax. Zu beziehen durch: Institute for Rational-Emotive Therapy, 45 E. 65th. St., New York, N.Y. 10021. U.S.A.

Lembo, J.: The Counseling Process: A Rational Behavioral Approach. New York: Libra, 1976.

Luria, A.: Speech and formation of mental processes. In: *M. Cole* und *I. Maltzman*

(Eds.), A Handbook of Contemporary Soviet Psychology. New York: Basic Books, 1969.

Mahoney, M.: Personal science: A cognitive learning therapy. In: *A. Ellis* und *R. Grieger* (Eds.), A Handbook of Rational-Emotive Therapy. New York: Springer, 1977 (dt. *Ellis/Grieger:* Praxis der rational-emotiven Therapie. München: Urban & Schwarzenberg, 1979).

Mahoney, M.: Kognitive Verhaltenstherapie. Neue Entwicklungen und Integrationsschritte. München: Verlag J. Pfeiffer, 1977.

Mahoney, M.: Tendenzwende in der Verhaltenstherapie. Psychologie heute, 1978, 5, 6, 67–74.

Mahoney, M.: Neuordnung der Innenwelt. Psychologie heute, 1980, 7, 8, 49–56.

Marks, J., Boulougouris, J. und *Marset, P.:* Flooding vs desensitization of phobic patients. British Journal of Psychiatry, 1971, 119, 353–375.

Maultsby, M.: Help Yourself to Happiness. New York: Institute for Rational Living, 1975.

Maultsby, M. und *Ellis, A.:* Techniques for Using Rational-Emotive Imagery. New York: Institute for Rational Living, 1974.

Maultsby, M., Henricks, A. und *Diekstra, R. F.:* Sie und Ihre Gefühle. Lisse (Niederlande): Swets und Zeitlinger, 1978.

Meichenbaum, D.: Therapist manual for cognitive behavior modification. Unpublished manuscript, University of Waterloo, 1973.

Meichenbaum, D.: Kognitive Faktoren bei der Verhaltensmodifikation: Veränderung der Selbstgespräche von Klienten. In: *Hartig, M.* (Hrsg.), Selbstkontrolle. München: Urban und Schwarzenberg, 1973.

Meichenbaum, D.: Methoden der Selbstinstruktion. In: *Kanfer, F. H.* und *Goldstein, A. P.* (Hrsg.), Möglichkeiten der Verhaltensänderung. München: Urban und Schwarzenberg, 1977.

Meichenbaum, D.: Kognitive Verhaltensmodifikation. München: Urban und Schwarzenberg, 1979.

Merkle, R. und *Wolf, D.:* Ich höre auf, ehrlich! Ein praktisches Handbuch zur Selbsthilfe für Alkoholabhängige und ihre Therapeuten. Mannheim: Verlag Rationales Leben, 1982 (zu bestellen bei: Deutsches Institut für Rationale Therapie, N 7, 13–15, 6800 Mannheim).

Morris, K. T. und *Kanitz, H. M.:* Rational-Emotive Therapy. Boston: Houghton Mifflin, 1975.

Neisser, U.: Kognitive Psychologie. Stuttgart: Verlag Klett-Cotta, 1974.

Neisser, U.: Kognition und Wirklichkeit. Prinzipien und Implikationen der kognitiven Psychologie. Stuttgart: Verlag Klett-Cotta, 1979.

Novaco, R. W.: Anger Control. Lexington, Mass.: Heath, 1975.

O'Leary, D. und *Borkovec, T.:* Conceptual, methodological, and ethical problems of placebo groups in psychotherapy research. American Psychologist, 1978, 33, 821–830.

Powell, J.: Fully Human, Fully Alive. Niles, Ill.: Argus, 1976.

Protinsky, H. und *Popp, R.:* Irrational philosophies in popular music. Cognitive Therapy and Research, 1978, 2, 71–74.

Rachman, S., Marks, I. M. und Hodgson, R.: The treatment of obsessive-compulsive neurotics by modelling and flooding in vivo. Behavior Research and Therapy, 1973, 11, 463–471.

Raimey, V.: Misunderstandings of the Self: Cognitive Psychotherapy and the Misconception Hypothesis. San Francisco, Calif.: Jossey-Bass, 1975.

Raush, H., Barry, W., Hertel, R. und Swain, M.: Communications, Conflicts, and Marriage. San Francisco, Calif.: Jossey-Bass, 1974.

Rogers, C. R.: Die klientenzentrierte Gesprächspsychotherapie. München: Kindler-Verlag, 1978.

Rogers, C. R.: The necessary and sufficient conditions of therapeutic personality change. Journal of Consulting Psychology, 1957, 21, 459–461.

Schwartz, D.: Die rational-emotive Therapie (RET). In: Hockel, M. und Feldhege, F.-J. (Hrsg.), Handbuch der Angewandten Psychologie. Band 2. Behandlung und Gesundheit. Landsberg am Lech: Verlag Moderne Industrie, 1981, 300–315.

Seer, P.: Rational-emotive Psychotherapie und Verhaltensmedizin. RET-Report, 1980, 1, 43–49.

Shelton, J. L. und Ackermann, J. M.: Verhaltensanweisungen. Hausaufgaben in Beratung und Psychotherapie. München: Verlag J. Pfeiffer, 1978.

Siebert, M.: Über Möglichkeiten der kognitiven Ärgerkontrolle. In: van Queckelberghe, R. (Hrsg.), Modelle kognitiver Therapien. München: Urban & Schwarzenberg, 1979, 215–234.

Sobel, H.: Panel discussion, presented at the Second National Cognitive-Behavior Therapy Research Conference, New York, 1978.

Spivack, G., Platt, J. und Shure, M.: The Problem-Solving Approach to Adjustment. San Francisco, Calif.: Jossey-Bass, 1976.

Thibault, J. und Kelley, H.: The Social Psychology of Groups. New York: Wiley, 1959.

Tosi, D. J.: Youth: Toward Personal Growth. Columbus, Oh.: Merrill, 1974.

Tosi, D. J. und Reardon, J.: The treatment of guilt through rational stage directed therapy. Rational Living, 1976, 11, 8–11.

Ullrich de Muynck, R. und Ullrich, R.: Das Assertiveness-Training-Programm ATP: Einübung von Selbstvertrauen und sozialer Kompetenz. Teile I-III. München: Verlag J. Pfeiffer, 1976.

Ullrich de Muynck, R. und Ullrich, R.: Diagnose und Therapie sozialer Störungen. Das Assertiveness-Training-Programm ATP. Einübung von Selbstvertrauen und sozialer Kompetenz. Anleitung für den Therapeuten. Teile I-IV (Therapeuten-Manual und Testmappen U, SB/EMI-S, EMI-B). München: Verlag J. Pfeiffer, 1977–1980.

Van Queckelberghe, R.: Kognitive Therapieansätze. Einige theoretische und empirische Forschungsrichtungen. Sonderheft I/1977 der »Mitteilungen der DGVT«, Kongreßbericht Berlin 1977, 95–122.

Van Queckelberghe, R. (Hrsg.): Modelle kognitiver Therapien. München: Urban & Schwarzenberg, 1979.

Van Queckelberghe, R.: Systematik der Psychotherapie. Vergleich und kognitiv-psychologische Grundlegung psychologischer Therapien. München:

Urban & Schwarzenberg, 1979.

Walen, S. R., Hausermann, N. und *Lavin, P.:* A Clinical Guide to Behavior Therapy. New York: Oxford University Press, 1977.

Wegner, D. M. und *Vallacher, R. R.:* Implicit Psychology: An Introduction to Social Cognition. New York: Oxford University Press, 1977.

Wessler, R. und *Ellis, A.:* Supervision in rational-emotive therapy. In: *A. K. Hess* (Ed.), Psychotherapy Supervision. New York: Wiley, 1979.

Wolfe, J. L.: Rational-emotive therapy as an effective feminist therapy. Rational Living, 1975, 11, 1–6.

Wolfe, J. L.: Selbstsicherheitstraining für Frauen. Pfeiffer-Tonkassetten-Programm. München: Verlag J. Pfeiffer, 1980.

Wolpe, J.: Praxis der Verhaltenstherapie. Bern: Verlag Hans Huber, 1974.

Wygotski, L. S.: Denken und Sprechen. Frankfurt: Verlag S. Fischer, 1977.

Yates, A. J.: Behavior Therapy. New York: Pergamon, 1973.

Zeitschrift:

RET-Report. Erscheint im Selbstverlag. Erhältlich bei: B. Hoellen, Psychotherapeutische Beratungsstelle der Arbeiterwohlfahrt, Wagnerstr. 20, 6640 Merzig.

06861 - 8295908

Albert Ellis:
Grundlagen und Methoden
der Rational-Emotiven Verhaltenstherapie
Aus dem Amerikanischen von Teresa Junek
374 Seiten, broschiert, ISBN 3-608-89617-1

Leben lernen 26

Albert Ellis ist einer der wichtigsten Ideengeber für die
Neubegründung der Verhaltenstherapie. Sein Buch - eine stark
erweiterte und überarbeitete Neuausgabe des Standardwerks »Die
rational-emotive Therapie« - formuliert ein sehr anschauliches und
einheitliches Konzept über die Entstehung, Aufrechterhaltung und
Veränderung psychischer Probleme.
In ihren therapeutischen Zielen ist sich die Methode treu geblieben,
entsprechend der großen Resonanz, die Albert Ellis in Nordamerika
und Mitteleuropa findet.

Albert Ellis/Burkhard Hoellen:
Die Rational-Emotive Verhaltenstherapie –
Reflexionen und Neubestimmungen
256 Seiten, broschiert , ISBN 3-608-89652-X

Leben lernen 112

In diesem Band werden die Weiterentwicklungen der REVT an
ausgewählten Themen dokumentiert.
In einem ersten Teil werden Entwicklungstendenzen der REVT
für das 21. Jahrhundert formuliert sowie wichtige intellektuelle
Einflüsse offengelegt. In einem zweiten Teil sind aktuelle Positionen
zur Methodik therapeutischen Handelns versammelt (Diagnostik,
therapeutische Beziehung usw.). Der dritte Teil ist Einzelthemen der
therapeutischen Praxis gewidmet.

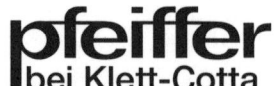

pfeiffer
bei Klett-Cotta